"Fundgrube Gesundheit und Leben"

Band I

"Von Mikrowelle bis Ayurved"

Ingeborg Oetinger

Dr. med. dent. Beck

Gerd Ebeling

Dr. Beck obliegen alle Aufgaben, die in den Zuständigkeitsbereich des Heilpraktikergesetzes fallen.

Buchdienst Oetinger * Ruckhardtshauser Str. 7 * 74613 Öhringen

Raubkopieren ist Diebstahl

Eigentlich ist nicht zu verstehen, wie ein Mensch von der zweifellos intelligenten Natur Hilfe für sein Heilwerden erwarten kann, wenn er wissentlich gegen deren Gesetze verstößt. Jedes Bemühen um Rückgewinnung der ursprünglichen Vollkommenheit des uns anvertrauten Körpers, wird seit altersher als religiöse Handlung verstanden. So viel zum moralischen Aspekt der Angelegenheit.

Juristisch gesehen, verstößt das Kopieren gegen § 53 und 54 Urheberrechtgesetz und ist nach § 106 Urheberrechtgesetz strafbar.
Das ist auch zu Ihrem, wie zum Schutz der Autoren und des Verlages deshalb sinnvoll, weil oft Texte aus dem Zusammenhang genommen werden und wenig informierte Menschen mit diesen Teilen zu experimentieren beginnen.

Inhaltsverzeichnis

Widersprüche

Unser erstes Buch, das Lehrbuch "Durch Entsäuerung zu seelischer und körperlicher Gesundheit" (in Kurzform bereits 1983 erschienen), hatte unerwartet großen Erfolg - in doppelter Hinsicht. Längst lassen sich zahlreiche Buchschreiber davon inspirieren, weil es bisher keine so umfassend praktikable Darstellung dieses Themas gab. Und es leitete im deutschsprachigen Raum eine Welle der Entsäuerung ein.
Dieses Echo beweist, daß erstaunlich viele Menschen bereit sind, gesundheitliche Verantwortung für sich selbst zu übernehmen. Doch sie benötigen Hilfestellung bei der Rückgewinnung einer persönlichen gesundheitlichen Mündigkeit, die früher durch breites heilkundliches Volkswissen selbstverständlich war.

Das große Bedürfnis nach mehr Information und Anleitung zeigte sich in einer Flut von Briefen und Anrufen - so zahlreich, daß sie nicht beantwortet werden können. Und aus rechtlichen Gründen durften wir weder mit der Beantwortung von Fragen noch mit der Weitergabe von Adressen gut informierter Therapeuten helfen.

Viele Zuschriften ließen das Maß an Unsicherheit, Hilflosigkeit und tiefem Mißtrauen, sogar Resignation erkennen, zu dem Erfahrungen mit der Schul- und Apparatemedizin geführt haben.
Jeder Gesundheitsbewußte wird auf seiner Suche nach mehr Orientierung mit Widersprüchen konfrontiert.
Dieses zweite Buch des "Arbeitskreis seelische und körperliche Gesundheit" mußte wegen dieser Widersprüche geschrieben werden.
Dazu gehören Grundsatzfragen ebenso wie das Nachdenken über Nützlichkeit und Nebenwirkungen bestimmter Therapien, Heilmittel und Ernährungsweisen.

- Warum wissen wir, die wir so stolz auf unseren Intellekt sind, immer noch nicht, wo eigentlich die Wandlung von Gesundheit in Krankheit und umgekehrt stattfindet?
- Wieso müssen die meisten Menschen lebenslang mit nur 50 % der möglichen Energie auskommen, obwohl ihr hochentwickeltes Nervensystem ihnen 100 % erlauben würde?
- Warum werden Bypaß-Operationen durchgeführt, obwohl man weiß, daß sie die Lebensdauer nicht verlängern und nachweislich der Körper seine Bypässe selbst bildet?
- Bestimmte Symptome lassen sich in vielen Fällen mit Mineralstoffen und Vitaminen beseitigen, und zwar sowohl mit organischen als auch mit künstlichen. Gibt es über den äußerlich erkennbaren Erfolg hinaus den-

noch Wirkungsunterschiede, etwa im Bereich der Verstoffwechselung und ihrer Endprodukte?

- Wieso entsteht bei einigen Menschen Lecithinmangel immer wieder, selbst wenn sie ihn mit guten Präparaten ausgeglichen haben? Andere dagegen bleiben von einem erneuten Mangel verschont.
- Zucker gilt als gesundheitlicher Übeltäter besonderer Art. Auf der anderen Seite stellten wir fest, daß die meisten Menschen trotz hohen Konsums einen großen Zuckermangel haben, woraus Störungen im Kohlehydrat-Stoffwechsel entstehen können. Es ist bekannt, daß die süßere Muttermilch Vorteile für das Gehirnwachstum des Kleinkindes hat gegenüber der kalziumreicheren Kuhmilch, die besonders den Körperwuchs fördert. Dem Babyfläschchen Haushaltszucker hinzuzufügen, löst das Problem keineswegs. Außerdem benötigen das Gehirn wie das ganze Nervensystem in Streßsituationen und auch bei Streßabbau durch eine wirkungsvolle Meditationstechnik gerade den Zucker. Die älteste Naturheilkunde, der Ayur-veda setzt bestimmte Zuckerarten als Medizin ein.
- Weshalb wirken sich die gleichen allgemeinen Ernährungs- und Lebensregeln auf einen Menschen heilsam, und auf den anderen schädigend aus?
- Wieso wird gekochte Nahrung von einigen als krankmachend, von anderen als Medizin betrachtet?
- "Rohes Müsli am Morgen bringt Kummer und Sorgen."- Was ist dran an diesem Spruch?

Um diese und andere Widersprüche zu klären, machten wir uns an diese Mammutarbeit.

Unser Dank gilt allen Lesern unseres ersten Buches, die uns dazu inspiriert haben, noch genauer hinzuschauen und noch weitere Forschungen durchzuführen. Und in besonderer Weise danken wir den Helfern, die sich den Zielen des Arbeitskreises so sehr verbunden fühlen, daß sie uns mit Korrekturarbeiten uneigennützig unterstützt haben. Sie hielten uns damit Zeit für Forschungen und die laufenden Ergänzungen frei.

Ingeborg Oetinger

Fortschritt und Behinderung in der Forschung

Die Behinderung der Forschung ist nicht erst ein Problem der Neuzeit. Schon Goethe und Eckermann unterhielten sich über Fortschritt und Stagnation in Forschung und Aufklärung

Eckermann brachte das Gespräch auf Professoren, die immer noch überholte Lehren vortragen, obwohl diese längst durch neue Forschungsergebnisse widerlegt wurden.
"Das ist nicht zu verwundern", sagte Goethe, "solche Leute gehen im Irrtum fort, weil sie ihm ihre Existenz verdanken; sie müßten umlernen, und das wäre eine sehr unangenehme Sache."-
"Aber", sagte Eckermann, "wie können ihre Erkenntnisse die Wahrheit beweisen, da der Grund ihrer Lehre falsch ist?"-
"Sie beweisen auch die Wahrheit nicht", sagte Goethe," und das ist auch keineswegs ihre Absicht, sondern es liegt ihnen bloß daran, ihre Meinung zu beweisen. Deshalb verbergen sie auch alle solche Experimente, wodurch die Wahrheit an den Tag kommen und die Unhaltbarkeit ihrer Lehre sich darlegen könnte."

Goethe fuhr fort:

"Man muß das Wahre immer wieder wiederholen, weil auch der Irrtum um uns her immer wieder gepredigt wird, und zwar nicht nur von einzelnen, sondern von der Masse, in Zeitungen und Enzyklopädien, auf Schulen und Universitäten".

****

In diesem Buch finden Sie Artikel ganz unterschiedlicher Autoren. Deshalb werden bestimmte Erkenntnisse wiederholt angesprochen. Wir denken, das schadet nicht. Im Gegenteil; können doch Betrachtungen aus verschiedenen Blickwinkeln, die sich aus den verschiedenen Berufen oder dem Lebensalter der Autoren ergeben, das Gesagte verdeutlichen bzw. unterstreichen.
Nun wollen wir gleich damit beginnen uns zu wiederholen, indem wir uns auf Goethe berufen:

"Man muß das Wahre immer wieder wiederholen, weil auch der Irrtum um uns her immer wieder gepredigt wird ... "

Teil I

Der Bauer und das Kind

Der Bauer steht vor seinem Feld
Und zieht die Stirne kraus in Falten:
"Ich hab' den Acker wohl bestellt,
Auf reine Aussaat streng gehalten;
Nun seh' mir eins das Unkraut an!
Das hat der böse Feind getan."

Da kommt sein Knabe hochbeglückt,
Mit bunten Blüten reich beladen;
Im Felde hat er sie gepflückt,
Kornblumen sind es, Mohn und Raden;
Er jauchzt: "Sieh, Vater, nur die Pracht!
Die hat der liebe Gott gemacht."

Julius Sturm

Die folgenden Artikel werden mit freundlicher Genehmigung des Journal Franz Weber, case postale, CH 1820 Montreux, in geringfügig gekürzter Form abgedruckt. Franz Weber tritt selbstlos und mutig für die Gesundheit von Mensch, Tier und Natur ein.

Mikrowellenherde

Von Ursula Spielmann

Die Geschichte von einer, die der Werbung glaubte, daß Mikrowellenöfen "schnell, sauber und gesund" seien. Bis ein guter Freund ihr sagte, im Grunde müßte man für Mikrowellenöfen einen Waffenschein haben. Was als Witz gemeint war. Aber nicht nur ...

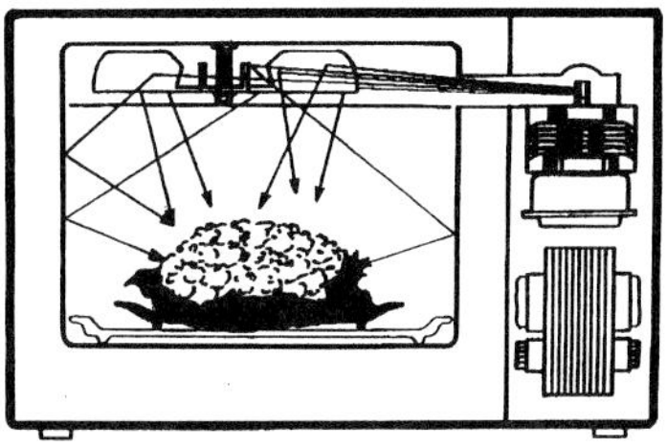

Ganz ehrlich: Wer wollte nicht schon schneller, gesünder und erst noch energiesparender kochen? Das ist doch der Traum aller gestreßten Berufsfrauen: Abends dem Gatten ein Drei-Gang-Menü auf den Teller zu zaubern, das nicht länger dauert als ein Hamburger, aber zehnmal so schick schmeckt.

Normalerweise überblättere ich Inserate gelangweilt. Weil man in diesen heißen Augusttagen aber schon wieder die ungemein lästige Pflicht hat, sich sinnvoll-praktische Weihnachtsgeschenke auszudenken, die Mutti und Opa einem unter den Weihnachtsbaum legen können, mache ich mir die Mühe, all die Inserate anzugucken, die eigentlich typische Weggucker sind. Weil es in ihnen weder eine schöne Frau noch einen Palmenstrand gibt. "Kochen mit der schnellen Welle", lese ich da über dem langweiligen Foto eines Backofens. Der aber offensichtlich gar kein Backofen ist, denn oben drüber prangen fette Buchstaben: "Die Mikrowellen von ...". (Wir wollen ja hier weder Schleichwerbung noch das Gegenteil davon machen). Nanu? Das interessiert mich, weil es so ungemein praktisch und noch-nicht-gehabt aussieht. Mikrowellenöfen, lerne ich, sind die perfekten Küchen-Heinzelmännchen. Schnell, sauber, gesund. Ich lege mir das Inserat mal auf die Seite.

Kennen Sie den Effekt, daß gerade, als sie von ihrem Neffen, der in Maracaibo eine Pizza-Bäckerei aufgetan hat, reden, es an der Tür läutet und der Postbote ihnen eine Express-Pizza von ihrem Neffen in Maracaibo aushändigt? Synchronizität nennt man das glaub' ich in New-Age-Deutsch. (Anzunehmen, ich wäre ein New-Age-Fan, ist jedoch völlig daneben, schließlich bin ich "in" und New Age seit mindestens zwei Jahren "out"). Gerade, als ich meine letzten Minuten vor dem Einschlafen mit Gedanken an meinen Wunschzettel und Mikrowellenöfen zu verbringen pflege, schickt mir Tobias einen Artikel über solche Geräte, der im "Brückenbauer" erschienen ist.

Super. Natürlich verschlinge ich ihn sofort, praktisch noch roh. Ein BG Vizedirektor Marketing Koordination Food MGB äußert sich zur schnellen Welle. An seinen Titeln gemessen, muß der Herr ein Top-Insider-Spezialist sein. Ich ahne, daß wenn ich weiterhin "in" sein will, ich eigentlich schon gestern einen Mikrowellenofen angeschafft haben müßte. Punkto Kochen sind wir nämlich hier in Europa wirklich noch in der Steinzeit. Ganz im Gegensatz zu den USA. Brauchen wir doch hier noch ein Feuerchen oder Gas oder mindestens Elektrizität, die ja auch schon hundert Jahre alt ist, um einen Gratin Dauphinois gar zu brutzeln.

In Amerika, dem Land der Surfbretter, brauchen sie dazu seit Jahren nur noch eine Welle. Die Mikrowelle eben. Besorgt vernehme ich, daß letztes Jahr schon 65 000 Schweizer auf die "schnelle Welle" umgestiegen sind. Na ja, höchste Zeit für mich, in den Trend einzusteigen, bevor die schnelle Welle in jeder Neubauwohnung bereits in der Einbauküche schwappt.

"In den USA und in Schweden", sagt der Food-Experte von Migros, "zeichnen sich erste Tendenzen ab, daß Lebensmittel hergestellt werden, die nur noch für den Einsatz mit Mikrowellen bestimmt sind." Die lieben Gentechniker müssen ja auch was Sinnvolles zu tun haben. Warum nicht Lebensmittel solange umklonen, bis ein Steak eben nicht mehr fünf Minuten, sondern nur noch zwanzig Sekunden braucht? Und Eisbein in einer Minute butterweich wie Leberwurst ist?

Also, wenn ich ganz ehrlich sein will, hatte in meinem Hirn doch noch die vorgefaßte Meinung genistet, am gesündesten seien Lebensmittel möglichst naturbelassen. Aber vermutlich ist der Vollwertkost-Trend schon langsam wieder am Abdämmern. Computer-Food - das tönt nach einer schönen neuen Welt, die sich der liebe Huxley schon lediglich von ein paar Tabletten pro Tag versüßt ausmalte.

"An diese Artikel", sagt der Food-Experte von Migros und redet von Lebensmitteln, "an diese Artikel werden punkto Rezeptur und Struktur ganz andere Anforderungen gestellt. Bei Zubereitung in herkömmlichen Herden würden die Strukturen zerstört oder gewisse Ingredienzien könnten zerfallen. Die Zukunft wird uns also eine ganz neue Produkttechnologie bringen."
In zwei "Vita Sana"-Heften hat er dick orange angestrichen, was ich unbedingt lesen müsse, "bevor Du Dir Deine Gesundheit ruinierst." Auch so ein typisches Merkmal von Georg, sich immer um andere Leute Sorgen zu machen.
Da ich ihm gern beweisen möchte, wie unnötig seine ständige Sorgerei ist, lese ich die beiden Artikel. "Mikrowellenkost ist noch gefährlicher als Tiefkühlkost. Auch dieses Wissen ist schon sehr lange bekannt. Der Stoffwechsel wird durch "Mikrokost" erheblich gestört und damit spätere Erkrankungen vorprogrammiert. Nur, wer denkt daran, daß die falsche Ernährung an der Krankheit schuld war?" Das schreibt eine Hausfrau und Buchautorin aus München. Kann ja jeder kommen und einfach etwas be-

haupten. Ein paar Zeilen weiter lese ich, daß die besagte Autorin mal krebskrank war, die tödliche Krankheit jedoch besiegte und, seitdem sie Vollwertkost ißt, ihre dauerhafte Gesundheit wiedererrungen hat. "Auf Kost aus der Tiefkühltruhe sollte aus Gesundheitsgründen verzichtet werden. Tiefkühlen und Wiederauftauen zerstören unsere Nahrungsmittel und machen sie nahezu wertlos für den Darm. Mit Tiefgekühltem essen wir tote Materie!" verkündete sie im gleichen Artikel.

Ich sollte es vielleicht nicht schreiben, aber ein bißchen kratz ich mir schon am Kopf. Meistens, wenn ich nicht weiß, was ich von einer Aussage halten soll, überlege ich mir, was der Betreffende für ein Interesse haben könnte, diese Aussage zu machen. Der Food-MGB-Experte hat natürlich ein Interesse daran, die Mikrowellenöfen zu loben, weil er hofft, selbst viele, viele Mikrowellenöfen verkaufen zu können. Aber diese Hausfrau da? Sie hat weder einen Vollwertkostvertrieb noch eine Backofen-Firma. Geld verdient sie nicht mit ihrer Aussage. Ich lese nochmals beim Food-Experten nach. Mein "Defekt" ist nämlich, daß ich immer alles ganz genau wissen will, und glücklich bin, wenn ich selber etwas herausfinde, was wahr ist, aber die betreffenden Leute nicht freiwillig sagen wollen. Und - der Food-Experte verhilft mir zu so einem Erfolgserlebnis. Er sagt nämlich, gerade Tiefkühlkost sei für den Mikrowellenofen prädestiniert. Voilà. Da ist er ahnungslos in meine Falle getreten. Angenommen, es stimmt, daß Mikrowellenöfen den Nährwert völlig zerstören, und angenommen, es stimmt, daß Tiefkühlkost ohnehin schon gar keinen Nährwert mehr hat - ahnen sie es? Dann ist, in einem höchst zynischen Sinne, tatsächlich die nährwertlose Tiefkühlkost für den nährwertzerstörenden Mikrowellenofen geradezu prädestiniert. Obgleich es vielleicht nicht genau das war, was der Food-Experte sagen wollte.

Dann lese ich in dem zweiten Artikel in der August/September-"Vita Sana". "Mikrowellen sind elektromagnetische, schnellschwingende Wellen, die sich gut bündeln lassen. Radarstationen, Röntgengeräte, Mikrowellenherde, Radio- und Fernsehsender arbeiten mit solchen Wellen. Die von einem Sender (Magnetron) erzeugten elektromagnetischen Wellen hoher Frequenz dringen in die Lebensmittel ein und regen deren Moleküle zu schnellen Schwingungen an. Dadurch entsteht Reibungswärme, sagen die Experten. (Kommen Sie noch mit?) Nach Meinung der herrschenden Wissenschaft "völlig ungefährlich". Ähnliches behauptete sie jedoch vor nicht allzulanger Zeit von den Röntgenstrahlen, als noch die fünftausendfache Strahlungs-Intensität erlaubt war." Also: Ich verstehe, daß die Wissenschaft manchmal etwas als Ei des Kolumbus hinstellt, was vielleicht aber ein ganz normales Hühnerei ist - oder auch eine als Ei verkleidete Zeitbombe. Und wenn man so naiv ist, der Wissenschaft gleich zu glauben, sie habe nun das Ei des Kolumbus entdeckt, man vielleicht diesen Glauben bös bedauert - in den Hundertstelsekunden, bevor die Zeitbombe explodiert. Wie immer weiß Georg, daß das Essen im Mikrowellenofen nicht mittels einer Wärmequelle wie Feuer oder

Dampf heiß gemacht wird, sondern einer Strahlung ausgesetzt ist, welche die Nahrung erhitzt, indem ihre Bestandteile, nämlich die Elektronen, durch ein leistungsstarkes, ständig den Pol wechselndes Magnetfeld in beschleunigte Bewegung versetzt werden und dadurch Wärme erzeugen. Die ganze Substanz der Nahrung, erklärte er mir, erhalte in rasender Folge abwechselnd starke technische positive und negative Ladungen, die sie zu einer ständigen widernatürlichen Neuausrichtung zwingen. "Die Nahrung wird depolarisiert", doziert er. Auch so. "Verstehst Du nun den fundamentalen Unterschied zwischen einem normalen und einem Mikrowellenofen?" - Nun, ich bemühe mich ... "Hör gut zu. Im normalen Ofen wird das Essen langsam von außen nach innen heiß gemacht. Im Mikrowellenofen jedoch werden alle bestrahlten Teile unter einem widernatürlichen Wechselstrom zu dauernder Umpolarisation gebracht, und damit gezwungen, andere Frequenzen anzunehmen. Was ein elektromagnetischer Vorgang ist im Gegensatz zum thermischen beim normalen Backofen. "Das einzige, was mir dazu in den Sinn kommt, sind Elektroschocks. Kein so angenehmer Gedanke, elektroschockbehandeltes Essen zu sich zu nehmen. Na ja, vielleicht ist das nun wieder ein Hirngespinst.

Die Geschichte von George Jimenez ist keines. Sie stand klein und fein in der Schweizer Boulevardzeitung. "Los Angeles - George Jimenez aus Los Angeles ärgerte sich darüber, daß seine Frau mit einer Freundin ins Kino ging. Aus Wut tötete er ihre Katze im Mikrowellenherd. Das Gericht verurteilte ihn jetzt zu 30 Tagen Gefängnis und 300 Franken Buße. "Klar", bemerkt Georg am Telefon trocken. Du kannst auch Deine Hand reinhalten. Auch die ..." - "Ich bitte Dich, hör auf!" rufe ich entnervt. Zumindest ahne ich jetzt, warum der Brückenbauer gewarnt hatte: "Schalten Sie nie ein defektes (verbogenes oder verbeultes) Gerät ein, sondern lassen sie es sofort reparieren. Achten Sie, daß keine Gegenstände in der Türe eingeklemmt oder Schmutzkrusten vorhanden sind. Die Türe muß bei Gebrauch des Gerätes hermetisch verriegelt sein."

Natürlich. Strahlen, Wellen, die die Wucht haben, innerhalb weniger Minuten aus einem tiefgefrorenen, beinharten Fisch einen heiß, weich und dampfenden zu machen - das sind keine harmlosen, "freundlichen" Wellen. Wehe, sie zischen ab aus dem Gerät und treffen die Hausfrau, die gerade mit tränenden Augen Zwiebeln schneidet und nicht beachtet, daß ihr Mikrowellenherd nicht völlig verschlossen ist...

Ich muß gestehen, allmählich ging mir ein Licht auf. Eine Warnlampe eher. Hatte ich doch soviel schon über die Schädlichkeit von Mikrowellen für unsere Wälder gelesen. Und bloß, weil die Mikrowelle da in einen Küchenofen gesperrt ist, meint man dann, sie sei nun völlig harmlos und habe mit der "Killerwelle" in der Luft nicht das geringste zu tun. Aber ein Grizzlybär ist auch im Zoo noch ein Grizzlybär. "Mikrowellen, die verheimlichte Gefahr". Das Buch steht schon einige Zeit in meinem Regal, und endlich kommt mir die Idee, mal darin nachzublättern, ob auch die Ofen-Mikrowelle vorkommt.

Und wie. Wer hätte gedacht, daß diese "gesunden" Öfen ein direktes Abfallprodukt gefährlicher Radarwellen sind? Ende des Zweiten Weltkrieges verfügten die USA schon über sehr leistungsstarken Radar. So starken, daß die Bedienungsmannschaften in freien Minuten im Radar-Mikrowellenstrahl Toast und Spiegeleier "brätelten". Dr. Percy Spencer, ein Elektroingenieur, packte die Radarwelle, pardon Mikrowelle in einen Kasten - geboren war der erste Mikrowellenofen. Wenn man bei Brodeur nachliest, wie "harmlos" Killerwellenöfen - pardon - Mikrowellenöfen sind, dann kann man sich nur über eine Regierung wundern, die weiterhin erlaubt, daß jährlich eine Million neuer Amerikaner sich die Dinger kauft. Ich glaube nicht, daß sie tolerieren würde, daß das gesamte amerikanische Volk sich Pythonschlangen in die Küchen holt oder hungrige Panther. Bestimmt gäbe es da ein Versicherungsproblem.

Die Begründung ist vielleicht, daß die Mikrowellenöfen von einer sehr mächtigen Industrie hergestellt werden, die Pythonschlangen und Panther jedoch nicht.

Erst muß man einmal wissen, daß die USA den irrwitzig hohen Grenzwert von zehn Milliwatt Mikrowellenstrahlung pro Quadratzentimeter tolerieren. Das ist tausendmal soviel, wie die Russen erlauben. Zweitens muß man wissen, daß laut Paul Brodeur aus "den Koch- Auftau- und Grillgeräten auch bei geschlossener Tür ein Sechstel bis ein Viertel mehr an Strahlungsintensität frei wird, als die von der Herdindustrie ebenfalls übernommene Sicherheitsgrenze von 10 Milliwatt/cm^2. Nach der Senatskomitee-Anhörung, in der das jetzt alles zur Sprache kam, brach eine recht bittere Kontroverse zwischen Wissenschaft und Industrie über die Sicherheit des Kochens mit Mikrowellen aus. Sie dauert in den USA noch immer an (1978). Der größte Hersteller von Mikrowellenanlagen, die Raytheon-Company, die auch Gewerbebetriebe und Kantinen mit großen Koch- und Trocknungseinrichtungen beliefert, beteuerte gegenüber dem Komitee, die Geräte der Firma seien mit Sicherheitsreserven versehen, und außerdem sei es "auf jeden Fall klar, daß Mikrowellen im Gegensatz zu Röntgenstrahlen keine kumulative Wirkung entfalten." Dagegen schrieb ein bekannter Universitätsprofessor an das Komitee: "Wir haben einwandfrei bewiesen, daß Mikrowellen, die auf die Augen treffen, folgende schädliche Wirkung haben: Mehrfache kurze Bestrahlungen, die einzeln nicht schmerzhaft sind und anfangs keine Folgen zeigen, führen bei häufiger Wiederholung zu einem dauernden Augenleiden. Also ist mit dieser (nichtionisierenden) Strahlung ein gefährlicher kumulativer Effekt verbunden."

Wie man hört, sollen auch in den USA die Gesundheitskosten "explodieren". Auch dort hat man keine Ahnung, warum das Volks immer kränker wird.

Interessant auch, daß ausgerechnet jener Professor, der einst den - verbrecherisch hohen - Grenzwert von 10 Milliwatt pro Quadratzentimeter vorgeschlagen hatte, später zum Warner wurde. Entgegen der Herstellerfirma von Mikrowellenöfen war er nämlich längst nicht sicher, ob eine lang andauernde, immer wiederkehrende Mikrowellenbestrahlung von tiefer Intensität nicht doch irreparable Schäden in Zellgewebe oder auf Molekularebene hervorrufen könne. Schwan war auch nicht sicher, ob die Mikrowellen nicht auch für "Erbschäden" verantwortlich gemacht werden könnten. "Ohne weiteres könne eine Hausfrau dadurch, daß sie Tag für Tag vor einem unsichtbaren Strahlenfleck ihres Kochgerätes steht, einen Strahlungsschaden im Unterleib erleiden, und wenn der Ofen in Gesichtshöhe angebracht ist, dann könne sie möglicherweise erblinden." Zitiert Paul Brodeur Professor Schwan.

Die Ofenhersteller stritten weiterhin jede Gefährlichkeit ab. Wenn ich mir nun wieder die altbewährte Frage stelle, was bringt's jedem, seine Aussage zu machen? Für die Hersteller steht ein Millionen-, ja langfristig sogar ein Milliardengeschäft auf dem Spiel. Professor Schwan riskiert, mit seiner unangenehmen Aussage seinen Lehrstuhl, Forschungsaufträge der Industrie und seinen Ruf zu verlieren. Wem glauben Sie nun eher?
P.S. Letzte Woche war ein waschechter Amerikaner bei uns zu Besuch. Mikrowellenöfen? Sagte er augenrollend. "90 Prozent der Krebskranken in den Staaten gehen auf den Mikrowellenofen zurück. Die Regierung weiß es im übrigen genauestens. Sie hat auch eine Studie. Aber die Hersteller schafften es, mittels einer "kleinen" Summe die Verantwortlichen davon zu überzeugen, daß man nur viel zu viel Unruhe und Panik anrichten würde, gäbe man die Studie preis." Die Amerikaner müssen aber auch ständig übertreiben. Oder glauben Sie so etwas etwa? Gerade erfahre ich, daß zwei Schweizer Forscher an einer offiziellen Hochschule Tests durchführen, die beweisen sollen, was mit Nahrung passiert, die im Mikrowellenofen gekocht wurde. Und der eine Forscher hat mir nun versprochen, wir dürften in einer der nächsten Nummern hieb- und strahlenfeste Ergebnisse publizieren. Die Tests werden übrigens nicht von den Mikrowellenofenherstellern finanziert. Man darf also annehmen, daß ihre Resultate unbestrahlt sind ...

Mikrowellenkost im Restaurant

In allen Restaurants, wo schnell viel Essen über die Theke gehen muß, wird mit der Mikrowelle aufgeheizt. Ausnahme: Die Hamburger-"Fabriken".

Der Markt der Mikrowellenöfen entwickelt sich rasant und ist weit davon entfernt, gesättigt zu sein. Nachdem 1985 in der ganzen Schweiz knappe 15 000 Geräte abgesetzt worden waren, überschritten die Verkäufe ein Jahr darauf bereits 30 000 Stück, und 1987 wurden gar über 60 000 Mikrowellenöfen an die Hausfrau und den Geschäftsmann gebracht. (Zahlen: Statistik des Fachverban-

des Elektroapparate für Haushalt und Gewerbe FEA). Jährliche Zuwachsraten um hundert Prozent also; da kommen dem Unternehmen die Tränen - der Freude.
Das Gastgewerbe jedenfalls kommt fast durchweg nicht mehr aus ohne die praktischen Geräte, die es ermöglichen, in kürzester Zeit vorgekochte oder gefrorene Speisen tellerfertig anzurichten. "Regenerieren" heißt der Fachausdruck dafür, gewissermaßen wiederbeleben per Elektroschock ... Wer immer in kurzer Zeit große Mengen von Speisen an die Kundschaft bringen will und muß, ist nachgerade auf den Mikrowellenherd angewiesen: Snacks, Teigwaren oder ganze Menüs: die Mikrowelle richtet alles an.
Doch auch in gehobenen Restaurants ist der Gast oft nicht sicher, ob sein Tellergericht nicht das Mikrowellenbombardement über sich hat ergehen lassen müssen.
Der Gast, der nicht gewillt ist, völlig nährwertlose Nahrung zu sich zu nehmen, fragt beim Bestellen, ob das Gericht aus dem Mikrowellenofen kommt. Erfolglos ist dies nicht: Im Bahnhofsbuffet Bern jedenfalls wurde das fragwürdige Gerät nach wiederholten Reklamationen teilweise abmontiert und durch spezielle Dampfkochtöpfe ersetzt, welche die Nahrung wie eh und je mit Hitze statt Strom zu einem Gaumenschmaus machen.

Gefährliche Strahlen im Mikrowellenherd

von Dr. Hans. U. Hertel, Wattenwil
und Ursula Spielmann, Journal Franz Weber, Montreaux, Schweiz.

Der angesehene schweizer Wissenschaftler, der - wie sein Landsmann Pestalozzi - den Weg vom einflußreichen Manager zum engagierten Verfechter einer menschenwürdigen Wissenschaft ging, besitzt heute ein Institut für Umwelt-Biologische Forschung und Beratung.

Im schweizerischen Journal Franz Weber hat Dr. Hertel eine so eindeutige Warnung vor Mikrowellenherden ausgesprochen, wie sie bisher in dieser Härte unbekannt war.

Die Mikrowellen gehören heute zusammen mit den Zigaretten zu den wohl schlimmsten Ursachen des Krebses, die das menschliche Hirn sich jemals ausgedacht hat. Dies muß gesagt sein!

Haben Sie in Ihren vier Wänden einen Mikrowellenofen?

Dann bringen Sie ihn schleunigst zur Beseitigung dorthin zurück, wo Sie ihn gekauft haben! Denn die Mikrowellenöfen sind heimtückisch! Wenn Sie Ihr Essen in solch einem Ofen zubereiten, beginnt Ihr langsames Sterben.

Angeblich sparen Sie mit dem Mikrowellenofen Strom und Zeit; doch die Zeit, die Sie damit gewinnen, schneiden Sie an Ihrem Leben ab. So sicher, wie ich dies hier sage, so sicher werden Sie an Krebs sterben, wenn Sie fortfahren, Ihre Nahrung in solch einem Ofen zuzubereiten!

Sie mögen diese wichtige Warnung nun vielleicht nicht ernst nehmen - bis Sie selber Krebs bekommen. Eines Tages wird die Welt aufwachen und feststellen, daß Mikrowellen - direkt oder indirekt über die verstrahlte Nahrung - Krebs verursachen, und zwar in einem viel höheren Maße noch als Zigaretten!

Selbstverständlich wird Sie eine einmalige Mahlzeit aus dem Mikrowellenofen nicht gleich umbringen. Doch wenn Sie über längere Zeit hinweg solche Nahrung einnehmen, werden Ihre Körperfunktionen gefährlich beeinträchtigt. Eine Zelle nach der anderen wird beginnen zu rebellieren, wird chaotisch und schließlich krebsartig werden. Daher weg mit den Mikrowellenöfen, besser heute noch als morgen!

H. U. Hertel

Herr Dr. Hertel, Sie sprechen hier eine sehr deutliche Sprache. Was gibt Ihnen die Sicherheit, auf diese unmißverständliche und unzweideutige Art gegen eine Technik anzutreten, die offenbar doch weltweit akzeptiert ist? Können Sie das verantworten?

Zuerst eine Berichtigung. Ich trete nicht eigentlich gegen etwas an, wie Sie das sagen, ich trete vielmehr für das Leben, das Recht für Leben ein, und in diesem Sinne natürlich auch für eine andere Technik, für eine, die kein Leben mehr zerstört! D. h., die bestehende Technik, die wirklich schon längst als ein tragischer Irrtum entlarvt worden ist, muß dringend durch eine naturgemäße Technik ersetzt werden.

Ich bin bei dieser Forschung bei weitem nicht der einzige Wissenschaftler oder Denker, der dies erkannt hat. Unsere Technik erzeugt tatsächlich elektromagnetische Strahlen, die für jegliches Leben unverträglich sind! Diese lebensfeindliche Strahlung beschränkt sich nicht nur auf den Mikrowellenofen, um den es heute im besonderen geht, sondern auch auf jede technische Strahlung von den Radiowellen über die Mikrowellen bis hinauf zur radioaktiven Gammastrahlung. Alle diese Strahlungen sind absolut und ohne Ausnahme lebensfeindlich, auch dann, wenn das Abwürgen des Lebens oftmals relativ langsam vor sich geht. Krebs und frühzeitiger Tod sind aber immer die Folge, solange die Ursache dieser Strahlung bestehen bleibt!

Wissenschaft ohne Verantwortung

Und wenn Sie schon von Verantwortung reden, dann bitte ich Sie, einmal die Frage zu stellen, wie es denn mit der Verantwortung unserer heutigen Wissenschaft, Wirtschaft, Technik und Politik aussieht, von denen sich schon seit Jahrzehnten kaum jemand um das Leben der Menschen und um dasjenige der Natur kümmert. Alles was bei denen bisher gezählt hat, ist Geld, Prestige und Macht!

Lassen Sie mich doch an dieser Stelle einmal im Klartext sagen: Was hier geschieht, scheinbar legal, ist ein Verbrechen an der Schöpfung, wie es auf dieser Erde wohl noch nie stattgefunden hat. Wir haben es sogar soweit gebracht, daß gerade diese wenigen Menschen, die ihren Mitmenschen und der Natur noch ehrlich und echt dienen wollen, als Spinner und Nestverschmutzer bezeichnet werden und leider oft noch vor Gericht geschleppt und dort verurteilt werden. Solange diese etablierten Mächte ihre Verantwortung auf diese Weise wahrnehmen, wird es abwärts gehen mit der Menschheit und dem Planeten, denn echte Verantwortung ohne Liebe und Respekt vor allem Leben gibt es eben nicht!

Mit dieser Antwort haben Sie nun Punkte aufgegriffen, von denen jeder einzelne es wert wäre, sofort näher durchleuchtet zu werden. Aber um uns auf unser eigentliches Thema zu

beschränken, wäre es doch wichtig, wenn Sie hier erklären würden, aus welchen Gründen nach Ihrer Ansicht diese technischen Strahlungen so schädlich sind.
Die Natur strahlt doch auch; jedes Ding strahlt, sonst würden wir es ja gar nicht sehen können. Auch die Sonne strahlt. Was ist denn der Unterschied zwischen diesen beiden Strahlungsarten, die im einen Fall lebensfördernd und im anderen offenbar lebensschädigend sind?

Natürliche und künstliche Strahlung - der Unterschied zwischen diesen beiden Strahlungsarten liegt in der Qualität.

Obschon sowohl die natürlichen wie die technischen Mikrowellen elektromagnetischer Natur sind, bestehen zwischen ihnen mitunter außerordentliche Unterschiede in den Frequenzen, den Wellenlängen und den Amplituden, also in ihrer Qualität. Die technischen Frequenzen folgen nicht den Frequenzen des Lichts; sie liegen praktisch immer mehr oder weniger daneben, also in Dissonanz zum Licht. Zudem basieren sie auf dem Wechselstromprinzip, während die Natur das Prinzip des pulsierenden Gleichstroms benutzt. Der Wechselstrom ist für die Natur tödlich! Da gibt es überhaupt nichts mehr zu diskutieren!

Diese wesentlichen Unterschiede äußern sich dann darin, daß u. a. der technische Strahl - auch die Mikrowelle - ein Magnetfeld aufbaut. Der Energieverlust beim technischen Strahl ist aus diesem Grunde (es gibt noch andere Gründe) sehr viel größer als beim natürlichen Strahl des biologischen Systems, der eben kein Magnetfeld bildet. Dies bedeutet aber, daß der technische Strahl an seiner Quelle eine entsprechend hohe Leistung aufweisen muß, damit er am Zielort noch eine gewünschte Wirkung hat. Deshalb müssen z. B. Richtstrahler jeder Art, wie UKW, Radar, Fernsehsender, Satelliten etc. eine außerordentlich hohe Ausgangsleistung haben - z. Z. bis zu vielen 1000 Watt -, welche in der Folge die Strahlungsleistung des in der Atmosphäre ankommenden Sonnenlichts, das in Mikrowatt (Millionstel-Watt) gemessen wird, um das Millionenfache übersteigt.

Hinterhältiges Verbrechen

Daß sich zwischen diesen Strahlungen echte Vergewaltigungsprozesse abspielen, dürfte damit auch jedem sogenannten Laien klar sein. D. h., das Sonnenlicht unterliegt in diesem Kampf der Technik und wird verändert! Und daß eben dieser harte "Hammer" auch jede durch das Sonnenlicht gesteuerte Funktion im lebendigen Organismus - das sich ebenfalls im Millionstel-Watt-Bereich und darunter abspielt - empfindlich stören muß, wie z. B. die feinen Energieströme in den lebendigen Systemen, die Atmung, die Photosynthese, die Zellteilung etc., ist wohl auch keine Frage mehr! Es ist ein Verbrechen sondergleichen, daß trotz dieses Wissens die Natur, der Mensch und jede Kreatur weiterhin durch eine solche

Technik tagtäglich, ununterbrochen und mit noch immer größeren Leistungen bombardiert werden. Die Mikrowellen sind unsichtbar, unhörbar, unriechbar und oft auch nicht fühlbar, und die Symptome stellen sich leider meist erst nach Jahren ein. Und gerade aus diesen Umständen ziehen offenbar die Mächtigen, die das alles inszenieren, ihren erbärmlichen Nutzen. Doch das Verbrechen wird dadurch nicht kleiner, nur hinterhältiger!

Wenn ich Sie recht verstanden habe, dann wirkt also die zum Licht dissonante technische Strahlung vor allem infolge ihrer überdimensionierten Stärke disharmonisch und störend auf die sogenannten lichtgemäßen Schwingungsverhältnisse der Natur. Oder anders ausgedrückt: Karajan spielt in einem Konzertsaal Mozarts "Kleine Nachtmusik", während im gleichen Saal ein zweites Orchester das gleiche Stück spielt, jedoch mit falsch gestimmten Geigen und in einer Lautstärke, die Schmerzen verursacht und die gleichzeitig Karajan übertönt; das Resultat ist: Karajan hört auf zu spielen!

Ich finde diesen Vergleich sehr gut und treffend!

Bei den Mikrowellen spricht man nun einerseits von sogenannten Streustrahlen und andererseits von bestrahlten Lebensmitteln. Können Sie uns etwas über die beiden Wirkungsarten aussagen? Sie haben hier ja offenbar ganz klare Vorstellungen!

Ja, das habe ich. Und ich kann vorwegschicken, daß die ganze Propaganda um den Mikrowellenofen einem großen Irrtum entspringt. Es ist in keiner Weise so, wie behauptet wird!

Zunächst einmal zur Streustrahlung

Jeder Mikrowellenofen gibt Streustrahlung an die Umgebung ab. Es sind dafür gewisse Grenzwerte gesetzt worden, die aber in der Praxis meistens nicht eingehalten werden können, spätestens nicht nach einigem Gebrauch. Zudem sind die festgelegten Grenzwerte in fast jedem Land verschieden und können um mehr als das Hundertfache auseinandergehen. Also eine total willkürliche Sache. Man sollte bei der technischen Strahlung sowieso keine Grenzwerte setzen, denn jede Art dieser Strahlung ist gefährlich, besonders wenn sie dauernd da ist.

Strahleninferno in der Küche

Diese Streustrahlung beeinflußt nun die gesamte Umgebung des Ofens wie Holz, Mauerwerk, Keramik etc., welche diese starken widernatürlichen Schwingungen in ihren Atomen, Molekülen und Zellen gezwungenermaßen übernehmen muß. Diese werden dadurch negativ polarisiert und disharmonisch. Auf diese Weise entsteht in der Küche ein höchst gesundheitsschädigendes Klima, ein regelrechtes Strahleninferno, das auch auf den Menschen, der sich in diesem Bereich aufhält, übertragen wird und sich in ihm gesundheitsschädigend auswirkt.
Der Mikrowellenofen wirkt in der Tat, als ob ein Fernsehsender oder ein Telekommunikations-Satellit in der Küche installiert worden wäre. Diese Sender haben z. Zt. ungefähr die Sen-

deleistung eines Mikrowellenofens! Die technische Mikrowelle ist also eine ernst zu nehmende infernale Störwelle! Sie setzt Atome, Moleküle und Zellen in beschleunigte, widernatürliche Bewegung, wodurch hohe Reibung und konsequenterweise steigende Temperaturen auftreten. Dies geschieht nicht nur im Kochgut, sondern auch in den Zellen eines lebendigen Organismus, z. B. der Hausfrau! Es entsteht an den bestrahlten Stellen eine Erwärmung, eine eigentliche Entzündung - wenn vielleicht auch nur unterschwellig -, die aber die Zellen mit der Zeit chaotisch macht und leidend, sprich krebsig, Gefahr für die Hausfrau!

Die Zellen werden durch die zugeführten destruktiven Energien zu unprogrammierter Teilung gezwungen. Dieser Zellzerfallsprozeß beginnt meistens an den schwächsten und exponiertesten Körperstellen, und dies sind die Genitalorgane, besonders bei der Frau (Unterleib und Brust). Aber auch Sehschwäche (z. B. grauer Star), Kopfweh, Ohrensausen, Bluthochdruck, Vergeßlichkeit, depressive Zustände, Leukämie, Rheuma etc. können die unmittelbaren Folgen sein, unter Umständen lange, bevor der Arzt den Krebs diagnostiziert!

Aber wie steht es nun mit der Nahrung, die im Mikrowellenofen zubereitet wird? Ich bin gespannt, wie Sie dieses Problem erklären. Ich meine, Erhitzen ist doch Erhitzen, ob das jetzt im Mikrowellenofen geschieht oder auf dem Herd?!

Ja, das hört sich so einfach an, nicht wahr. Selbstverständlich wird auch beim Kochen auf dem Herd ein Kochgut erhitzt, sogar meist bis auf den Siedepunkt. Dennoch ist der Vorgang des Erhitzens auf der Kochplatte und im Mikrowellenofen grundverschieden.

Beim normalen Erwärmen eines Kochgutes über dem Feuer oder auf einer Kochplatte wird im besonderen der Sauerstoff durch die Erwärmung angeregt. Je höher die Temperatur, desto höher die Anregung. Es tritt damit eine Form der Oxydation ein - eine Verbrennung - die, je höher die Temperatur ansteigt, desto schneller abläuft. Durch diese Oxydation bzw. Verbrennung wird also das Kochgut warm. Von Reibung und Reibungswärme ist da keine Rede. Bei einem solchen normalen Kochvorgang werden durch die Oxydationseinflüsse u. a. die Zellwände des Kochgutes für Wasser durchlässig. Die Zellen können quellen. Wenn die Temperatur zu hoch ansteigt und zu lange andauert, lösen sich die Zusammenhaltskräfte zwischen den Zellen auf, wodurch das Kochgut in seine Fasern und Einzelzellen zerfällt. Steigt die Temperatur weiter an, tritt Anbrennen oder gar Verbrennung auf bis zu Asche - analog dem Verbrennungsvorgang (Oxydation) im Feuer. Mit hoher Temperatur und langer Kochzeit kann deshalb auch der Nährwert eines Kochgutes empfindlich leiden. Dies ist aber eine Binsenwahrheit. Im Grunde aber ist das Kochen ein natürlicher Vorgang des Erwärmens. Das Feuer ist immerhin ein Element der Natur.

Verheerende Wirkung auf Nahrung

Nun, auch die Sonne wärmt, und zwar vor allem mit dem infraroten und roten Anteil ihres zum Teil sogar sichtbaren Lichtspektrums, indem die Energie dieser Strahlung via Anregung des Sauerstoffs in Wärme umgewandelt wird. Dies geschieht allerdings im Frequenzverlauf des Sonnenlichts und bei Leistungen weit im Mikrowatt-Bereich. Im Mikrowellenofen will man nun offenbar, analog der Sonne, Nahrungsmittel mit Strahlung aufwärmen. Zum gewaltigen qualitativen Unterschied dieser beiden Strahlungsarten wirkt sich indessen im besonderen auch die millionenfach stärkere Ausgangsleistung des Mikrowellenofens und der Wechselstrom verheerend auf die Nahrung aus. Denn die lebendigen organischen Systeme sind solchen destruktiven Kräften nicht gewachsen. Sie werden auf brutalste Weise gezwungen, diese harten, technischen und widernatürlichen Schwingungen zu übernehmen. Gleichzeitig erfolgt eine dauernde Umpolung der Atome, Moleküle und Zellen - 2,5 Milliarden Mal pro Sekunde - durch den Wechselstrom. Die Zellen geraten dadurch in ein gigantisches Chaos. Es entsteht Reibung und Wärme. Die Moleküle und Zellen werden links- bzw. destruktiv polarisiert!

Gleichzeitig entstehen Radikale (freie Elektronen), die, was auch erwartet werden muß, selbst nach dem Entfernen des Kochgutes aus dem Mikrowellenofen zeitweilig noch tätig sind und die chemischen und energetischen Umwandlungsprozesse weiterführen.

Explosionsartiger Zerfall der Zellen

Auch bei diesem Prozeß quillt das Kochgut, aber weniger durch den Einfluß der Oxydation als durch Reibung und weniger durch Wasser als durch die gewaltigen Energiemengen, welche die Zellen plötzlich aus der Strahlung aufnehmen müssen und die sie zur Teilung zwingen, einer Teilung, die vielmehr ein Platzen ist. Ein Ei, beispielsweise ein Hühnerei, ist eine Zelle. Wenn ein Ei in einem Mikrowellenofen bestrahlt wird, platzt es, d. h., es zerfällt durch die rasante Energieaufnahme explosionsartig! Und genau das geschieht eben mit jeder anderen Zelle im Grunde auch, sei es eine Zelle im Fleisch oder im Gemüse. Die Energieaufnahme ist zu schnell, zu groß und obendrein noch destruktiv! Damit wird die Nahrung zerstört. Zellen und Moleküle zerfallen! Die Nahrung wird abgebaut, fast analog wie bei der radioaktiven Bestrahlung mit Kobalt 60 oder Cäsium 137! Eiweißmoleküle z. B. brechen auf, nehmen widernatürliche Formen und Strukturen an und werden zu Gebilden, die mit dem Ausgangsmolekül mindestens qualitativ nichts mehr zu tun haben. Bei der Anwendung solcher technischer Energien werden die Stoffe nicht nur abgebaut, es entstehen daraus Gifte! Das Produkt wird giftig, auch wenn man davon nicht gleich tot unter den Tisch fällt! Es ist bestimmt auch kein Zufall, daß die beiden großen Entdecker dieser Wellen, die Physiker James Clerk Maxwell (1831-1879) und Heinrich Rudolf Hertz (1857-1894), bereits in jungen Jahren starben, weil ihre Körper buchstäblich zerfielen!

Fragwürdige Haltung des Bundesamtes für Gesundheitswesen

Wenn die Nahrung also im Mikrowellenofen so weitgehend zerstört wird, wie Sie sagen, und sie sogar noch in Gifte umgewandelt wird, weshalb betont dann das Bundesamt für Gesundheitswesen, daß die Kochmethode schonender sei als auf dem Herd, und warum hört man dann in der Radio-Sendung "Index", daß keine Kochweise die Mineralien und Vitamine so schonend behandeln würde wie der Mikrowellenofen. Wieso diese gewaltige Diskrepanz der Aussagen?

Natürlich kann die Chemie mit ihren herkömmlichen Analysenmethoden in so verstrahlter Nahrung noch Eiweiße, Fette, Kohlehydrate, Vitamine etc. nachweisen. Die Frage ist nur, in welcher Form diese Stoffe noch da sind und welche Qualität sie haben. Darüber kann die Chemie eben leider keine Auskunft geben! Für sie ist Chemie alles, was da ist; es ist eine Mengen-Wissenschaft, aber von Qualität, von der hintergründigen Qualität, ist da noch keine Rede. Dies ist wohl auch der Grund, weshalb die offiziellen Stellen gegen die monströse Vergiftung unserer Nahrung durch die Mikrowellenöfen und gegen die Vergiftung der Natur durch die technischen Wellen überhaupt bisher nicht eingeschritten sind. Erst wenn die Wissenschaft einmal wirklich die Qualität als Maßstab der Dinge nimmt, anstelle der Mengenlehren (reines materialistisches Denken), wird es auf dieser Erde besser werden. Es wird aber vermutlich noch eine ganze Weile dauern, bis sie das einsieht!

Was ist Qualität?

Ich verstehe noch nicht ganz, was Sie denn wirklich unter Qualität verstehen?

Versteht unter Qualität nicht jeder etwas anderes? Und doch gibt es hier einen gemeinsamen Hintergrund, und dies ist die Energie, durch die alles, aber auch alles einmal entstanden ist und durch die auch alles erhalten wird!! Und dies ist die Energie des Lichtes, des Sonnenlichts! Die Sonne steht zwischen der Erde und der unendlichen kosmischen Quelle allen Seins, quasi als eine Relaisstation, die die Energie fein moduliert zu uns auf diese Erde weiterleitet. Dieses Licht ist der Träger der Substanz, aus der alles hervorgegangen ist. D. h., daß jedes Ding, vom Atom bis zum Menschen, die Schwingungen (Frequenzen) des Lichtes in sich hat. Dies bedeutet auch, daß sich jede Funktion des Lebens auf der Grundlage dieser Schwingungen abspielt, sowohl in ihrem Rhythmus als auch in ihrer Kraft (im Mikrowatt-Bereich und darunter). Dieses Schwingungs- oder Strahlensspektrum ist unendlich groß und jedes Ding, gleichgültig auf welcher Evolutionsstufe, ist darin irgendwo eingebettet und wird durch dieses gehegt, gepflegt und gesteuert, nämlich auf dem implosiven Weg nach innen, dem Absoluten entgegen.

Qualität ist Einssein mit den natürlichen Frequenzen

Und in diesen Schwingungen zu sein, mit ihnen in Harmonie eins zu sein, das ist Qualität! Qualität ist also viel mehr eine Frage der Schwingung als der Chemie. Die Chemie ist nur eine Auswirkung von Schwingungen. Mit Hilfe natürlicher Schwingungen entstehen Naturstoffe; mit technischen Schwingungen die Kunststoffe, die alle giftig sind, weil eben schon die Schwingungen, die ihnen zugrunde liegen, widernatürlich sind. Hier ist wirklich der Hebel anzusetzen. Und mit diesen groben und brutalen technischen Schwingungen stören, übertönen und verändern wir die feinen natürlichen Schwingungen in der Natur. Deshalb ist auch schon das Sonnenlicht, das unsere Erde erreicht, nicht mehr normal, sondern durch die verstrahlte Dreckschicht unserer Atmosphäre destruktiv verändert. Dies nur, weil die Wissenschaft die wirkliche Herkunft der Dinge übersieht und aus diesem Grunde auch noch nicht in der Lage ist, Qualität zu definieren!

Sie wollen damit sagen, daß hinter der chemischen Welt unserer Wissenschaften bewußte Kräfte wirksam sein müssen, ohne deren Beachtung eigentlich jede Wissenschaft zu falschen Schlüssen kommen muß. Als Nichtwissenschaftler bezeichne ich diese ganz einfach als Geist-Kräfte. Um jetzt aber nochmals auf die Mikrowellenöfen zurückzukommen, habe ich noch eine letzte Frage. Sie rufen einleitend alle Mikrowellenofen-Besitzer auf, sich von diesen zu trennen, und wir wollen hoffen, daß möglichst viele diesem Aufruf nachkommen. Glauben Sie, daß damit die Hauptursache des Krebses beseitigt wird?

Jede technische Strahlung ist lebensfeindlich

Wir wissen, daß jedwede technische Strahlung lebensfeindlich ist, wie eben auch jede künstliche Chemie, die ihrer Entstehung gemäß eben eine technische Strahlung aussendet. Der Mikrowellenofen ist hier nur eine der vielen Techniken, die zum Krebsgeschehen beitragen. Sie ist aber eine sehr wichtige, weil von jedem Einzelnen selbst entschieden werden kann, ob er sie haben will oder nicht. Restaurants mit Mikrowellenöfen wird man eben in Zukunft meiden müssen. Auch das kann jeder selbst entscheiden. Wir sind indessen vielerlei technischer Strahlung ausgesetzt, der wir nicht ausweichen können, es sei denn, sie wird ausgeschaltet.

Eben vor einigen wenigen Wochen wurde ein neuer europäischer Telekommunikations-Satellit über Europa plaziert, der uns im Mikrowellenbereich mit einer Dauerleistung von 16 x 500 Watt bestrahlt. Es sind nun schon mehrere solcher und ähnlicher wichtiger Satelliten über unseren Köpfen, die uns mit ihren tödlichen Strahlen regelrecht zersetzen. Auf eine ähnliche Weise wirken die Fernsehrichtstrahler, die überall in der Schweiz den "Segen" der Fernsehprogramme verteilen, und die UKW-Sendeanlagen, z. B. Schwarzenburg, Sottens etc., welche mit Ausgangsleistungen bis zu 150 000 Watt operieren. In ihren Strahlungskegeln geht jedes Leben sehr schnell zugrunde, vor allem standortgebundenes Leben wie z. B. Wälder! Die radioaktive Strahlung unterscheidet sich von dieser Mikrowellenstrahlung im wesentlichen dadurch, daß sie nicht einfach mehr abgestellt werden kann. Ihre tödlichen Auswirkungen werden erst noch auf uns zukommen, wie vieles andere! Die Geschwindigkeit des Sterbens ist eine Frage der Summierung dieser Strahlung, der Leistungsstärke und der Dauer ihrer Einwirkung auf Mensch und Kreatur. Vor diesen Strahlungen hat der tätige Mensch heute keinen Schutz mehr.

Das langsame Sterben durch diese Technik ist um vieles grauenhafter, als jeder Krieg es je gewesen ist. Doch dieses Sterben ist "legal" und unseren Politikern, die etwas Vernünftiges dagegen unternehmen könnten, fehlt entweder das Wissen oder es sind ihnen andere Interessen wichtiger!

Anmerkung des Arbeitskreises

Läßt sich das ungesunde Wellenchaos im Körper ausgleichen?

Manchmal erhält man irgendwo ein "mikrobewelltes" Essen vorgesetzt und erfährt erst nach der Mahlzeit von der Bescherung. Nun fragt sich der Betroffene, wie sich die natürliche Harmonie in seinem Körper ausgleichen läßt.

Um das zu klären, muß man zunächst wissen, welche Schwingungen eigentlich natürlich sind, bzw. sich bei perfekter Gesundheit im Körper einstellen.

Völlige Geordnetheit, die sich durch Messungen der elektrischen Aktivität des Gehirns (EEG), feststellen läßt, erfaßt das gesamte Nervensystem und damit auch den übrigen Körper. In dieser Ordnung beträgt die Frequenz 7,4 Hz (oberer Teta-Wellen-Bereich). Damit hat das Nervensystem des Betreffenden die gleichen Schwingungen, die unsere Erdkugel aufweist. Diese absolute Einheit mit der Natur hält das Nervensystem immer dann von selbst aufrecht, wenn sich der Geist in Transzendenz befindet.

Alphawellen mit Frequenzen zwischen 8 und 14 Hz, sind verhältnismäßig leicht, etwa durch Alphatraining oder andere Entspannungsmethoden hervorzubringen. Auch damit erziehlt man eine gewisse ausgleichende Wirkung, weshalb sie von spirituell Interessierten und zunehmend auch von Medizinern angestrebt werden.

Möchte man aber die Grundlage der Gesundheit erreichen, empfiehlt sich eine grundsätzliche Umschaltung vom Chaos in Geordnetheit, dann bedient man sich der Transzendentalen Meditation (TM). Sie ist die einzige Technik, bei der sich die Frequenz von 7,4 Hz mit Sicherheit einstellt, wenn der Übende nicht durch eigenes mutwilliges Eingreifen etwas zu manipulieren versucht. Er muß sich schon der Führung durch die Natur anvertrauen.
Auch die künstliche Beeinflussung durch Feinströme-Wechselfelder wäre möglich, wozu wir aber nicht raten.
Das Edelmetall Gold schwingt ebenfalls mit 7.4 Hz und hat auf die meisten Menschen einen guten, ja sogar spirituellen Einfluß. Auch mit einem pflanzlichen Mittel läßt sich der Ausgleich herbeiführen.
Damit geraten wir aber leider in den Bereich der Medikamente, in dem die Bestimmungen des Heilmittelwerbegesetzes *herrschen*. Danach darf der Name des Mittels in Laienkreisen nicht genannt werden. Weil Ihr Arzt das Mittel wahrscheinlich nicht kennt, fragen Sie am besten Ihren Apotheker nach den Tropfen, die aus verschiedenen Blüten gewonnen werden. Der Erfinder dieses feinstofflichen Heilsystems der sog. "Blüten für die Seele" ist ein englischer Arzt. Er setzte dieses Mittel oftmals in nervösen und seelischen Ausnahmesituationen als Notfallmedizin ein. Das Mittel entsteht, indem 5 verschiedenen Blüten die ordnende Energie entnommen wird: Kirschpflaume (Cherry Plum), Waldrebe (weiße Clematis), Impatiens (Drüsentragendes Springkraut), Gelbes Sonnenröschen (Rock Rose) und Star of Bethlehem (Doldinger Milchstern).

Geräte - Geräte

Eine Krankenschwester ließ sich zu Beginn ihrer Schwangerschaft, wie es sich gehört, beim Frauenarzt vorsorglich untersuchen.
Dieser stellte eine Anomalie mit dem schwierigen Namen Plazenta praevia fest. Dabei liegt der Mutterkuchen (Plazenta) vor dem Muttermund und versperrt schließlich den Geburtskanal. Nur in etwa 1 % der Schwangerschaften kommt diese Störung vor.
Von nun an wurde die werdende Mutter jede Woche einmal zur Ultraschalluntersuchung aufgefordert. Nachdem sie einige Wochen lang die Prozedur über sich ergehen ließ, stellte ein anderer Arzt fest, daß die Lage des Mutterkuchens völlig normal war. Anläßlich eines vertraulichen Gespräches mit der Sprechstundenhilfe, sagte diese: "Noch nie fand der Chef so viele dieser Anomalien wie seit der Anschaffung des teuren Ultraschall-Untersuchungsgerätes ..."

Der Präsident des Naturheilbundes nimmt Stellung zu Pressemeldung

„Der Deutsche Arbeitskreis für Zahnheilkunde hat die Einführung fluoridierten Speisesalzes zur Kariesprophylaxe erreicht."

Dies sieht der Deutsche Naturheilbund als eine ungeheuerliche Tat „gegen" die deutsche Volksgesundheit an. Nachdem eine gesetzliche Zwangsfluoridisierung der Bevölkerung über das Trinkwasser in Deutschland wegen schwerwiegender gesundheitlicher Bedenken und des Widerstandes der Deutschen Bevölkerung aufgegeben werden mußte, versucht die Fluorlobby (fluoridproduzierende Aluminiumindustrie und Arzneimittelindustrie) auf anderen Wegen das höchstgiftige Natriumfluorid, ein Zellstoffwechselgift und Atmungskettengift, in anderer Form loszuwerden und gewinnbringend zu verarbeiten. Sie betreibt dabei einen ungeheuren Werbeaufwand und schleust ihre Verbindungsmänner und -frauen in fast jede Gesundheitsorganisation ein. In Fachzeitschriften werden Stellungnahmen nicht angenommen, wenn sie gegen die Fluoridisierung argumentieren, auf Universitäten wird die Fluoridisierung ebenso wie das Quecksilberamalgam als Segen der Zahnheilkunde gelehrt. Kaugummis, Zahnpasten, Zahnlacke, Spülflüssigkeiten enthalten Fluoride in zum Teil hohen Konzentrationen, in zum Teil für die angeblich zu erreichenden Zwecke viel zu geringen Konzentrationen (Zahnpasta). Das Giftzeug muß „unter die Leut", denn eine Endlagerstätte gibt es nicht.

Das Wissenschaftliche Institut der AOK Deutschlands mußte auf einem Symposion 1986 zugeben, daß alle sogenannten 46 000 statistischen Erfolgsberichte, die bis dato für die zahnschützende Wirkung des Fluorids sprechen sollten, wissenschaftlich nicht haltbar seien. Dies gab sogar der AOK-hauseigene Statistiker zu Protokoll.

Wer mit fluoridhaltiger Zahnpasta die Zähne putzt und hernach in eine Regenwassertonne ausspült, vernichtet darin jegliche Kleinlebewesen. Fluoride sind noch in einer Verdünnung von 1:30 Millionen Teilen als Gift wirksam (Zellwachstumsversuche des USA-Wissenschaftlers **Formann**).
Der Deutsche Arbeitskreis für Zahnheilkunde stellt in derselben Meldung fest: **„stets sollte jedoch nur eine einzige innerliche Fluoridierung gewählt werden"**. Da Kinder jedoch die wohlschmeckenden fruchtigen Zahnpasten **„mehr schlucken als spucken (Zitat)**, kommt es im Verein mit den Lacken, Pasten und Kaugummis zu absolut kontraindizierten Giftmengen. Die empfohlene Menge von 1 mg/Tag, das sind 4 Gramm Speisesalz, kann niemals kontrolliert werden. Schon heute ist sattsam bekannt, daß die durchschnittliche Speisesalzverwendung bei ca. 8–10 Gramm pro Tag und Kopf liegt. Es grenzt an ungeheuerliche Volksbelügung, wenn der DAZ im selben Artikel behauptet, daß wissenschaftlich an der Wirksamkeit der Fluoride sowie an ihrer gesundheitlichen Unbedenklichkeit **keine Zweifel bestehen"**. Es ist eine glatte Lüge, wenn er jetzt behauptet, daß diese neuartige Beimischung zum Speisesalz eine **„freiwillige Vorsorgemaßnahme"** darstelle. Denn – wenn nicht über die Gefahren der Giftmischerei aufgeklärt wird, stellt jede ängstliche Mutter die im **Lebensmittelhandel feile Ware** ihren Kindern täglich vor.

Der Deutsche Naturheilbund warnt mit allem Nachdruck vor den Falschbehauptungen des Deutschen Arbeitskreises für Zahngesundheit und er warnt die Deutsche Bevölkerung davor, dieses aus Frankreich importierte Salz mit Fluoriden zu verwenden.

Dr. med. Johann Abele
Präsident

aus "Der Naturazt" Nr. 3/93

Elektromagnetischer Smog

Elektrowellen, oder die geheimen Krankmacher

Gerd Ebeling

Wer könnte sich in den Industriestaaten ein Leben ohne die Unterstützung und damit den Komfort der Elektrotechnik vorstellen?
Auf Knopfdruck macht sie uns das Leben bequemer. Die fließenden Elektronen, diese modernen "Heinzelmännchen" vollbringen zu jeder Stunde unglaubliche Leistungen. Wir haben uns an sie gewöhnt, ihr Einsatz ist uns vertraut und selbstverständlich. Wir sind aber so sehr von ihren abhängig geworden, daß uns ein zeitweiliger Stromausfall schwer zu schaffen machen kann.

Bei der Allgegenwart von elektronischen und elektrotechnischen Geräten, deren Einsatz heute nicht einmal mehr vor den Schlafzimmern halt macht, erhebt sich nun die Frage: Sind diese Geräte für den Menschen nur nützlich und unschädlich, oder birgt der Umgang mit ihnen auch ernstzunehmende Gefahren?

Obwohl seit Jahrzehnten sehr viele Forschungen durchgeführt wurden, welche die negativen Auswirkungen auf die Gesundheit beweisen, gibt es gegensätzliche Auffassungen über den Wert bzw. die schädliche Wirkung der Elektrotechnik. Doch wie man dazu auch stehen mag: Wir können uns von dem, was wir für uns (und gleichzeitig gegen uns) geschaffen haben, nicht einfach wieder verabschieden. Aussteigen ist keine Lösung. Diejenigen Industrien, welche die beschriebenen Bequemlichkeiten für uns bereitstellen, sollten aber nicht nur den Fortschritt im Auge haben. Sie sollten sich auch darum bemühen, bei jeder Konstruktion schädliche Wirkungen von vornherein auszuschließen. Erst dann wird Technik "schön".

Schädigungen können vermieden werden

In unserem Wohn- und Schlafbereich befinden sich bereits eine Menge unvermeidbarer Strahlungsquellen. Auch in den Verkehrsmitteln bzw. dem eigenen Auto kommen wir durch die eingebaute Technik damit in Berührung. - Wenn eine Hochspannungsleitung tiefhängend die Autobahn kreuzt oder einige Kilometer weit über einer Fahrspur entlangführt, werden bei den Autofahrern die biologischen Verhältnisse im Körper meßbar verändert. An fast jedem Arbeitsplatz hat man unvermeidlich Umgang mit elektrischen und elektronischen Geräten, Maschinen und teilweise tiefhängenden Langfeldleuchten (Leuchtstoffröhren). Ihre Betriebseinrichtungen erzeugen starke Störstrahlungen. Grundsätzlich gleiche Bedingungen gelten beim Betrieb von Bräunungsröhren in Solarien. Nur mit dem erheblichen Unterschied, daß sich hier der Benutzer freiwillig auf kürzeste Entfernung und engstem Raum einem massiven Störfeld aussetzt. Dieses wird von den zum

Betrieb notwendigen hochspannungliefernden Bauteilen von bis zu 50 Röhren verursacht. Tagelanges Unwohlsein ist oftmals der Preis für die erstrebte Bräune.
Unzweifelhaft jedoch ist technischer Fortschritt dann ein großer Gewinn für die Menschheit, wenn die Neuentwicklungen richtig und verantwortungsbewußt angewandt werden.

Der heutige Stand der Technik bietet das Wissen und die Materialien, um die elektrisch und elektronisch betriebenen Geräte (Maschinen, Leuchten, Bildschirme, Steuergeräte, Verkehrsmittel, Funkanlagen usw.) so zu entwickeln und zu bauen, daß sie in keinem Fall Leben schädigen.
Konstrukteure und die verantwortlichen in Politik und Gesellschaft sind aufgerufen, sich darüber sachkundig zu machen, welche Schädigungen die jeweiligen Apparaturen und Einrichtungen im biologischen Bereich hervorrufen können. Und sie sollten sich dann die Selbstverpflichtung auferlegen, nur solche Produkte auf den Markt zu bringen, die in jedem Falle für die Gesundheit des Menschen bedenkenlos sind. Vielleicht ist dabei der Hinweis nützlich, daß die Verantwortlichen ja selbst Betroffene sind. Sie sind genauso in die Verhältnisse eingebunden wie "Otto Normalverbraucher". Leider werden jedoch immer wieder Gutachten von "Fachleuten" erstellt, welche die völlige Unschädlichkeit pulsierender elektromagnetischer Felder beweisen sollen.

In Amerika und Rußland sind die Forschungen zum Schutze der Bevölkerung vor den Auswirkungen der Elektrizität weiter fortgeschritten als hierzulande. Dementsprechend sind die Schutzbestimmungen menschenfreundlicher. Auch bei uns bemüht sich die Strahlenschutzbehörde darum, die Grenzwerte für belastende Felder bei genehmigungspflichtigen Neubauten herabzusetzen. Deshalb arbeitet gegenwärtig die Lobby der Stromverkäufer gezielt daran, die schädlichen Wirkungen z. B. der Hochspannungsleitungen zu verharmlosen. Ergebnisse von Gutachten, Messungen, vergleichenden Betrachtungen, werden über den Rundfunk verbreitet, die dem Informierten wie Hohn erscheinen. Dem Zuhörer wird zugemutet zu glauben, daß das Magnetfeld in unmittelbarer Nähe einer 350 000 Volt Hochspannungsleitung, das etwa auf einen Landwirt einwirkt, schwächer ist als das Magnetfeld, welchem die Hausfrau neben dem Elektroherd ausgesetzt ist. Weiter werden in diesen haarsträubenden Veröffentlichungen gewissermaßen Äpfel mit Birnen verglichen. Man kann nicht Magnetfeldstärken miteinander vergleichen, sondern man muß auch die Auswirkungen auf den menschlichen Körper in Betracht ziehen. Die verheerende Wirkung der Magnetfelder, von denen hier die Rede ist, besteht nämlich darin, daß sie im 50-Hz-Rhythmus ihre Polarität ändern. Medizinische Forschungen haben ergeben, daß dadurch die Blutwerte in Sekundenschnelle negativ verändert werden (Dr. Aschoff).

Weitere Untersuchungen zeigen, daß der Rechtsdrall der Körperflüssigkeiten (Blut, Lymphe, Speichel, Urin) sowie der Rechtsdrall der Zellkerne in eine Linksdrehung umgewandelt wird. Das bedeutet eine krankhafte Veränderung an der Basis der biologischen Funktionen im menschlichen Körper. Den Stromanbietern sind die Möglichkeiten einer menschenfreundlicheren Technik durchaus bekannt. Die notwendigen Verbesserungen zum gesundheitlichen Nutzen der Verbraucher vorzunehmen, sind ihnen, wie sie in einer ihrer Rundfunk-Veröffentlichungen selbst sagten, "viel zu aufwendig".

Elektro-Smog

Die Begriffe Elektro-Smog oder Elektro-Streß wurden zu Schlagworten, als sich Presse, Rundfunk und Fernsehen erstmals und oft in Form von Sensationsmeldungen mit jener Umweltverschmutzung befaßten, welche, ausgehend von Elektrizität bzw. elektromagnetischen Wellen, die Elektrobiologie von Mensch und Natur belastet.
Sehr unterschiedlich sind die Reaktionen bei Fachleuten und Laien auf diese neue Information. Einige sind darüber sehr nachdenklich geworden, während andere sie einfach als Unsinn abtun.
Heute ist man durch Untersuchungen, Beobachtungen und Messungen in der Lage, Fakten vorzulegen. Diese Ergebnisse können nicht mehr als unwissenschaftlich abgetan und deshalb ignoriert werden. Wenn man nur ein klein wenig auf die Ursachen und Wirkungen eingeht, ist auch der wissenschaftliche Laie dazu in der Lage, die Zusammenhänge zu erfassen.
Ursache für die Belastungen ist das Vorhandensein von teilweise enormen Spannungen und damit verbundenen Strömen, die zwangsläufig Magnetfelder erzeugen. Dasselbe üble Werk verrichten die elektromagnetischen Wechselfelder, die in Form von Radiowellen (Rundfunk, Fernsehen, Funkverkehr, Radar usw.) in der Atmosphäre vorhanden sind.

650 Großraumsender, 5 500 Füllsender sowie unzählige Richtfunksender und Radaranlagen werden im Bundesgebiet betrieben! Ständig kommen neue hinzu. Vor den Einwirkungen dieser elektromagnetischen Wellen können bei bestimmten Wellenlängen auch Hausmauern nicht schützen. Damit ist jedermann auch in seiner Wohnung diesen Einflüssen ausgesetzt. Dazu kommen noch die Auswirkungen der häuslichen Installationen, denn auch alle neuzeitlichen "Heinzelmännchen", die Elektrogeräte im Arbeits- und Unterhaltungsbereich, sind solche elektromagnetische Störstrahlungsquellen, ebenso wie die immer beliebter werdenden mobilen Funktelefone im Haus und im Auto, über deren Schädlichkeit in den Medien immer öfter berichtet wird. Der negative Einfluß wirkt nicht nur auf den Anrufer, sondern erreicht auch den Gesprächsempfänger.

Die Auswirkungen von Elektro-Streß auf Mensch und Natur

Die biologischen Lebensvorgänge im Menschen und in den Pflanzen werden durch Naturgesetze gesteuert. Zur Aufrechterhaltung dieser Vorgänge, die den Stoffwechsel im feinen und auch im gröberen Bereich ablaufen lassen, sind elektrische Spannungen, Ströme und Magnetfelder notwendig. Dies sind dieselben physikalischen Größen, die bei der Betrachtung des "Elektrostresses" von Bedeutung waren, nur daß sie dort größenordnungsmäßig sehr viel höher liegen.
Aus elektro- und magnetomedizinischen Messungen wie EKG (Elektrokardiogramm), EEG (Elektroenzephalogramm) und MEG (Magnetoenzephalogramm) wissen wir, daß die Informationsübertragungen, die unser Nervensystem durchlaufen und in den Steuerbereichen unseres Körpers wirksam sind, an Ströme geringster Stärke gebunden sind. Der enorme Größenunterschied zwischen den von außen einwirkenden Störwerten (Elektro-Streß) und den im Körper wirksamen Steuerwerten (Elektrobiologie) ist verantwortlich für die bisweilen schlimmen gesundheitlichen Beeinträchtigungen: Die großen äußeren Energien bringen die kleinen in unserem Körper arbeitenden Energien aus dem Gleichgewicht, d. h. ihre harmonische Arbeit wird gestört und damit der gesamte Stoffwechsel. Körperliche Beschwerden und Erkrankungen sind in der Regel die Folge und nur eine Frage der Zeit.

Stellen Sie sich einmal die Besichtigung einer technischen Einrichtung vor, in der große Generatoren arbeiten. Sie entwickeln ein so starkes Magnetfeld, daß sich ein Schlüsselbund beim Vorübergehen in der Hosentasche bewegt. Das mag ein extremes Beispiel sein; dennoch läßt sich daran erklären, daß eine starke äußere Krafteinwirkung die kleine im Körper nicht unbeeinflußt lassen kann. Jeder Mensch kennt irgendwelche Befindensstörungen, nach deren Ursache er vergeblich suchte. Zum Auslöser für solche Störungen können z. B. elektrische Geräte auf dem Nachttisch werden. Sie können zu Schlafstörungen, Unausgeruhtheit oder Kopfweh am folgenden Morgen führen. Die feinen und empfindlichen elektrobiologischen Funktionen des Körpers nehmen während des Schlafes (Ruhephase - Zeit der Inaktivität) in ihrer Intensität noch weiter ab und können deshalb durch äußere Störfelder umso leichter beeinträchtigt werden.
Auch sichtbare Schäden in der Natur bestätigen die Erfahrungen, die am Menschen gemacht wurden. Dr. Alois Bernatzky schreibt dazu: "Bäume, die im Strahlungsbereich eines Sender, vor einem Haus stehen, sterben durch die Wirkung der elektromagnetischen Wellen ab. Bäume, die hinter dem Haus stehen, wachsen ungestört, jedoch darüber hinauswachsende Äste sterben dort ab, wo die Schutzwirkung des Hauses aufhört. Fichten, die durch die Bestrahlung eines Senders braun wurden und zugrunde zu gehen drohten, umgab man mit einem Drahtgitter (Prinzip des Faradayschen

Käfigs). Aufgrund dieser Maßnahmen wurden die Fichten wieder gesund und grün".

Da der Elektrosmog nicht sichtbar und weder zu hören noch zu fühlen ist, fällt es schwer, seine Existenz anzuerkennen. Und doch ist er vorhanden und überall gegenwärtig. Seit die Menschen die "Segnungen" der Elektrizität nutzen, leben sie in einem immer dichter werdenden Durcheinander von elektrischen und elektromagnetischen Feldern, Strahlungen und Schwingungen.

Die schwedischen Wissenschaftler Dr. Maria Feychting und Dr. Anders Ahlbom vom Karolinska Institut in Stockholm untersuchten 500 000 Kinder, die in weniger als 300 Meter Entfernung von Überland-Stromleitungen wohnten. Im Vergleich mit Kindern in unbelasteten Wohngebieten bedeutet das, unabhängig von der Strahlendosis, ein bis zu viermal höheres Risiko an Leukämie zu erkranken. Trotz der eindeutigen Ergebnisse, die auch von der schwedischen Regierung nicht bestritten werden, halten auch in Schweden die Politiker eine durchgreifende Veränderung der Situation nicht für erforderlich. Gemessen daran, daß jährlich "nur" drei bis vier Kinder an Blutkrebs erkranken, der durch Stromleitungen verursacht wird, hält man umfangreiche Abhilfemaßnahmen für zu kostspielig. Immerhin erwägt man, zukünftig die Erstellung von Neubauten in der Nähe solcher Leitungen zu verbieten. Außerdem will man in Zukunft, ebenso wie in Rußland, Starkstromleitungen nicht mehr quer über Wohngebiete führen.

Da wir durch Elektrosmog sowieso ständig belastet werden, sollte wenigstens unser Schlafzimmer, die Zone der Ruhe, geeignet sein, den Körper zu regenerieren. Deshalb sollten Sie alle stromverbrauchenden Geräte, die nicht unbedingt benötigt werden, aus dem Schlafzimmer verbannen. Schalten Sie die Versorgungsleitung während der Nacht ab. Das ist auf einfache Weise mit einem geeigneten Netzfreischaltautomaten möglich, der überall im Handel zu bekommen ist.

Acidose statt "Sklerose"
Bypaßoperation - unnütz und teuer

Diese zusammenfassende Darstellung wurde nach den persönlichen Unterlagen des Stuttgarter Arztes Dr. med. Berthold Kern vorgenommen.

Unter einem Bypass versteht man die Einpflanzung einer künstlichen Arterien-Umleitung, nachdem ein Herzkranz-Gefäß verengt oder blockiert ist.
In amerikanischen Herzzentren hat man heute den Mut zuzugeben, daß Bypassoperationen völlig untaugliche Versuche darstellen, dem Herzinfarkt entgegenzuwirken. Geistige Grundlage dieses chirurgischen Bemühens war die "Vermutung", daß nach Verengungen oder gar Totalverschlüssen aller drei Hauptherzkranzgefäße kein Tropfen Blut mehr in den Herzmuskels gelange. Das Gewebe des Herzmuskels müsse demnach sofort absterben - so die offizielle Lehrmeinung.
Als **"Klempnerdenken"** von verstopften Installationsröhren oder Benzinleitungen muß man die Vorstellung bezeichnen, daß Verengungen, die durch Ablagerungen in den Herz-Kranz-Gefäßen (Koronar-"Sklerose") entstehen, verantwortlich für Angina pectoris (Brustenge-Gefühl und Schmerz) seien und schließlich nach völligem Gefäß-Verschluß zum Infarkt führten.

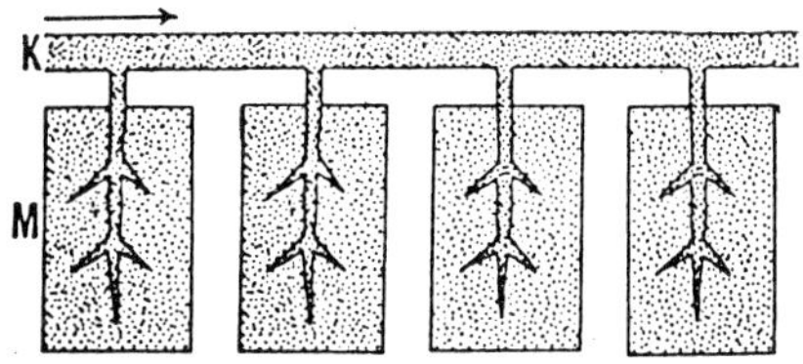

Abb. 1

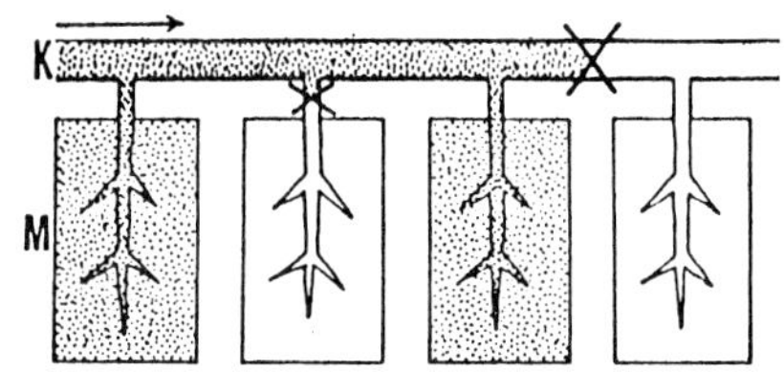

Abb. 2

Die sog. Schulmedizin geht immer noch unbelehrbar davon aus, daß alle Arterien, welche den Herzmuskel versorgen, Endarterien seien, d. h., daß sie in ihrem ganzen Verlauf vom Ursprung bis zum "Ende" nirgends mit Nachbargefäßen Kontakt hätten. Nur bei einer solchen "End"-Struktur könnte ja ein Verschluß zur Blutleere führen.
Diese irrige "End"-Theorie muß weiterhin unterstellen, daß die Muskelwand des Herzens in Kämmerchen, Areale, Compartments oder Areale unterteilt und, die untereinander blutdicht abgeschottet siehe Abb. 1 + 2

Keine Lebensverlängerung

Der Bypass, so glaubt die akademische Hochsschullehre unbeirrt, stelle nun die "Endlösung" aller Angina-Pectoris- und Infarktprobleme dar. Es wurde sogar dazu geraten, schon gesunden. Jugendliche sollten sich vorsorglich "bypassieren" lassen, dann blieben sie von derartigen Herzleiden lebenslang verschont. Außerdem gäbe es gegen starke Gefäßverengungen zahl-

reiche Mittel zur chemischen Aufspreizung, zum Entkalken, Entkrampfen, Entfetten usw. Dennoch hat sich die Häufigkeit dieses früher eher selten vorkommenden Leiden auf das Hundertfache vermehrt. Laut WHO stellen sie die größte Epidemie der Schulmedizingeschichte dar.
Von dem unnötigen chirurgischen Eingriff ist die vordere Brustwand, eine neurale Herzzone erster Ordnung (Haed, Huneke) betroffen. Wirkt man auf diese Zone mittels Neuraltherapie, Akupunktur, hautreizenden Herzsalben, Baunscheidtieren, Arzneiquaddeln, Inzisionen usw. ein, kann man die Beschwerden auch damit zeitweise lindern, obwohl diese Maßnahmen nichts an den Herzkranzgefäßen ändern. Ebenso wie bei den Scheinoperationen ist der Erfolg hier oftmals besser als bei einem echten Bypass, weil die unvermeidlich zusätzlich herzschädigenden, schmerzhaften Nachwirkungen vermieden werden.
Ein Kranker lebt mit einem Bypass keinen Tag länger als derjenige, welcher auf den riskanten Eingriff verzichtete. Weder bezüglich erneuter Infarkte, Berufsfähigkeit oder allgemeiner Belastung gewinnt er einen Vorteil. Richtig ist, daß sich der Operierte manchmal infolge der neuralen Wirksamkeit vorübergehend subjektiv wohler fühlt. Das ist unabhängig davon, ob die Op gelungen ist, oder ob der Bypass gar nicht von Blut durchströmt wird. Paradoxerweise haben solche Patienten, bei denen Scheinoperationen vorgenommen wurden, die besten objektiven und subjektiven "Erfolge". Im Rahmen einer Doppeltblindstudie wurden nur Brustkorb und Herzbeutel geöffnet und sofort wieder verschlossen, ohne, daß am Herzen oder den Herzgefäßen etwas geändert wurde. Hier haben wir es mit dem Placebo-Effekt zu tun.

Nur leicht Erkrankte werden operiert

Je schwerer die Herzkranzgefäße geschädigt sind, desto schlechtere Aussichten hat der Patient nachdem ihm ein Bypass angelegt wurde. Das heißt, je mehr laut *schulmedizinischer* Beurteilung der Eingriff notwendig wäre, desto mehr schadet er dem vorgeschädigten Herzmuskel. Die Anzahl neuer Infarkte und Todesfälle noch im Operationssaal in der Klinik sind dabei erschreckend hoch. Deshalb operiert man vorzugsweise nur die Leichtkranken, bei denen es nach medizinischer Lehre am wenigsten notwendig wäre. Im Vergleich zu den nicht mehr zu operierenden Schwerkranken wird die "Erfolgs"-Statistik weniger getrübt. Aus ihr gewinnt man gelegentlich auch den Stoff für "positive" Presse-Reporte.
Aber auch diese Patienten werden immer schroffer "aufgeklärt": "Selbst wenn Sie den Eingriff überleben, werden Sie keinen nennenswerten objektiven Nutzen davon haben, doch könnte Ihr kurzer Lebensrest subjektiv angenehmer zu Ende gehen".
So wuchsen zunächst in Amerika, wo die meisten Erfahrungen mit Bypass-Mißerfolgen vorliegen, die ersten Zweifel. Man begann mit der Überprüfung der

seit 1932 lehrüblichen Vermutung, Herzkranzgefäße seien Endarterien, die jeweils einen bestimmten Bezirk zu versorgen hätten, zwischen denen es also keinerlei Querverbindungen geben könne.

Durchblutung trotz völligem Gefäßverschluß

Während des Koreakrieges untersuchte man die dort gefallenen Soldaten bzgl. ihrer Herzkranzgefäße. Diese voll kriegstauglichen gesunden jungen Männer hatten zwar reihenweise Totalverschlüsse ihrer Herzkranzarterien, aber nie geminderte Herzleistung, Angina pectoris oder Infarkte.
Auch bei herzkranken Personen ergeben sich keinerlei Probleme durch Verschlüsse großer Blutadern. Die moderne Röntgentechnik läßt zuschauen, wie die Kontrastmittelströmung in die verschlossene Arterie einschießt, dann nach winzigkurzem Stop hinter den Verschlüssen schnell und vollständig auffüllt. Das gleiche geschieht bei jedem weiteren Verschluß oder an Engstellen. Schon wenige Sekunden später ist dieses Kontrastblut aus allen Strecken vor und hinter den Verschlossen wieder weggespült durch ebenso heftig und reichlich nachströmendes Normalblut.
In Wirklichkeit strömt in das jeweilige Gebiet des Herzmuskels nicht bloß eine verringerte Blutmenge, sondern das Gegenteil tritt ein:
Setzt man Blutfülle bei gesunden Herzen (gemessen am laufend abfließenden Blutstrom) mit 100 % an, so beträgt diese Menge 123 %. Es kommt also zu einer (sinnvollen) Überregulation in diesem Gebiet. Keine einzige Zelle war trotz Totalverschlusses zugrunde gegangen. Da erhebt sich sofort die Frage, woher kommt das Blut, das den Herzmuskel so üppig versorgt?

Ein Netz, das über Leben und Tod entscheidet

Schon Hippokrates wußte: Die Natur kennt keine End-Arterien. Er erkannte bereits 400 Jahre vor Christus die zwei Arterien-Anastomosen-Typen, die erst kürzlich wieder unterschieden wurden:

1. die "interkoronaren" die durch und für den ausreichenden Ferntransport größerer Blutmengen zum Herzen und aus dem Herzen sorgen. Sie sind also für den Transport von überall her nach überall hin ausgebildet.
2. die "homokoronaren", die für die flächendeckende, gleichmäßige Verteilung des Blutes über das gesamte Herzgewebe sorgen.

Bei Hippokrates heißt es wörtlich: Unter sich kommunizierend ergießen alle diese Adern ihre Strömung ineinander, teils durch Zusammenmünden mit sich selbst (ihren eigenen Zweigen), teils durch Äderchen, die von den (anderen) Adern dazwischen gespannt sind; und so ernähren sie das (Muskel-Fleisch) darin sie gegenseitig zusammenfließen.

Später wurde mittels feiner werdender Meßmethoden diese Netzstruktur immer wieder und ausnahmslos bestätigt. Erst seit 1932 gilt die Lehr*meinung* von den "End"-Arterien, die Grundlage der Bypass-Chirurgie wurde. Bereits seit 1958 ist diese Lehre aber widerlegt. Abb. 3 + 4

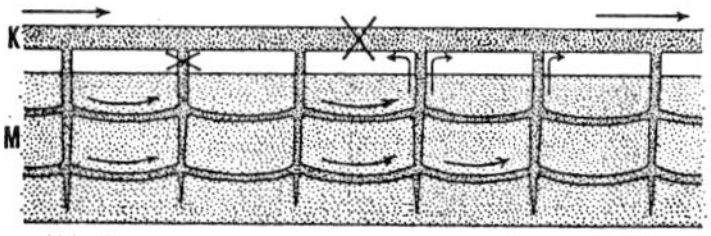

Abb. 3

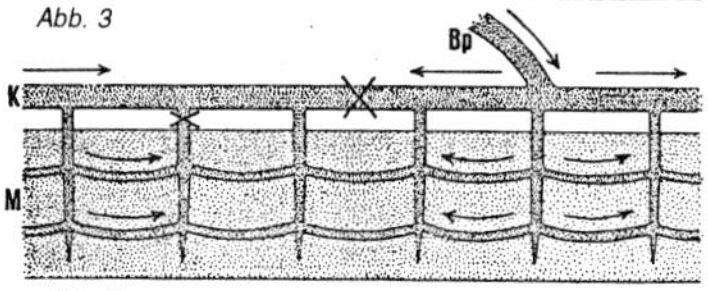

Abb. 4

Der Herzmuskel wird durch ein erstaunliches Arterien-Netz mit Blut versorgt. Als ein dichtes, dreidimensionales Geflecht aus großkalibrigen Überbrückungsgefäßen durchzieht dieses Netz den Herzmuskel, das von überall her nach überall hin Blut liefern kann. Dieses Netz im Inneren des Muskels ist mit den äußeren Arteriensträngen durch Hunderte von Speisungsanschlüssen in Abständen von wenigen Millimetern verbunden. Nirgends gibt es "End"-Arterien, wie uns die medizinischen Lehrmeinung seit Jahrzehnten unsachverständig weismacht. Überall, innerhalb wie außerhalb des Muskels, gibt es nur Netzmaschen, nichts als Netz. Außerdem sind die Gefäßstrecken des Netzes nicht starre Röhren, sondern lebendige, hochsensibel reagierende Gebilde, die sich dem jeweiligen Bedarf genauestens anpassen.

Die Natur macht ihre Bypässe selbst

Wo auch immer wegen Verengung oder Verschluß einer Herzkranzarterie sich das Blut zur Umleitung vermehrt in das Netz des Herzmuskels drängt, da erweitern sich die kleineren Gefäße als Folge dieses Druck- u. Stromzuwachses genau im Maß des Nötigen, bis auf die zehntausendfache Transportkapazität.
Dann können Arterien im Inneren des Herzmuskels sogar größer und stärker werden als die großen Zufuhr-Arterien an der äußeren Herzwand. Die Natur hat also Bypässe bereits eingebaut.
Die ausgleichenden von *der Natur* geschaffenen Umleitungen (Bypässe) bilden sich einige Hundert mal schneller, als das viele Jahre dauernde, langsame sklerotische Verengen der Arterien. Solche Verengungen und sogar Totalverschlüsse sind aber für den Menschen immer folgenlos - belanglos und können als Zufalls-Normalbefund unbeachtet bleiben. Die so aufgebauschte Adern-"Verkalkung" (Arterio-"Sklerose") stellt überhaupt keinen krankhaften, keinen behandlungsbedürftigen Zustand dar.
Spätestens seit Korea fragt sich der kritische Denker, was wohl geschehen wäre, hätte man bereits bei der Musterung der gesunden Soldaten die Totalverschlüsse entdeckt? Bypass-Installation vor dem Fronteinsatz?

Ähnlich wie beim chirurgischen Bypass verhält es sich mit den in Mode gekommenen Adern-Dehnungen (Ballon-Dilatationen), die aus den geschilderten Gründen ebenso unsinnig und überflüssig sind.

Bypass unnötig oder nicht einsetzbar

Fassen wir an dieser Stelle nochmals zusammen: Wenn hinter dem Verschluß keine Volldurchblutung herrscht, das heißt, wenn die Arterie eng und geschrumpft ist, kann man in das Gefäß den Bypass nicht mehr einfügen, obwohl er hier vielleicht nötig wäre. Aber wie und wo könnte er dann eingenäht werden?
Das gilt nicht nur für das Herz, sondern ebenso für Hals, Beine und überall, wo sonst noch Gefäßverschlüsse auftreten können.
Oder anders gesagt: Auf die Gesundheit des Kapillarnetzes kommt es an! Denn: Sind die Kapillaren gesund, lassen also viel Blut hindurchströmen, so veranlaßt dieser Strom das Heranwachsen kräftiger Umleitungs-Ersatzgefäße. Dann kann eine so überbrückte Arterienstelle verengt oder verschlossen sein, ohne, daß dies irgendwelche nachteiligen Folgen hat. Führen aber die Kapillaren keine ausreichende Menge Blut, dann kann auch in den Umleitungsgefäßen nicht genug strömen. Das heißt: Wenn die Kapillaren nur noch 10 % der erforderlichen Blutmenge durchlassen, dann fließt auch in den Arterien nur noch 10 % Blut. Damit unterbleibt die Anregung zum Heranwachsen ausreichender Ersatzgefäße, die Gewebe werden durch Blutmangel krank oder gehen zugrunde.

Der Patient ist heute kritischer

Es wird berichtet, (Heider u. a.), daß der Patient sein Koronarogramm (Röntgenbild der Kranzgefäße) verlangt, was sein gutes Recht ist.

Stuttgart-Studie:

Kontrollierte Langzeit-Prospektiv-Studie

zur Jnfarktverhütung durch Linksmyokard-Euthetisierung

an 15 000 älteren Kranken mit Stenokardien usw.
1947-1967 = 21 Jahre = 55 000 Patientenjahre

Jn 55 000 Patientenjahren:	Jnfarkte insgesamt	davon tödlich
Bundesgebiet 1947 - 1967	ca. 530	ca. 130
Stuttgart-Studie	ca. 20	keiner

1.) Sieht er dabei hinter dem Verschluß eine Blut*fülle*, statt der behaupteten Blut*leere*, mit der ihm die Operation begründet wurde, so verlangt er Aufschluß darüber, woher denn das Blut stamme. Unbefriedigend erscheinen ihm dann Antworten wie: "Blutfülle? Wo denn? Ach, da hinten! Na, die wird schon von irgendwo herkommen, egal, aber die Operation sollte trotzdem sein, so ist es bei uns allgemein anerkannt!"
Der Kranke fragt dann weiter: "Wieso egal woher? Nur auf die volle Durchblutung kommt es doch an - das Blut kommt doch wohl gerade daher, wohin der Bypass führen soll, und was kann er dann noch nützen?" Solche

Ungereimtheiten der akademischen Lehrmedizin fallen natürlich besonders Patienten aus naturwissenschaftlich gebildeten Berufsgruppen auf.

2.) Der Kranke verlangt, zumindest probeweise die klassische Therapie von Edens mit oralem Strophanthin (als Kapseln eingenommen). Damit werden Angina pectoris beseitigt und Infarkte zuverlässig verhindert. Das ist seit mehr als 60 Jahren in Theorie und Praxis bestätigt.

Herz und Hirninfarkte sind Stoffwechselstörungen

Wie aus den vorangegangenen Ausführungen hervorgeht, ist es also nicht der durch Ablagerungen (Arteriosklerose) in den Herzkranzarterien gedrosselte Blutstrom, der Angina pectoris, Infarkte oder Hirnschläge hervorruft. Infarkte treten oft fleckenhaft, d. h. wie Inseln inmitten des sonst voll durchbluteten Gewebes auf. An diesen Stellen gehen Muskelzellen, bzw. Hirnzellen zugrunde, was bei größeren Infarkten zum Tode führt.
Bei Belastung verschlechtert sich die Sauerstoffverwertung oft dramatisch, manchmal bis weit unter das in der Ruhe erforderliche Maß, während sie sich beim gesunden Herzmuskel erhöhen würde. Das heißt, der kranke Herzmuskel bekommt nicht weniger, sondern mehr Sauerstoff, als er tatsächlich nutzen kann.
Es muß sich also um eine örtlich angesiedelte Entgleisung des Stoffwechsels handeln. Diese besteht in einer starken Übersäuerung (Acidose) des Gewebes, welches damit seine Funktionstüchtigkeit zunehmend einbüßt. In stark sauren Schadensbezirken der Organe, vor allem am Gehirn und Herzen, verringert sich der Durchfluß des Blutes, was im Falle des Herzens den Angina-pectoris-Schmerz verursacht und wenn er ganz zum Stillstand kommt, den Infarkt.

Übersäuerung (Acidose) ist aber nicht nur ein örtliches Geschehen. Vielmehr findet sie bei den meisten Menschen, in Kindesalter beginnend, im gesamten Stoffwechsel statt. Der Körper ist peinlich darauf bedacht, das Blut stets säurefrei zu halten. Nimmt sein Säurewert aber plötzlich insgesamt oder an einem Ort, inmitten besonders saurer Gewebebezirke, etwa im Herzen zu, so kommt es zur Katastrophe. Es entsteht eine Säure-Attacke, die den Blutstrom ***plötzlich*** an dieser Stelle zum Stillstand bringt. Im Blut befinden sich neben anderen Bestandteilen, auch die roten Blutkörperchen (Erythrozyten).

Rote Blutkörperchen

Wenn Erythrozyten frei entspannt in Flüssigkeit schwimmen, sind sie scheibenförmig rund mit etwa 7,5 Mikron Durchmesser. Diese Blutkörperchen müssen nun durch feinste Gefäße, die Kapillaren, strömen, die lediglich 3,5 bis 4 Mikron Durchmesser haben. Dank ihrer Struktur, die in der Natur einzigartig ist, können sie das mühelos. Sie bestehen ohne alle feste Substanz aus hauchdünner Hülle mit dünnflüssigem Inhalt.

Damit sind sie so leicht verformbar, daß sie sogar durch Engpässe von nur 2 Mikron störungsfrei hindurchfließen. In den Blutkapillaren nehmen sie hierzu Hütchen- oder Geschoßform an (Abb. 6) und bieten so dem Blutstrom weniger Widerstand. Über diese enorme Fließfähigkeit verfügen sie nur in nichtsauren Milieu, also im Blut mit dessen normalen pH-Wert von etwa 7,4. Schon bei geringer Säuerung büßen sie stark an Verformbarkeit ein. Nimmt die Säuerung nur noch ein wenig mehr zu, werden sie völlig starr. Damit erleidet die Versorgung mit Blut in den jeweils betroffenen Bezirken am Herzen oder Gehirn eine Totalblockade.

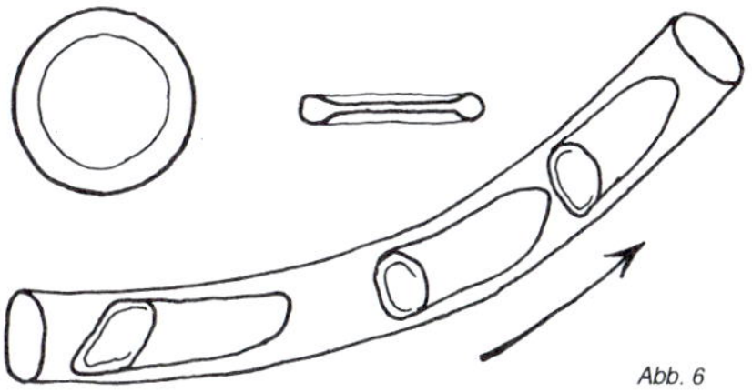

Abb. 6

Zusammenfassend kann gesagt werden, daß die ganze Lehre der Schulmedizin von den verengten, "verkalkten" oder verschlossenen Arterien als Ursache für Angina pectoris und Herzinfarkte seit Generationen in Theorie und Praxis widerlegt ist. Der Kranke leidet keineswegs an Veränderungen der Herzkranzgefäße, sondern an einer stoffwechselbedingten Übersäuerung (Acidose) des Organes selbst.

Deshalb bedürfen nicht die Arterien der Hilfe, sondern alle ärztlichen Anstrengungen haben nur unmittelbar dem Organ zu dienen, nicht seinen Blutzuführungsbahnen.

Beim Bypass wie bei den Adern-Dehnungen handelt es sich stets nur um die vorübergehende Beseitigungen von *Symptomen*, während die *Ursache* unbehandelt bleibt. Deshalb kann es jederzeit bei den so behandelten Kranken zu neuen Beschwerden und weiteren Infarkten kommen.

Es ist also nicht eine "Sklerose" (Verkalkung, Verstopfung) der Arterien zu beseitigen, sondern eine *Acidose* des Organes zu beheben.

Die Therapie

Die Therapie muß also zunächst durch Abwendung oder Rückbildung der örtlichen Gewebsübersäuerung erfolgen.

1928 entdeckte Prof. Dr. med. Ernst Eders, damals Herzpapst der deutschen Hochschulmedizin, durch einen glücklichen Zufall, daß Strophanthin Angina pectoris beseitigt und Infarkte verhütet.

Es ist das einzige Mittel, das zuverlässig auf das Herz stoffwechselregulierend und entsäuernd wirkt.

Heute wird die Einnahme eines durch den Mund zugeführten Strophanthin-Präparates (meistens 3 x tägl. 3 Kapseln) verordnet. Diese Darreichungsform ist im Gegensatz zur intravenösen Einspritzung absolut unschädlich, unblutig und ungefährlich, so ungiftig wie z. B. Rhizinus oder Kamillentee. Eine Überdosierung ist unmöglich. Außerdem wird orales Strophanthin auch zu 100 % vom Körper aufgenommen. Jedes anderslautende Gerede in den Reihen der Schulmediziner entbehrt jeder wissenschaftlichen Grundlage. Die folgende Studie zeigt eindeutig, daß es in 55 000 Patientenjahren unter der Entsäuerung durch orales Strophanthin zu keinem einzigen Herzinfarkttoten kam. (Abb. 6) Es wird auch von allen Krankenkassen vergütet. Die allgemeine Übersäuerung des Körpers ist hierzulande nicht die Ausnahme, sondern geradezu die Regel. Sie ist eine wesentliche Ursache aller Abbau- und Alterungserscheinungen. Das leuchtet ein, wenn man bedenkt, daß sämtliche Stoffwechselvorgänge (enzymatischen Vorgänge) nur im leicht alkalischen oder zumindest säurefreien Milieu fehlerfrei ablaufen können. Für das Überleben des heutigen Kulturmenschen ist die Pflege des Säuren-Basen-Gleichgewichtes nicht nur allgemein gesundheitserhaltend, sondern geradezu lebenswichtig.

Obwohl die Entsäuerung des Menschen verhältnismäßig einfach durchführbar ist, würde eine genaue Beschreibung den Rahmen dieses Aufsatzes sprengen. Zu diesem Thema gibt es weiterführende, allgemeinverständliche Literatur*.

Anmerkungen des Arbeitskreises

Kaum zu glauben aber trotzdem wahr

Dr. Kern, der sich heute im Ruhestand befindet, erzählte von kleinen Begebenheiten aus der Praxis:
Als sich einer seiner Patienten im Krankenhaus befand, rief ihn eine junge Klinik-Ärztin an. Allein das muß man schon als ungewöhnlicher Vorgang bezeichnen, denn der Nichtkliniker gilt als so tief unter dem Niveau des Krankenhausarztes stehend, daß er laut ärztlichem Standesrecht nicht derartige Gespräche führen darf. Entweder wußte die junge, sehr nette Ärztin nichts von diesem Verbot oder war sie mutig genug, vor allem das Interesse ihres Patienten im Auge zu haben.
Sie berichtete Dr. Kern, sein Patient sei wegen eines Verschlusses der Beinarterie in der Klinik und man wolle deshalb einen Bypass anlegen.
Dr. Kern stellte daraufhin eine kleine "unschuldige" Frage: "Wie sieht denn das Röntgenbild aus? Ist hinter dem Verschluß wieder alles normal mit Blut gefüllt?"
Nun kam die verblüffende Antwort bzw. eine energische Zurechtweisung des scheinbar unwissenden Kollegen "Aber selbstverständlich! sonst ließe sich der Bypass doch überhaupt nicht anlegen ...."

---

* "Durch Entsäuerung zu seelischer und körperlicher Gesundheit" (siehe Bezugsquellenverzeichnis im Anhang).

Wie aus dem Artikel *"Acidose statt Sklerose"* hervor geht, ist eine Überbrückung ärztlich unnötig, wenn die Fortsetzungsstrecke prall gefüllt ist. Ist die Arterie aber bereits geschrumpft, dann ist das Einfügen der künstlichen Ader *technisch* unmöglich und wegen des Risikos dem Patienten auch gar nicht zuzumuten.

Raucherbein

Ein anderer Patient Dr. Kerns hatte früher durch Unfall schwere Verletzungen am linken Bein erlitten: Knochenbrüche, Muskelzerreißungen, Gefäßverletzungen usw.. Wie das in solchen Fällen häufig vorkommt, entwikkelten sich im Laufe der Jahre immer stärkere Durchblutungsstörungen durch Schäden an den kleinen Gefäßen (Kapillaropathien). Bei einem späteren Krankenhausaufenthalt lautete die zielsichere, ja sogar vorwurfsvolle Diagnose durch den Klinikchef: ***Raucherbein!!*** ...
Wie es sich für den Umgang mit autoritären Ärzten gehört, hüllte sich der Patient in diplomatisches Schweigen.
Zu Dr. Kern sagte er später amüsiert: Ich war noch niemals Raucher Aber auch sonst ist das doch Quatsch. Wieso sollte ich gerade links rauchen. Das unqualifizierte Denken eines Laien?

Warum hört man nicht auf das subjektive Empfinden der Patienten?

Dr. Kern sagte, er habe deshalb viele Erkenntnisse gewonnen und Entdekkungen machen können, weil er die subjektiven Beobachtungen des Patienten einfach ernst genommen habe.
Das folgende Beispiel zeigt einmal mehr diese Notwendigkeit: Einer der Herzpatienten Dr. Kerns ging wegen seiner Magenbeschwerden in ein Krankenhaus. Bei der Aufnahme wurde er gefragt, welche Arzneien er einnähme. Er gab das von Dr. Kern verordnete Strophanthin-Präparat an. Mit der Bemerkung, dies sei doch Quatsch und man habe etwas viel Besseres, wurde ihm das Mittel abgenommen und im Stationsschrank eingeschlossen. Das angeblich Bessere war *Digitalis.* Zunächst ging es dem Patienten unter Digitalis noch gut. Die nachteiligen Wirkungen treten erfahrungsgemäß immer erst nach einigen Tagen der Einnahme auf. Der Patient beklagte sich, daß er nun wieder Herzschmerzen habe und sich gar nicht wohl fühle. Auch das wurde wieder als Unsinn bezeichnet, weil schließlich Digitalis das Beste sei.
Der Mann fügte sich tapfer noch einige Tage, wobei es ihm immer schlechter ging.
Mit der Bemerkung "Mit den Leuten hier kann man nicht reden" ließ er sich von seiner Frau die bewährten Strophanthin-Kapseln einschmuggeln und nahm sie heimlich. Nach kurzer Zeit war das Herz wieder "aufgeblüht". Und was sagte der Klinikarzt als er bei der Abschlußuntersuchung den

guten Herzzustand bemerkte? "Na sehen sie mal wie gut es war, daß sie nun doch unser Digitalis genommen haben".

Wie kam Dr. Kern auf die Idee gegen das Klempnerdenken zufelde zu ziehen?

Es war der Arzt und Anatom Professor Richard Thoma, der von 1847 bis 1923 lebte. Wenn ihm selbst ein Verdienst zukäme, so berichtet Dr. Kern über sich selbst, dann bestehe es darin, herausgefunden zu haben, daß es diesen Thoma einmal gab, was er geschrieben hat und wo es erschienen ist. Nachdem Dr. Kern in alter Literatur zufällig einmal auf diesen Namen gestoßen war, blieb er zielsicher auf dessen Spur. Nun war während des Krieges die Landesbibliothek in Stuttgart zwar ausgebombt worden, doch die ältere, nicht mehr verlangte Literatur vorsorglich bereits ausgelagert. Sie befanden sich in den Verliesen verschiedener Ritterburgen des Landes. Dennoch gelang es ihm, die bereits angeschimmelten und modrig riechenden Bände zu bekommen.
Die Forschungsergebnisse des Prof. Thoma wurden bereits zu dessen Lebzeiten nicht begriffen, weil der Schulbetrieb schon damals allzusehr auf das *Klempnerdenken* eingeengt und festgelegt war. Und deshalb wurde er bald vergessen.
Für Dr. Kern waren die Texte Offenbarungen. Seinem unermüdlichen weiteren Forschen verdanken wir wichtigste Arbeiten auf dem Gebieten Angina pectoris, Herztherapie, Acidose, Sklerose, Schlaganfälle usw..
In einem von der Universitätsmedizin beherrschten Gesundheitswesen gehört viel geistige Unabhängigkeit, Mut und Durchhaltevermögen dazu, derart *ketzerische* Lehren als zutreffend zu erkennen, aus eigener Erprobung zu bestätigen und dann zu verbreiten. Deshalb gehört Dr. Kern heute zu den am leidenschaftlichsten bekämpften Ärzten dieses Jahrhunderts; - wohlgemerkt: seine Person, nicht seine "neue" Wissenschaft, die nie widerlegt werden konnte, sondern sich immer mehr als richtig und hilfreich erweist.

Blutübertragungen

Gefahren und Auswege

Im Zusammenhang mit dem Thema Fremdblutübertragung sind heute viele Menschen unsicher und ängstlich. Es scheint ganz natürlich, daß z. B. der Nichtraucher große Abneigung empfindet, wenn er sich vorstellt, er könnte das Blut eines Rauchers bekommen, das mit entsprechenden Giften und Gegengiften angereichert ist. Ausgerechnet ein kranker, frisch operierter und geschwächter Körper muß nun zusätzlich Kraft aufwenden, um den Abbau dieser Gifte zu betreiben.
Noch größer sind die Vorbehalte des überzeugten Vegetariers, dessen Bestreben besonders die Reinhaltung seines Körpers ist. Mancher fragte sich, ob nicht auch charakterliche Merkmale des Spenders übernommen werden können.
Waren es früher nur die Stimmen dieser immer noch kleinen Gruppen, die entsprechend leicht zu überhören waren, so schreckt heute die AIDS-Problematik so manchen "Gesundheitsmuffel" aus seinen Träumen. Der jahrelange sorglose Umgang mit AIDS-infizierten Blutkonserven zeigt, wie wenig oftmals über die Interessen des Kranken und über die Gesetze der Natur nachgedacht wird.
Ist der Mensch nicht willig, die Gesetze der Natur zu achten, so benutzt sie Gewalt.

Das ist nur die Spitze eines Eisberges

Am Fuße des "Gebirges", um bei diesem Bild zu bleiben, findet man eine breite Palette von Krankheiten, die durch Blut übertragen werden können.
Die Wahrscheinlichkeit sich bei der Transfusion eine Infektionskrankheit zuzuziehen, liegt bei 1 : 10. D. h. jeder zehnte Fremdblutempfänger ist erheblichen gesundheitlichen, meist vermeidbaren Gefahren ausgesetzt.
Selbst eine so sorgfältig behütete und betreute Person wie der Papst bekam die Folgen einer solchen Übertragung schmerzlich zu spüren. Nachdem er von seiner Schußverletzung genesen war, mußte er erneut 2 Wochen im Krankenhaus verbringen, weil er sich aufgrund der erforderlichen Blutübertragung eine Zytomegalie-Infektion zugezogen hatte.
Nicht selten verläuft diese Krankheit gerade bei älteren, geschwächten Menschen tödlich. In den USA beobachtete man bei 5 % derjenigen Menschen, die Fremdblut erhielten, infektiöse Leberentzündungen. An Leberentzündungen, welche auf diese Weise erworben werden, sterben heute mehr Transfusionsempfänger als an AIDS.
In den Laboratorien findet man immer mehr Arten von Viren, die Leberentzündung hervorrufen können. Die Hälfte der Erkrankten bleibt lebenslang infiziert und jeder fünfte muß mit Leberschrumpfung oder Leberkrebs rechen. Kaum

jemand denkt daran, daß sein Leberkrebs, der erst Jahren später entdeckt wird, mit der früheren Bluttransfusion in Verbindung stehen könnte.
Eine weitere, gemeinhin unterschätzte Gefahr liegt in der Übertragung verschiedener Pilzarten. Bisher sind etwa 2000 Stämme bekannt. Es gibt heute praktisch kaum einen Menschen, dessen Körper frei von diesen schädigenden Parasiten ist. Für weitere Ausführungen über die verheerenden Wirkungen, die Pilze in Blut, Organen, Geweben usw. anrichten, ist hier nicht der Platz. Der Hinweis darauf, daß es kaum eine Krankheit gibt, an der nicht Pilze zumindest mitbeteiligt sind, mag das Risiko ihrer Übertragung deutlich machen*.
Geänderte Reisegewohnheiten und die Durchmischung der Völker verschiedener Kontinente, führt zur Verbreitung bisher nicht gekannter, fremdländischer Erkrankungen. Aber auch an jene Leiden ist zu denken, die bisher nicht als ansteckend galten, wie die Alzheimersche Krankheit, Leukämie (Blutkrebs) und Lymphome.
Blutbanken müssen heute einräumen, daß sie außerstande sind, das Blut auf sämtliche "Risiko-Faktoren" zu untersuchen. Wäre eine solche Prüfung möglich, dann könnte Blut eigentlich frei von gefährlichen Erregern sein, gäbe es da nicht noch das sog. diagnostische Loch. Darunter ist die Zeit zu verstehen, die zwischen der Ansteckung mit einer Krankheit liegt und dem Zeitpunkt, zu dem Abwehrstoffe im Blut auftreten, also ein Zeitraum der Scheingesundheit. Es sind aber gerade diese Abwehrstoffe, die anzeigen, ob Spenderblut nach medizinischen Gesichtspunkten unbedenklich ist. Dieser Zeitraum, in dem das Blut bereits infiziert ist, aber eine Untersuchung das nicht anzeigt, kann etwa 8 Wochen oder in manchen Fällen sogar mehrere Jahre betragen. Es ist nicht auszuschließen, daß die Krankheit beim Spender selbst niemals zum Ausbruch kommt, während der Blutempfänger daran sterben kann.
Eine weithin unbekannte Gefahr soll die folgende Begebenheit verdeutlichen: Ein 12jähriges Mädchen war Patientin eines Heilpraktikers, der sie regelmäßig untersuchte. Eines Tages kam sie erneut zu ihm, weil sie sich sehr krank fühlte und der Arzt keinerlei Befund erheben konnte. Die erneute gründliche Untersuchung durch den Heilpraktiker zeigte zum Entsetzen der Eltern eine Syphilis (Geschlechtskrankheit) bei diesem noch unberührten Mädchen. Daraufhin bestätigte nun auch ihr Arzt bei der Nachuntersuchung den Befund, und das Kind konnte geheilt werden.

Was war geschehen? Wegen eines kleinen Eingriffs, also trotz verhältnismäßig geringem Blutverlust, hatte das Kind Fremdblut erhalten. Da Blut stets auf Geschlechtskrankheiten untersucht wird, litt der Spender wahrscheinlich selbst nicht an dieser Krankheit. Aber einer seiner Vorfahren muß geschlechtskrank gewesen sein und ebenso ein Urahne des Mädchens. Krank-

---

* siehe Artikel Zähne ... , sowie Band 2 (in Vorbereitung)

heitsinformationen bleiben lange im Erbgut erhalten. Treffen die Krankheitsfaktoren von Spender und Empfänger zusammen, kann es nun zum Ausbruch der Erkrankung kommen. Dabei ist es nicht notwendig, daß die Erreger selbst übertragen werden. Das wird dann verständlich, wenn man bedenkt, daß auch ein homöopathisches Mittel, in welchem kein einziges Molekül der eigentlichen Substanz mehr enthalten ist, eine solche Kraft entwickelt, daß man damit u. U. Leben vernichten oder das menschliche Bewußtsein mittels Hochpotenzen schwer schädigen kann. Bereits mit Hilfe der übertragenen Schwingungsfrequenz ließe sich ein Baby abtreiben*. In der Miasmen-Lehre** spielen gerade diese Übertragungsmöglichkeiten eine entscheidende Rolle.

In weniger ausgeprägten Fällen folgt "nur" ein ständiges Kränkeln, dessen Ursache für immer im Dunkeln bleibt.

Syphilis und andere Geschlechtskrankheiten spielen heutzutage keine allzu große Rolle mehr. Aber noch in den beiden Weltkriegen bereiteten sie der obersten Heeresleitung große Sorgen. Ganze Regimenter fielen zeitweise sowohl in Deutschland, als auch beim Gegner wegen dieser Infektionen aus. Das mag eine Vorstellung davon vermitteln, wieviele Menschen derartige Krankheitsfaktoren in sich tragen.

Krankheitsmuster

Unter Krankheitsmustern versteht man in der ayur-vedischen Medizin eine Störung der Intelligenzstruktur in den Zellen, die für manche Krankheiten verantwortlich sind. Diese Veränderungen in den Zellen sind oft die Ursache dafür, daß einige Krankheiten sich weitgehend dem Erfolg aller Behandlungsmethoden entziehen. Man muß wohl davon ausgehen, daß bei der Übertragung von Blutzellen auch deren gestörte Intelligenzmuster mit in den anderen Körper eintreten. Nun verfügen aber die in der Überzahl vorhandenen Zellen des Empfängerkörpers ihrerseits über ordnende Muster. Deshalb kann man annehmen, daß nach einiger Zeit die erneuernden Kräfte des Bewußtseins in einem einigermaßen gesunden Körper ausreichen werden, um die eingebrachten Fehler auszugleichen.

Verträglichkeit

Durch die sog. Kreuzprobe wird vor allem sichergestellt, daß Spender und Empfänger bezüglich Blutgruppe und Rhesusfaktor übereinstimmen. Körperzellen, also auch Blutzellen, enthalten aber etwa 400 weitere Faktoren, die keinesfalls allesamt untersucht werden können. Tatsächlich entspricht die Vollblut-Transfusion einer Organtransplantation, weil Blut immer auch die

* Das Rezept ist bei uns nicht erhältlich

** Anmerkungen zu den Miasmen oder chronischen Krankheiten im Sinne Hahnemanns von Dr. Proceso Sanchez Ortega, Haug Verlag Heidelberg

fremden Zellen enthält. Gewisse Unverträglichkeiten sind also gar nicht zu vermeiden. Jeder Körper verfügt über seine eigenen, ganz speziellen Eiweiß-Bausteine, die ihn charakterisieren, so daß mit Sicherheit diejenigen verschiedener Menschen nicht alle zueinander passen können.
So zeigte es sich, daß Transfusionen unter Umständen eher zum Tod führen, als die Blutarmut, welche behandelt werden sollte.
Fremdblut kann das Immunsystem, das eine sehr intelligente Einrichtung ist, regelrecht verwirren und damit schwächen. Da eine solche Schwächung etwa ein Jahr lang anhält, sind diese Menschen höchst gefährdet, wenn es darum geht, sich vor einer Krankenhausinfektion, etwa einer Lungenentzündung, zu schützen. Vor allem bei Krebsoperierten fällt die Schwächung besonders auf. Die Langzeitüberlebensrate nach Krebsoperationen verringerte sich bei denjenigen, die Blut erhielten, gegenüber solchen Fällen, wo die Ärzte dies ausdrücklich vermieden. In 23 % der Fälle, in denen bei großen Hüftgelenkoperationen Blut übertragen wurde, traten Infektionen auf. Ohne Transfusion kam das praktisch nie vor.
Dr. Charles Huggins, Leiter eines Transfusionsdienstes (Massachusetts) sagte: "Blut ist die gefährlichste Substanz, die wir in der Medizin verwenden".

Veränderung der Persönlichkeit

Ein Nobelpreisträger für Medizin wurde gefragt, weshalb er eine Bluttransfusion abgelehnt habe. Er sagte: "Das Blut eines Menschen ist mit seinen Fingerabdrücken zu vergleichen - es gibt kein Blut, das einem anderem genau gleicht".
Blut enthält, wie jede Körperflüssigkeit und Zelle, sämtliche Informationen über dieses Lebewesen, also nicht nur das Materielle, sondern auch etwas Geistiges, Intelligentes. Die Diskussionen der letzten Jahre brachten es an den Tag, daß aus Blut der sog. genetische Fingerabdruck zu gewinnen ist. Man erwägt, ob anhand einer solchen Untersuchung Erkenntnisse über den Charakter einer vor Gericht angeklagten Person gewonnen werden dürfen.
Die oft geäußerte Vermutung liegt nahe, daß auch charakterliche Merkmale bei einer Transfusion übernommen werden können.
Auch hier sei nochmals auf die Erkenntnisse der Miasmen-Lehre und Homöopathie bez. der Übertragung von Frequenzmustern hingewiesen. Wo eine Veränderung der Persönlichkeit nach Operationen beobachtet wurde, wird das nur von wenigen Naturärzten mit dem Einfluß des verabreichten Fremdblutes in Verbindung gebracht. Ob diese Wirkungen längere Zeit anhalten, ist nicht bekannt.
Es gibt kaum eine Möglichkeit festzustellen, ob irgendeine spätere Erkrankung mit der Übertragung von Fremdblut oder dessen Bestandteilen im Zusammenhang steht.

Mit dieser Darstellung wären wir nun am Boden des Eisberges angelangt, dessen Umfang kaum erforschbar scheint. Blutübertragungen bleiben ein Lotteriespiel.
Es mag Situationen geben, etwa einen schweren Unfall, in denen man nicht umhin kommt, das Spiel zu machen. Wir werden in einem späteren Kapitel sehen, daß es fast immer auch andere Möglichkeiten gibt.

Blutindustrie

Der weltweite Handel mit Blut ist ein einträgliches Geschäft. Der Gewinn wird noch dadurch verbessert, daß das Blut zerlegt und in seinen Einzelbestandteilen vermarktet wird. Es ist nicht immer medizinisch notwendig, daß ein Kranker Vollblut erhält. Manchmal werden nur rote Blutzellen, weiße Blutzellen, Blutplättchen oder Blutplasma gebraucht.

Die automatische Transfusion

Die durchschnittliche Menge an Hämoglobin (roter Blutfarbstoff), dem Sauerstoffträger des Blutes, liegt beim gesunden, aktiven Menschen bei 14g pro Deziliter (dl).
Dr. John S. Lundy setzte anno 1941 fest, wann eine Transfusion vorzunehmen sei. Seitdem kommt, sobald der Hämoglobinwert auf 10g pro dl Blut sinkt, automatisch die Transfusion zum Einsatz. Das ist der offizielle Maßstab, nach dem sich ärztliches Handeln zu richten hat.
Seit etwa 30 Jahren wird dieser Wert angefochten, da es bis heute keinen klinischen Beweis für die Richtigkeit einer solchen Forderung gibt. Im Gegenteil! Die Praxis zeigte, daß die Sauerstoffreserven so groß sind, daß bei einem Hämoglobingehalt des Blutes von 7g/dl, selbst bei sportlicher Betätigung kaum Leistungsminderungen auftreten. Ein Arzt berichtete von einer Patientin, die mit 6g/dl immer noch munter zum Schwimmen ging. In Pediatric Clinecs of Naarh America, 2/86 stand zu lesen, daß viele Kleinkinder mit bemerkenswert niedrigen Hämoglobinwerten auskommen, ohne daß irgendwelche Schwierigkeiten zu beobachten sind.
Einige Stimmen meinen, der Hämoglobinwert habe gar nichts mit der Überlebensrate eines Betroffenen zu tun.
Es wurden sogar Operationen erfolgreich durchgeführt, obwohl der Blutfarbstoff manchmal bis auf 1,8g/dl sank.
Durch Beatmung mit Sauerstoff in hoher Konzentration und der Gabe großer Mengen Gelatinelösung (Haemaccel) sind auch kritische Situationen zu meistern. Auch bei anderem akuten Blutverlust (Unfälle) ist der Einsatz hilfreich. Eisenpräparate können direkt in die Vene gespritzt werden. Sie regen den Körper dazu an, das Drei- bis Vierfache an roten Blutkörperchen zu bilden.

Auch ohne fremdes Blut kann operiert werden

"Die Tatsache, daß größere Operationen ohne Bluttransfusion sicher durchgeführt werden können, ist in den letzten 25 Jahren hinreichend dokumentiert worden." (Zeitschrift The American Surgeon)
Von den Zeugen Jehovas war zu erfahren, daß es in Ecuador einen prominenten und einflußreichen Chirurgen gibt, der mehr als 2 500 große Operationen ohne Blut vorgenommen hat. In den USA sollen sich 10 000 Ärzte bereit erklärt haben, ohne Bluttransfusion zu operieren.
Sowohl Operationen am offenen Herzen und Herztransplantationen, als auch Eingriffe am Gehirn wurden bei kleinen Kindern (z. T. bei nur 4,7 kg Körpergewicht) und Erwachsenen erfolgreich mit blutlosen Techniken durchgeführt.
Unter Leitung von Prof. Dr. V. Schlosser (Universitätsklinik Freiburg) nahm man zahlreiche Operationen am offenen Herzen vor, so z. B. Bypassoperationen, bei welchen auf Wunsch der Patienten auf den Einsatz von Blutübertragungen völlig verzichtet wurde. Anläßlich einer Operation an der großen Körperschlagader (Aortenklappenersatz), so berichteten Ärzte dieser Klinik, sank in einem Fall der Hämoglobinwert auf 4,5 %. Auch dieser Patient überlebte ohne Blutübertragung.
An der Universitätsklinik Ulm ist es vor allem der Anästhesist Prof. Dr. Peter Geiger, der mit blutsparenden Methoden arbeitet. Als besonders blutig gilt der Ersatz eines Hüftgelenks. Obwohl ein geringer Zeitverlust für die Operateure nicht zu vermeiden ist, können auch diese Eingriffe in Ulm ohne Blutübertragung durchgeführt werden. Früher benötigte man an dieser Klinik 1000 Konserven pro Jahr, während man jetzt mit etwa 100 auskommt.

Wie wird dabei gearbeitet?

Einige Wochen vor dem Operationstermin wird dem Patienten eine Eigenblutspende abgenommen und für ihn aufbewahrt. Eine andere Möglichkeit wären 2 Spenden von jeweils 1/2 l kurz vor der Operation. Anschließend ersetzt man den Blutverlust durch eine plasmaähnliche Flüssigkeit. Infolge dieser Verdünnung kommt es zu einer gewissen Blutarmut. Auf diese Art ist der Verlust an sauerstofftragenden roten Blutkörperchen geringer als ohne die vorherige Verdünnung.
Nun gilt es, so schonend wie möglich zu operieren, damit Blutverluste so gering wie möglich gehalten werden. Der Einsatz des Elektrokauter hat sich dabei bestens bewährt. In jedem Fall ist der Patient an eine "Blutwaschmaschine" angeschlossen. Während des Eingriffs wird möglichst jeder Tropfen Blut aufgefangen, in der Maschine gereinigt, mit steriler Kochsalzlösung verdünnt und dem Patienten zurückgegeben. Selbst Nachblutungen können noch aufgefangen und gereinigt werden. Erst dann, wenn keine größeren Nachblutungen mehr zu erwarten sind, wird dem Patienten

die aufbewahrte Spende und das während der Operation abgesaugte, gereinigte Blut zurückgegeben.

Während der Operation wird weniger Sauerstoff benötigt

Die meisten Narkosemittel verringern den Sauerstoffverbrauch des Körpers. Außerdem weiß sich der Körper durch ein Selbsthilfeprogramm weitgehend vor Sauerstoffmangel zu schützen. Nachdem die Flüssigkeitsmenge durch die erwähnten Ersatzmittel ergänzt wurde, verbessert sich die Fließfähigkeit des nun verdünnten Blutes. Es fließt leichter durch die Adern und erreicht mühelos auch die während der Ruhe entspannten kleinsten Gefäßverästelungen. Zusätzlich pumpt das Herz bei jedem Schlag mehr Blutflüssigkeit in den Körper. Wenn noch die Hälfte der roten Blutkörperchen vorhanden ist, liegt die Sauerstoffversorgung immer noch bei 75 % des Normalwertes. In entspanntem Zustand benötigt ein Mensch aber nur etwa 25 % des Sauerstoffs, der im Blut normalerweise zur Verfügung steht.
Eine weitere Hilfe wäre es, Blutdruck und Körpertemperatur zu verringern. Letzteres ist ebenfalls geeignet, den Sauerstoffverbrauch niedrig zu halten.

Sauerstoff

Bei Unfällen, wo Fremdblut vielleicht einmal der einzige Ausweg sein könnte, wäre die Anreicherung des Blutes mit Ozon-Sauerstoff möglich.
Konserviertes Blut ist sehr lange dem Körper entfremdet. Es muß teilweise mit Chemikalien haltbar gemacht und gekühlt werden. Das Blut hat sowohl seine Lebendigkeit als auch wertvollen Sauerstoff verloren. Der Empfängerkörper benötigt etwa 4 Stunden, um dieses alte, chemisch veränderte Blut mit dem neuen Körper zu versöhnen, so daß es seine Arbeit aufnehmen kann. Würde man es aber von vornherein mit Sauerstoff füttern, könnte das Blut schneller seine Aufgaben übernehmen.
Dabei würden gleichzeitig Krankheitserreger weitgehend unschädlich gemacht. Bei dieser Methode handelt es sich allerdings um ein Verfahren* aus der alternativen Medizin, der die offizielle Medizin immer 25 - 50 Jahre hinterherzuhinken pflegt.

---

* Die Methode der Oxyvenierung (O_2 - Gabe in die Vene) wurde früher von Dr. Regelsberger praktiziert. Während der vorbereitenden Forschungsarbeiten machte man unter anderem auch einen Versuch an einem Patienten, der am Vorabend verstorben war. Der Tod war ärztlicherseits sicher festgestellt worden. Es wurde sorgfältig eine Vene freigelegt, in welche man nun langsam Sauerstoffgas einlaufen ließ. Nun geschah etwas Unglaubliches! Nachdem die Oxyvenierung etwa 30 Minuten lang durchgeführt wurde, begann sich der Körper zu erwärmen. Dann setzte zunächst zögerlich, später immer stärker die Atmung ein. Der Herzschlag meldete sich und wurde bald so kräftig, daß man ihn am Handgelenk wieder tasten konnte. Die Totenflecken verschwanden. Schließlich hatte sich aus dem Toten nach etwa einer Stunde das Bild eines tief schlafenden und gesund erscheinenden Menschen entwickelt, der allerdings dann, ohne das Bewußtsein wiedererlangt zu haben, nach 3 Tagen doch starb. Quelle: Broschüre Oxyvenierung- Die Behandlung des Blutes mit O_2. (siehe auch Adressenverzeichnis im Anhang)

Unfälle und lebensgefährliche Situationen

Nach einem großen Blutverlust muß zunächst die verlorengegangene Flüssigkeit ersetzt werden, um den Kreislauf aufrechtzuerhalten. Das wird auch bei einem Unfall als erste Hilfsmaßnahme durchgeführt. Eine einfache, preiswerte und verträgliche Flüssigkeit ist die physiologische Kochsalzlösung. Es gibt noch weitere Mittel, die zur Auffüllung der Flüssigkeitsmenge geeignet sind. Sie haben andere Zusammensetzungen und Eigenschaften: Haemaccel (Gelatinelösung), Dextra, Ringer-Laktat-Lösung, Hydroxyäthylstärke (HÄS) usw.
Bei Massenunfällen kann es natürlich vorkommen, daß der Vorrat an geeigneter Flüssigkeit knapp wird. Besorgte Autofahrer führen deshalb die sog. Münchner Rettungsbox mit sich. Glück im Unglück hat derjenige, der nach einem Unfall in eine Klinik gebracht wird, an der es eine Sauerstoffüberdruckkammer gibt.

In Notfällen wußte man sich auch früher zu helfen

Im japanisch/chinesischen Krieg verwendeten japanische Ärzte in Ermangelung von Blut einfach Kokosmilch. Das ging ausgezeichnet, und Kokosnüsse gab es ja in dem Gebiet reichlich.
In beiden Weltkriegen halfen sich Soldaten bei großem Blutverlust, wenn keine Ärzte zugegen waren, damit, daß sie große Mengen Salzwasser tranken. Die Todesrate, verursacht durch Blutverlust, sank damit erheblich.

Neue Möglichkeiten im Gespräch

Das Problembewußtsein scheint zu wachsen. So berichtete Rainer Flöhl in der FAZ v. 17.04.91, daß es in den USA gelang, aus Bierhefe "menschliches Hämoglobin" herzustellen. Die dabei gewonnenen Blutfarbstoffe sollen "weitgehend denen der natürlichen Verbindungen" entsprechen.

Neuerdings ist auch ein Instant-Blut im Gespräch. Dabei handelt es sich um ein preiswertes Verfahren der Haltbarmachung von roten Blutkörperchen. Die Blutbestandteile werden gefriergetrocknet. In wasserfreiem Zustand sind sie, ähnlich wie Pulverkaffee, bei Zimmertemperatur lagerfähig. Sie werden dann in einer geeigneten Flüssigkeit wieder aufgeschwemmt. Nach dieser Behandlung sollen sie immer noch fast genauso funktionstüchtig sein, wie das übliche Bankenblut. Auch hier bietet sich wieder die Anreicherung mit Sauerstoff an. Wenn das Verfahren noch weiter ausgereift ist, könnte der Autofahrer vielleicht eines Tages sein eigenes Trockenblut mit sich führen. Ob Rettungsbox oder Pulverblut: Die Haltbarkeit der Präparate ist begrenzt, weshalb sie einer regelmäßigen Erneuerung bedürfen, will man für den Ernstfall gerüstet sein.

Unter der Überschrift "Blutbanken bald überflüssig"? berichtete dpa über eine Entdeckung an der kalifornischen Stanford-Universität. Dort wurden blutbildende "Mutterzellen" gefunden. Aus einer einzigen derartigen Zelle gelang es, das menschliche Blutsystem zu entwickeln. Diese Stammzellen haben aufgrund eines internen Programms die Fähigkeit, sich selbst zu erneuern.
Man rechnet damit, daß in 10 Jahren die bisher üblichen Blutbanken überflüssig sein könnten.

Anmerkung des Arbeitskreises

Die Ausführungen in diesem Artikel zeigen, daß der Fremdblutempfänger auch immer einen Teil der Giftstoffe aus dem Körper des Spenders übernehmen muß, die nun der Kranke zusätzlich zu seinen eigenen Schlacken und Medikamentenrückständen abzubauen hat.
Wie man derartige Schlacken nach und nach ausleiten kann, zeigen einige Artikel in diesem Buch.
Zusätzlich entdeckten wir auf dem Markt eine Möglichkeit, wie das ganz normale Leitungswasser derart aufbereitet werden kann, daß durch das Trinken dieses Wassers und das Baden darin große Mengen Gifte ausgeschieden werden können. Aus rechtlichen Gründen konnte das Thema in dieser Schrift nicht näher ausgeführt werden. Siehe dazu unser Angebot im Artikel: "Wasser - ein neutrales Trägerelement" Stichwort: "Grundausstattung", Teil II dieses Buches.

Die Schrebergärtnerkrankheit

Gerd Ebeling

Eßt mehr Obst und Ihr bleibt gesund!

In den 30-er Jahren war dies einer der ersten Werbesprüche moderner Verkaufsförderung. Psychologisch geschickt gemacht, sprach er doch einen der wichtigsten Wünsche der Menschen an und war deshalb auch sehr erfolgreich.
Ist es jedoch wirklich richtig, daß derjenige, der mehr Obst ißt, auch sicher gesund bleibt? In bestimmten Reformerkreisen teilt man eine solche Meinung. Die Vertreter dieser Richtung nehmen große Mengen an Obst zu sich. Allerdings bedarf die Überprüfung des Wertes derartiger Ernährungsgewohnheiten einer großen Zeitspanne, und das Ergebnis wird kaum eindeutig ausfallen. Man muß im Gegenteil schon über eine sehr gute Konstitution verfügen, um bei einer solchen Kost gesund zu bleiben, denn die Gefahr der Übersäuerung ist dabei besonders groß.

Vielen Menschen erscheint ein Schrebergarten mit seinen Pflichten und Freuden als Erfüllung des Lebens. Dieser Wertschätzung liegt wesentlich der Gedanke der Selbstversorgung durch Anpflanzung von Obst und Gemüse zugrunde. Je nach Jahreszeit stehen immer eine oder mehrere Sorten Obst zur Verfügung. Und dies in der Regel so reichlich, daß nicht nur der Hunger gestillt wird. Vielmehr muß tagelang, manchmal wochenlang, zu allen Tageszeiten Obst gegessen werden, damit es nicht verdirbt.
Eine Zeitlang ißt man Erdbeeren, eine Zeitlang Stachelbeeren, Johannisbeeren, Rhabarber oder Kirschen. Die übrigen Baumfrüchte, Äpfel und Birnen, erntet man im Herbst. Der Tisch ist also immer reichlich gedeckt.
Durch Einwecken wird auch noch für den Winter vorgesorgt.
Obst ist gewiß ein guter Zucker- und Vitaminspender, aber wie bei allen Dingen kann ein Zuviel schädlich sein.
Bei Menschen, die Obst im Übermaß zu sich nehmen, habe ich jahrzehntelang auffällige äußere Merkmale beobachten können. Solche Personen hatten häufig rote Nasen wie Trinker und überrote Wangen. In Höhe der Backenknochen zeigten sich oft kleine, abgestorbene rote Äderchen. Die Waden waren stark gerötet. Solche Zeichen, sah ich sonst nur in solchen Fällen, bei denen Abmagerungskuren mit Hilfe großer Mengen Zitronensaft durchgeführt wurden.
Diese äußeren Merkmale weisen darauf hin, daß eine starke Übersäuerung vorherrscht. Der Säurewert in Urin und anderen Körperflüssigkeiten ist dann besonders hoch, d. h. das Säuren-Basen-Gleichgewicht ist gestört.
Wie kann es nun zu so negativen Veränderungen kommen, obwohl Ernährungsphysiologen und- berater immer wieder darauf hinweisen, daß Obst unabhängig vom Säuregehalt basisch verstoffwechselt wird. Das stimmt zwar theoretisch, erweist sich aber in der Praxis als unrichtig. Voraussetzung dafür,

daß Obst basisch verstoffwechselt werden kann, ist ein vollkommen gesunder Darm. Wer aber hat schon einen voll funktionstüchtigen Verdauungsapparat, also einen Darm ohne Stoffwechselstörung? Im geschwächten Darm wird das Obst nicht verstoffwechselt, sondern es kommt zu einem Gärungsprozeß, dessen Endprodukt Alkohol übelster Qualität ist (F. X. Mayr).*
Dieser Alkohol wird im nächsten Umwandlungsprozeß zur Säure. Werden zu große Mengen Obst verspeist, ist auch die Säurebildung entsprechend groß. Bei gestörtem Säuren-Basen-Gleichgewicht, sind Krankheiten unvermeidbar.

Von den Weisen des Ostens wissen wir, daß Nahrung nicht nur ein Energiespender ist, sondern dem Körper auch die ihm innewohnende Ordnung zugeführt wird. Gemeint sind damit körperfreundliche, körpergerechte Schwingungen (im Rechtsdrall). Alle Nahrungsmittel, die sich im Linksdrall** befinden, sind geeignet, die Ordnung im Körper zu stören. Früchte mit Linksdrall sind: Rhabarber, rote Johannisbeeren, Himbeeren, Brombeeren und Stachelbeeren.

Schon seit Jahren raten moderne Wissenschaftler dazu, linksdrehende Lebensmittel wie beispielsweise linksdrehende Milchsäureprodukte nur in sehr geringen Mengen zu verwenden. Kinder sollten sie gar nicht zu sich nehmen.

---

* "Die Darmreinigung nach Dr. Mayr" Haug-Verlag, Heidelberg

** siehe auch Artikel "Vitamine - Zucker - Mineralstoffe"

Die einseitige Rohkost - Ernährung und ihre gesundheitlichen Folgen

B. Dix

Daß die Ernährungsgewohnheiten über unser Gesundsein oder Kranksein entscheiden, ist seit vielen Jahren bekannt. So betonen Ernährungswissenschaftler immer wieder, wie schädlich künstlich verfeinerte Produkte, mit Pestiziden behandelt, bestrahlte oder naturwidrig erzeugte Lebensmittel für uns sind. Auch gekochter Nahrung steht man skeptisch, wenn nicht gar ablehnend gegenüber: Sie verliere beim Kochvorgang zu viele der lebensnotwendigen Nährstoffe, so die Meinung mancher Experten, und würden deshalb wertlos für uns. Dagegen sei Rohkost die ideale Ernährung, um gesund zu bleiben bzw. um Krankheiten zu heilen.

Viele Jahre vertrauten wir dieser Ernährungsphilosophie: Wir verzichteten auf Fleisch und Zucker, Fettstoffe wurden nur sparsam verwendet. Dafür lebten wir hauptsächlich von rohem Obst, Gemüse und Getreide. Wir waren stolz darauf, uns und unsere Familie mit selbstgebackenem Brot aus geschrotetem Vollmehl zu ernähren. Ins Haus kamen nur frische, naturbelassene Nahrungsmittel, und der Kochtopf wurde immer seltener gebraucht.

Doch immer häufiger stellte sich nach einer Mahlzeit mit vorwiegend rohen und groben Nahrungsmitteln ein Unbehagen ein. Denn trotz der richtigen Kombination von Speisen begann es in unserem Inneren zu gären, und im Darm entstand Fäulnis. Mit dem Stuhl schieden wir große Mengen halbverdauten Getreides aus und waren dann noch stolz auf unseren "guten Stuhlgang".

Es waren gerade Kinder und ältere, schwächere Menschen, die unter dieser Ernährung litten, ja, förmlich krank davon wurden. Denn deren Verdauungskraft reicht bei weitem nicht aus, so viel Rohes und Grobes zu verarbeiten.

Zu viel rohe Kost überfordert die Verdauungskraft

Schon Christoph Wilhelm Hufeland (1772 - 1836), der große Arzt der Goethezeit sagte: *"Der Mensch lebt nicht von dem, was er ißt, sondern von dem, was er verdaut."* Daher ist die Stärkung der Verdauungskraft so wichtig für unsere Gesundheit. Und deshalb dürfen wir unseren Verdauungsapparat nicht überfordern mit zu viel grober und roher Nahrung. Gekochte Nahrung ist leichter und bekömmlicher. Das wußten bereits verschiedene Naturvölker, die ihr Getreide nicht roh zu essen pflegten, es sei denn, sie waren als Lastenträger in den Bergen unterwegs und zeitweise gezwungen, ihre Nahrung roh zu verzehren.

Nur wenige Menschen mit großer Verdauungskraft nehmen nicht Schaden, wenn sie sich einseitig mit Rohkost ernähren. Bei vielen anderen aber kann diese einseitige Ernährung zu schweren Erkrankungen und sogar zum Tod führen. Leider gibt es Ärzte und Heiler, die ihren Patienten vorschreiben, sich einseitig mit Rohkost zu ernähren, auch wenn sich diese Menschen intuitiv gegen diese Art der Ernährung zur Wehr setzen. So wird beispielsweise aus einer der bekanntesten Naturheilkliniken berichtet, daß Patienten in sehr rüder Art aus der Klinik gewiesen wurden, weil sie sich geweigert hatten, die dort obligatorische einseitige Rohkost zu essen. Ihre Verdauungskraft war nach kurzer Zeit derart überfordert, daß sie Blähungen, Krämpfe und Schmerzen bekamen.
Selbst von solchen Patienten, die sich zunächst bei dieser Diät wohl fühlen, müssen etwa 90 % damit rechnen, im Laufe der Jahre ihre gute Gesundheit einzubüßen.
Der Inhaber dieser Klinik selbst war ein Mann mit außergewöhnlich starker Verdauungskraft, wie sie nur ganz wenige Menschen haben. Deshalb fehlte ihm das Verständnis für die Situation solcher Menschen, die über eine ganz durchschnittliche oder gar geschwächte Verdauungskraft verfügen.
Die Befürworter dieser Kostform nennen sie Voll-Rohkost und vermitteln damit den Eindruck des Vollwertigen und Natürlichen. Die Lebensmittel an sich sind vollwertig und natürlich. Sind sie aber auch das Natürliche für den Menschen? Entscheidet nicht vielmehr der individuelle Stoffwechsel darüber, ob der Körper in der Lage ist, das ursprünglich Vollwertige auch voll aufzuschließen und für sich nutzbar zu machen?

Nahrung bedeutet Information

Es kommt nicht darauf an, dem Körper große Mengen von Enzymen, Mineralstoffen, Vitaminen, Eiweiß usw. zuzuführen. Je reibungsloser der Stoffwechsel funktioniert, desto geringer ist die Menge an Stoffen, die der Körper für seine Versorgung benötigt, und um so gesünder ist der Mensch.

Bei guter Stoffwechsellage kann der Körper aus den *Informationen*, die ihm schon wenige Moleküle bieten, größere Mengen der benötigten Stoffe herstellen. Diese geringen Mengen übernehmen dann die Aufgabe einer *Initialzündung*, um den Körper zur Eigenproduktion anzuregen. Das soll nun aber nicht heißen, man könne sich bedenkenlos eine Mangelernährung bezüglich der Vitalstoffe leisten. Zu wenig Vitalstoffe behindern den gesunden Stoffwechsel ebenso, wie ein Übermaß an Rohkost den Stoffwechsel schädigt.
Ein Stück roher roter Paprika hat so viel Vitamin C wie eine ganze Zitrone. Das bedeutet, daß ein kleiner Rohkostanteil den Vitaminbedarf decken kann, ohne die Verdauungskraft über Gebühr zu belasten.
Durch das Kochen von Nahrungsmitteln werden zwar einige Vitalstoffe zerstört, die anderen aber kann der Körper vollständig aufnehmen, gründ-

licher und damit rückstandsfreier umsetzen und in die entsprechenden Strukturen - in Zellen, Gewebe, Drüsen und Organe - einbauen.

Nahrung muß individuell verträglich sein

In den westlichen Ernährungslehren wird der Wert der Nahrung meist anhand objektiver Daten wie der Menge an Kalorien, Fetten, Eiweiße, Kohlehydraten, Vitaminen und Mineralstoffen beurteilt. Und durch die Naturheilkunde sind uns Begriffe wie Naturbelassenheit und biologische Wertigkeit vertraut geworden. Die Ayur-Veda-Medizin hingegen, deren jahrtausendealte Weisheit mehr denn je erkannt wird, interessiert sich vor allem für die *individuelle Verträglichkeit* der Nahrung. Denn jeder Mensch ist ein einmaliges Wesen, das mit ganz bestimmten "Bausteinen des Lebens" geboren wird. Und dieses Grundmuster ist auch bestimmend für die dem einzelnen Menschen verträgliche Nahrung.

Die *individuelle Verträglichkeit* schließt die Fähigkeit des Verdauungssystems und des Stoffwechsels mit ein, die Nahrung vollkommen umzusetzen. Dies wurde gerade bei der einseitigen Ernährung mit Rohkost oft nicht genügend berücksichtigt. Wir sollten daher jene Ernährungsweisen, die uns von anderen empfohlen werden, weil sie selbst damit gute Erfahrungen gemacht haben, nicht einfach kritiklos übernehmen.

Körper und Seele werden beeinflußt

Die Nahrung beeinflußt nicht nur das körperliche Wohlbefinden, sondern auch die geistige und seelische Grundstimmung und Aktivität. Wird dem Körper zu viel rohe und grobe Nahrung zugeführt, erleidet nicht nur das Verdauungssystem Schaden, auch Geist und Seele verrohen, das Bewußtsein kann sich nicht höher entwickeln. Häufig kann man bei Menschen, die sich einseitig mit Rohkost ernähren, feststellen, daß es ihnen an Sanftheit und Güte fehlt. Selbst dann, wenn sie das Herz auf dem rechten Fleck haben, wirken solche Menschen härter und aggressiver als jene, deren Körper nicht ständig mit großen Mengen von Rohkost und grob gemahlenen Körnern zu kämpfen haben.
Andere, durch einseitige Rohkost unterernährte Menschen sind schwächlich, manchmal weinerlich und stehen ebenso, wie der gröber gewordene Leidensgenosse unter dem Einfluß des Alkohols, der sich aufgrund unverdauter Nahrung im Darm bildet.
Natürlicherweise sehnt sich der Mensch besonders bei kaltem oder windigem Wetter nach einer gehaltvollen, d. h. nicht fettfreien, warmen Mahlzeit. Wenn er offen, geistig beweglich und empfindungsfähig ist, dann wird er seinen gesunden Impulsen folgen. Denn, nach dem Genuß einer warmen Mahlzeit, von welcher man sagt, daß sie "Leib und Seele zusammenhält", fühlt sich der Mensch glücklich, also seelisch und körperlich abgerundet.

Das stellten auch bekannte Rohköstler fest, als sie sich auf einer Reise befanden, wo hauptsächlich Gekochtes angeboten wurde. In der Öffentlichkeit erwähnten sie diese Selbstbeobachtung leider nicht.
Besonders auf Reisen geraten bestimmte Wirkkräfte im Körper leicht aus dem Gleichgewicht, so daß die warme Mahlzeit besonders wichtig ist.

Auch so manche Ökotrophologin, die im Auftrag ihres Arbeitgebers bestimmte Ernährungsregeln zu vermitteln hat, genehmigt sich am häuslichen Herd eine Mahlzeit, die ihr besser bekommt. Das zeigt, wie groß das Unvermögen der in starren Ernährungsregeln festgefahrenen Rohkostvertreter sein kann, das sie der Fähigkeit beraubt, auf das Empfinden der Kranken ebenso wie auf die Argumente ihrer Kollegen einzugehen.
90 % der Teilnehmer an Vollrohkost-Lehrgängen, stellen bald fest, daß sie diese Diät nach einiger Zeit wieder aufgeben müssen.

Ein Bestandteil dieser oben erwähnten Wirk- oder Schöpfungskräfte ist das Feuerelement. Alte Medizintraditionen nennen es "Verdauungsfeuer". Es ist nicht zu verantworten, wenn man jeden Menschen im Dienste seiner eigenen, möglicherweise falschen Anschauungen, über einen Kamm zu scheren versucht und so extreme Diäten, wie Die Einseitige Rohkost "verordnet". Es können daraus Störungen des empfindlichen Zusammenspiels der drei Grundkräfte bzw. Wirkkräfte entstehen. Diese Kräfte leiten das ganze Universum, also auch den Menschen. Die ayur-vedische Medizin nennt sie "Doshas". Eine solche Dosha-Störung* wird man an sich noch nicht als Krankheit bezeichnen, aber sie bilden den Boden, auf dem sich alle Leiden entwickeln können.

Nach dieser ältesten Naturlehre und auch den daraus entstehenden Erfahrungen ist dem dicken, pyknischen Menschen, der geistig und körperlich schwerfällig ist, mehr Rohkost zuträglich. Solche Menschen neigen zu übermäßiger Schleimbildung, für die Rohkost ein gutes Gegenmittel darstellt. Dieser "Kapha-Typ", wie die ayur-vedische Medizin ihn nennt, kann bis zu einem Drittel der Gesamtnahrungsmenge roh essen.
Denken wir aber auch an dünne, nervöse Personen, die viel herumrennen, die viel und aufgeregt sprechen. Allgemein bezeichnet man sie als leptosom, während der Ayur-Veda sie "Vata-Typen" nennt. Belasten diese ihren Körper mit zu viel Rohkost, werden sie schneller schwere Störungen entwickeln als der "Kapha-Typ". Außerdem gibt es noch den "Pitta-Typ", der manchmal außerhalb der geregelten Mahlzeiten eine Kleinigkeit essen muß, um körperlich und vor allem seelisch im Gleichgewicht zu bleiben. Seine starke Verdauungskraft kann ihn dennoch vor Übergewicht schützen.
Die meisten Störungen durch einseitige Rohkost haben etwas mit dem Wasserhaushalt zu tun. Sie stehen nicht immer im Zusammenhang mit der

---

* siehe auch den Artikel "Ursprung und Entwicklung des Maharishi-Ayur-Veda" im Teil III dieses Buches.

Menge des Flüssigkeitsangebots, sondern haben ihre Ursachen ebenfalls im Ungleichgewicht der Doshas. Dann erzeugen die Schleimhäute nicht mehr genug Schleim. Die Darmwände trocknen aus und in der Folge kommt es zu Stuhlverstopfung. Diesen Teufel kann man leicht mit dem Belzebub austreiben, indem man Joghurt, Fruchtjoghurt, süße Quarkspeisen und andere, Gärung verursachende Nahrung zu sich nimmt. Die dabei entstehenden sauren Stoffe sorgen dafür, daß der Darm versucht, die Gifte so schnell wie möglich loszuwerden: Er wirft dann weichen oder breiigen Darminhalt aus. Damit ist die Philosophie vom "guten Stuhlgang" wieder einmal gerettet. Aber auch dann, wenn man auf eine leicht verdauliche, gekochte und gärungsfreie Kost überwechselt, stellt sich oft ganz spontan Stuhlgang ein. Welchen Konstitutionstyp (immer Mischtypen) ein Lebewesen zuzurechnen ist, wird bereits bei der Geburt festgelegt.

"Das Gleichgewicht von Stoffwechsel, Verdauung, Körpergeweben und Ausscheidungen sowie die Glückseligkeit von Bewußtsein, Geist und Sinnen sind die Voraussetzung für Gesundheit." (Sushruta)

Die gesunde Intuition

Wer auf seine gesunde Intuition baut - und die Betonung liegt auf "gesund" -, dem ist bewußt, daß ihm Genußgifte wie Alkohol oder Nikotin schaden, und daß ihm zu viel tierisches Eiweiß und Fett nicht bekommen. Doch leider ist vielen Menschen diese gesunde Intuition abhanden gekommen. Oder sie hören nicht auf ihre innere Stimme.
Wollte man den sich häufig widersprechenden Empfehlungen von Ernährungsexperten folgen, wäre man bei weitem überfordert. Viele mutlos gewordene Gesundheitssucher sagen dann: "Jetzt weiß ich gar nicht mehr, was ich essen soll".
Da rät beispielsweise der eine, kein Brot zu essen, weil es schleimbildend ist. Doch bei ständigem Verzicht auf dieses Nahrungsmittel stellt sich bald ein regelrechter Heißhunger auf Brot ein. Und erst wenn man sich einmal richtig satt daran gegessen hat, fühlt man sich wieder rundherum wohl.

Nur eine Mahlzeit, nach der wir uns wohl, zufrieden und nicht belastet fühlen, ist eine gesunde Mahlzeit für uns. Man braucht sich nicht selbst zu kasteien und ohne Freude irgendwelche besonders "gesunde" Nahrungsmittel zu sich nehmen. Was man nicht mit Freude genießt, kann vom Körper nicht gesund verarbeitet werden.
Das setzt natürlich voraus, daß man sich nicht auf intellektuelle und "kategorische" Weise - wie das Helmut Wandmaker von sich selbst sagt - auf Rohkosternährung festgelegt hat. Das Rohe hat nämlich die Eigenschaft, die Empfindungsfähigkeit des Menschen zu vergröbern, wenn er über viele Jahre ein Übermaß an roher, grober Nahrung zu sich nimmt.

Einseitige Rohkost ist bekömmlich für Tiere, nicht aber für den heutigen Menschen

Verfechter einseitiger Rohkosternährung verweisen gerne darauf, daß Tiere, beispielsweise Ratten, sterben, wenn man sie mit gekochter Nahrung füttert. Sie übersehen dabei - bewußt oder unbewußt -, daß die *naturgemäße* Nahrung für Ratten selbstverständlich eine ungekochte ist. Doch dies trifft für den Menschen nicht zu, für den Menschen gelten andere *Naturgesetze.* Das ergibt sich schon aus den völlig verschiedenen Lebensgewohnheiten sowohl der Tiere als auch des Urmenschen. Mußte früher die Nahrung noch selbst erjagt bzw. geerntet werden, so spielt sich heutzutage die "Jagd" nach der täglichen Nahrung kraftsparend im Supermarkt ab. Die meisten Menschen verbringen fast den ganzen Tag in geheizten schlecht gelüfteten Räumen und haben wenig Gelegenheit zur körperlichen Bewegung.
Wenn aggressive Verfechter der einseitigen Rohkosternährung, wie beispielsweise Helmut Wandmaker, behaupten, daß Naturgesetze für alle Menschen gleich seien, dann irren sie. Denn sie wissen offensichtlich nicht, daß für jedes Lebewesen zu jeder Jahres-, Tages- oder Nachtzeit, ja sogar zu jeder Stunde, in jedem Alter und bei verschiedenen Witterungsbedingungen andere Naturgesetze gelten. Dasselbe trifft für die verschiedenen Bewußtseinszustände und die seelische oder körperliche Verfassung zu.

Sollen wir uns mit Tieren vergleichen?

Es ist natürlich richtig, daß sich freilebende Tiere ausschließlich von Rohem ernähren. Wie könnte es nach dem Stand ihrer Fähigkeiten und Entwicklung auch anders sein? Kann das aber als Beweis dafür gelten, daß einseitige Rohkost auch die menschengemäße, ja menschenwürdige Nahrung ist? Sind wir nicht mit einem denkenden Gehirn ausgestattet, auf das niedere Entwicklungsformen verzichten müssen?

Tiere haben nicht nur eine starke Verdauungskraft, sondern sie beschäftigen sich fast den ganzen Tag mit der Beschaffung und Verdauung ihrer Nahrung. Diese Tätigkeiten scheinen neben der Sorge um die Nachkommenschaft ihr einziger Lebensinhalt zu sein.

Wir sind keine Kühe, die stundenlang auf der Wiese wiederkäuen, um die Nahrung so gründlich wie möglich aufzuschließen. Vollrohköstler pflegen sich selbst und andere häufig mit Tieren zu vergleichen. Dies sei, wie viele glauben, ein gutes Argument für ihre einseitige Art der Ernährung.
Behauptet wird auch, daß die tierische Nahrung für den Menschen das einzig Richtige sei, weil sich die Gene der Affen bei der Menschwerdung nicht verändert hätten. Gegen diese unsinnige Behauptung wird sich jeder denkende und beobachtende Mensch verwahren. Ebenso wie gegen die These, daß die Entwicklung allein durch Auslese oder Mutation stattgefunden

habe und demzufolge eigenständige Schöpfungsakte für Mensch und Tier ausgeschlossen seien. Jeder kann sehen, daß der Mensch kein Fell mehr trägt. Und wo sind heutzutage die Gene, die das Fell der Affen wachsen lassen?

Die schädlichen Wirkungen der einseitigen Rohkost

Viele Beobachtungen belegen, daß Rohköstler keineswegs gesünder sind als Gemischtköstler. Viele, die sich einseitig mit Rohkost ernähren, haben starke Übersäuerungsschäden. Andere wiederum sind dünn, ausgemergelt und schwächlich. Das ist ein Zeichen dafür, daß die Nahrung nicht wirklich ernährt, weil sie nicht ausgewertet wird. Das fällt beim schlank gewordenen Pykniker weniger auf, da er einen breiten Knochenbau hat und ihm noch ein Teil seines ehemals muskulösen Körpers erhalten geblieben ist.

Bei den meisten Vertretern dieser über viele Jahre einseitigen Ernährungsweise beobachten wir graue, faltige Haut. Außerdem leiden viele unter Gelenkserkrankungen und ganz besonders häufig unter Krebserkrankungen - zumindest in deren Vorstadien.
Außerdem schädigt einseitige Rohkost die Milz. Das erkannte bereits die Heilige Hildegard bei ihren Forschungen, was heutzutage auch von anderen bestätigt wird.

Hochgradige Übersäuerung durch einseitige Rohkost

Bei Menschen, die sich lange überwiegend von reiner Rohkost ernähren, zum Beispiel mit der Schnitzerkost, findet man alle Anzeichen einer hochgradigen Übersäuerung. Sie haben Darmentzündungen mit saurer Gärung, weil ihr Darm nicht in der Lage ist, das Rohe und Grobe zu verdauen.
Selbst bei gemischter Ernährung sollte man Rohkost am Abend vermeiden. Denn nach 17 Uhr kann beispielsweise Salat nicht mehr voll verdaut werden - die Folge davon: nächtliche saure Gärung. Der dabei entstehende Alkohol verhilft manchmal zwar zu gutem Einschlafen. Setzt aber nach einigen Stunden die anregende Wirkung des Alkohols ein, liegt der Betroffene stundenlang wach, um dann gegen Morgen erschöpft erneut einzuschlafen.
Als Folge dieser einseitigen Ernährung gerät der Stoffwechsel ins Stocken, damit ist in den meisten Fällen auch die Säureausscheidung behindert.

Trügerisch in solchen Fällen ist, daß der Urin oft hohe Basenwerte aufweist, auf die die Betroffenen meist sehr stolz sind. Tatsächlich handelt es sich dabei aber um eine *Säuren-Ausscheidungsblockade*, bei welcher der Säure- bzw. Basenwert des Morgenurins pH-Werte zwischen 7 und 8 aufweist (pH-Wert: Maßeinheit für den Säurewert). Wenn es nun zur Anreicherung von Säuren in den Geweben kommt, ist der Weg für Säurekrankheiten bereitet, zu denen besonders Krebsleiden, rheumatische Erkrankungen und Diabetes gehören.

Ein alkalischer Urin kann allerdings auch durch eine bakterielle Verunreinigung entstehen. Hohe pH-Werte im Morgenurin sind immer ein ernstzunehmendes Warnsignal. In dem Buch "Durch Entsäuerung zu seelischer und körperlicher Gesundheit"* heißt es, daß entsäuernde Maßnahmen durch die Zuführung von Basen erst dann erlaubt sind, wenn keine derartige Blockade mehr besteht. Basenwerte, die aufgrund des Einsatzes eines geeigneten Mittels auftreten, sind beabsichtigt und führen zur gründlichen Entschlackung der Gewebe.
Behalten die Rohköstler ihre einseitige Ernährung viele Jahre lang bei, äußert sich das oft in einem unangenehmen Körper- und Mundgeruch. Dieser entsteht durch die erwähnten Gärungs- und Zersetzungserscheinungen im Inneren des Körpers.

Kochkost führt nicht zur Übersäuerung

Obwohl behauptet wird, daß Kochkost sauer sei, kann sich jeder leicht vom Gegenteil überzeugen. Wenn man beispielsweise einen Tag lang ausschließlich weiße Bohnen ißt, wird der Urin am nächsten Morgen basisch sein. (Doch Vorsicht: Bei schwacher Verdauungskraft sollte man sich nicht auf dieses Experiment einlassen!) Und eine der am stärksten basisch wirkenden Mahlzeiten sind gekochte weißen Bohnen mit Kartoffeln und Möhren.

Es ist ein unverständlicher Ratschlag, wenn der Rohkostverfechter Wandmaker Früchtenahrung empfiehlt, aber gleichzeitig betont, daß die Säure der Früchte sofort das basische, für die Verdauung notwendige Enzym Ptyalin zerstört. Wandmaker geht davon aus, daß die ersten Menschen Rohköstler und noch nicht in der Lage waren, das vorhandene Feuer - das schwelende Holz oder die Wärme der Sonne - zu nutzen, um ihre Nahrung damit zu garen. Diese Ansicht kann ich nicht teilen. Sie steht im Widerspruch zu vielen Forschungserkenntnissen.

Das anfängliche Wohlbefinden bei einer Rohkost-Diät ist trügerisch

Viele Menschen fühlen sich bei einer Rohkost-Diät zunächst wohl, weil dabei gewisse Schlacken ausgeschieden werden. Manchmal ist diese Ernährung eine Möglichkeit, Mineralstoffe aufzunehmen, die dem Betroffenen bisher in seiner Nahrung gefehlt haben.

Eine Parallele dazu ist die bekannte Obstessigkur, bei der man sich u. U. aus dem gleichen Grunde (Mineralstoff-Ausgleich) zunächst wohler fühlt. Bald darauf können sich aber schädliche und krebsauslösende Wirkungen einstellen. Die Erfahrung, daß die anfänglich positive Wirkung der Entschlackung durch Rohkost später umkippt, wird häufig auch in Kliniken ge-

---

* siehe Bezugsquellenverzeichnis im Anhang

macht. Der Krebs beginnt dann ungeheuer zu wuchern und verläuft oft tödlich. Und auch der Erfinder der Obstessigkur starb an den Folgen seiner eigenen Kurempfehlung, nämlich an Krebs.
Reine Rohkost enthält sehr wenig Eiweiß. Der Eiweißentzug führt ebenso wie Fastenkuren dazu, daß sich die Betroffenen zunächst seelisch wohl fühlen und überdies geistig klar und ruhig sind.
Erst später entstehen Darmentzündungen, die sich immer mehr ausbreiten und schließlich chronisch werden. Je kränker die Gewebe sind, desto weniger sensibel reagieren sie. Das gilt ebenso für die Darmschleimhaut, die kaum noch dazu in der Lage ist, wichtige Warnsignale zu senden. In diesem Stadium sind die Betroffenen gemeinhin der Ansicht, sie könnten jede Nahrung gut vertragen. So war beispielsweise ein bekannter Biochemiker recht stolz darauf, zu jeder Tages- und Nachtzeit alles in beliebigen Mengen gut verkraften zu können und hielt das für ein Zeichen guter, robuster Gesundheit.
Aber schon einige Jahre später erwies sich diese Ansicht als trügerisch, als er sich nämlich einer intensiven Magen- und Darmbehandlung unterziehen mußte.
Dabei kann der Körper fast jede Speise in kleinen Mengen gut verarbeiten. Sind Rohköstler aber böse und aggressiv, muß man davon ausgehen, daß ihre Gesundheit bereits nachhaltig geschädigt ist.

Einseitige Rohkost und Krebs

Rohkost kann zunächst hilfreich bei einer Krebserkrankung sein, sie kann aber ebenso den Krebstod verursachen. Das folgende Beispiel mag dies verdeutlichen:

Eine junge Frau erkrankte an Leberkrebs, einem "Yang"-Krebs gemäß der Makrobiotiklehre. Sie kurierte ihr Leiden durch Rohkost und rohe Gemüsesäfte sowie durch andere harmonisierende Maßnahmen. Seitdem war sie der Ansicht, daß Rohkost und Gemüsesäfte die gesündesten und wertvollsten Nahrungsmittel für den Menschen seien. Aus diesem Grunde behielt sie auch nach ihrer Genesung diese einseitige Ernährungsweise bei. Jedoch: Einige Jahre später starb die junge Frau an Brustkrebs, einem "Ying"-Krebs.

Ein weiteres Beispiel: Ein Mädchen aß wegen seiner Krebserkrankung nur noch Nüsse. Auch nachdem kein Krebs mehr festzustellen war, behielt sie diese einseitige "Heilnahrung" bei. Fünf Jahre später starb das Mädchen an einer Krebserkrankung.

Auch der immer wieder zitierte Fall von Frau Dr. Nolfi könnte ähnlich gelaufen sein. Sie wurde einseitige Rohköstlerin, um ihre Krebserkrankung zu kurieren. Zwei Jahre nachdem anscheinend kein Tumor mehr festgestellt worden war, starb sie an Krebs. Und die Leiterin einer Kurklinik berichtet, daß sie immer wieder von Patienten aufgesucht wird, die sich zur Bekämpfung ihrer Krebserkrankung der Voll-Rohkost-Diät verschrieben hatten. Als Ergebnis dieser einseitigen Kost stellte die Klinikleiterin immer wieder "explodierende" Krebserkrankungen fest, für die es auch in ihrer Klinik keine Hilfe mehr gab.

Gekochte Nahrung als Medizin

Die bisherigen Aussagen sollen den Leser aber keinesfalls dazu verleiten, in das andere Extrem zu fallen, in dem er sich stark verfeinerter, industriell vorgefertigter Nahrung zuwendet.
Auch einseitige Kochkost ist nur als vorübergehende Diät zu empfehlen. Der gesündeste, mir bekannte Mensch ist ein heute 73jähriger Herr, der während der ganzen Kriegszeit als U-Bootfahrer eingesetzt war. Als Folge der ungesunden Lebensweise und des ungeheueren Stresses erkrankte er an Darmkrebs. Er wußte, daß es der Geist ist, der Gesundheit oder Krankheit im Körper schafft.

Deshalb erlernte er die ayur-vedische Meditationstechnik, obwohl die Krankheit bereits ihr Endstadium erreicht und der Kranke nur noch wenige Wochen zu leben hatte. Außerdem nahm er konsequent nur noch gekochte, basisch wirkende Gemüse- und Getreidesuppen zu sich. Zur Aufnahme fester Nahrung waren sein Magen und Darm ohnehin nicht mehr in der Lage. Und diese Kochkost, die der Kranke als Medizin einsetzte, war es, die ihm half, den Krebs zu besiegen. Das war vor 30 Jahren. Hätte der ehemalige U-Bootfahrer diese einseitige Ernährung, in diesem Fall mit Kochkost, auch nach seiner Genesung beibehalten, wäre mit Sicherheit eine neue Krankheit entstanden. Er war aber vernünftig genug, nach seiner Genesung wieder Rohes und Gekochtes in der für ihn zuträglichen Menge zu sich zu nehmen.

Verlängert einseitige Rohkost das Leben?

Wie kommen einseitige Rohköstler nur auf die Idee, ihre Ernährungsweise könne die vital gelebte Lebenszeit verlängern? Sie leiten diese Behauptung oft von Einzelfällen ab, wo ein Mensch über 100 Jahre alt wurde. Diese gelten dann als Beweis dafür, daß einseitige Rohkost die einzig gesunde Nahrung sei.
Aber wer möchte ernsthaft bestreiten, daß die Zahl der über 100jährigen Menschen, die gekochte Nahrung, auch gekochtes und gebackenes Getreide essen, wesentlich höher ist als jene der einseitigen Rohköstler? Nicht nur die Bauern in einigen russischen Gebieten und die 100jährigen in einem italienischen Dorf, die in ihrem hohen Alter noch auf den Feldern arbeiten, sind Gemischtköstler. Sondern auch viele Menschen in den Anden oder Indien sind bis ins hohe Alter körperlich und geistig aktiv - auch dank der gemischten Kost.

In einigen dieser Länder lebt man hauptsächlich von Reis. Im Idealfall wird Basmatireis* gegessen, der auch in Deutschland zunehmend in Kliniken als Schonkost verabreicht wird. Voll-Rohköstler behaupten häufig, der Genuß von Getreidenahrung stumpfe die Sinne des Menschen ab und mache den Geist träge. Wie erklären sie aber, daß die geistig und körperlich quicklebendigen Chinesen heute die längste Lebenserwartung haben? Ihre Hauptmahlzeiten bestehen vor allem aus gekochtem Reis, Gemüse und anderen gegarten Getreidesorten.

Forschungsergebnisse, die für sich selbst sprechen

An der Medizinischen Universitätsklinik in Würzburg* wurden 575 urkundlich belegte Hundertjährige in vielfältiger Weise untersucht. 30 % der untersuchten Personen waren kaum pflege- oder hilfsbedürftig und nur minimal hör- oder sehbehindert. Außerdem waren sie voll im Besitz ihrer geistigen Fähigkeiten. Und nicht ein einziger der untersuchten Menschen ernährte sich einseitig mit Rohkost.

Auch in anderen Ländern wurden derartige Forschungen durchgeführt. Man stellte dabei fest, daß die alten Menschen leicht verdauliche, nicht blähende und nicht zu fettreiche Kost bevorzugten. Außerdem mieden sie saure Speisen und sie aßen langsamer als andere.

Der Säuren-Forscher Roucka aß sein Leben lang neben rohen auch gekochte Lebensmittel. Er starb geistig aktiv im 99. Lebensjahr.

Man kann gar nicht genug betonen, daß jede längerwährende einseitige Ernährung zu Störungen im körperlichen wie im seelischen Bereich führt.

Krankhafte Vermehrung der Leukozyten?

Der bekannte Arzt und Pathologe Virchow stellte ebenso wie der russische Forscher P. Kouchakoff (1937) fest, daß es nach Aufnahme von Kochkost zu einer Zunahme der Leukozyten (weißen Blutkörperchen) im strömenden Blut kommt. Nach dem Verzehr roher Lebensmittel tritt diese Reaktion dagegen nicht auf. Es entsteht auch dann keine Leukozytose, wenn die Rohkost *vor* der gekochten Speise gegessen wird. Man nimmt an, daß es sich bei dieser Reaktion um eine Schutzmaßnahme vor "Fremdsubstanzen" handelt, gegen die sich der Körper wehrt. Das sei aber ein Zeichen dafür, daß alles Gekochte schädlich ist, sagen die einseitigen Rohköstler.

An der Universität Gießen befaßte man sich eingehend mit der Problematik der Verdauungs-Leukozytose. Zusammengefaßt kam man dort zu folgendem Ergebnis:

---

* siehe Firmenverzeichnis im Anhang
* "Auf den Spuren der Langlebigkeit" von Prof. Dr. Hans Franke, Verlagsgemeinschaft F. K. Schattauer mbH, Stuttgart 1.

"Die Leukozytose entsteht meist durch gekochte Nahrung, seltener durch Rohkost; allerdings gibt es große individuelle Unterschiede. Die Bedeutung dieser Reaktion des Körpers ist umstritten. Daß es sich um eine Reaktion auf "Fremdsubstanzen", also auf gekochte Kost handelt, hört sich sehr logisch an. Beweisen kann man das aber nicht."

Die Verdauungs-Leukozytose entsteht nicht als Schutzreaktion auf Fremdsubstanzen

Aufgaben und Wirkungen der Leukozyten sind noch keineswegs vollständig erforscht. Man weiß aber, daß den verschiedenen Leukozytenarten im Körper auch verschiedene Aufgaben zukommen. So bilden manche von ihnen bestimmte Antikörper gegen eingedrungene Viren und Bakterien. Andere wiederum haben die Aufgabe, Gifte aus dem Blut zu entfernen.

Bei der Verdauungs-Leukozytose entstehen vor allem *Granulozyten*. Diese bilden sich normalerweise nicht nur bei Infektionen, sondern auch bei erhöhter körperlicher oder seelischer Belastung, in Streßsituationen, während der Schwangerschaft und Stillzeit und sogar während der Menstruation.

Der hervorragende Biochemiker Hubert Decamps beschäftigt sich mit dem Thema der Verdauungs-Leukozytose. Er hält die Behauptung der Voll-Rohköstler, die Verdauungs-Leukozytose sei ein Zeichen dafür, daß der Körper Gekochtes ablehne und man deshalb nur Rohes genießen dürfe, für ein wenig intelligentes Argument der Verfechter der einseitigen Rohkost. Wie er mir in einem Schreiben mitteilte, sei die Verdauungs-Leukozytose durchaus nicht ungesund, sondern eine ganz normale und zudem sehr schwache Reaktion des Körpers. Sie würde zudem schwächer und schwächer, je länger der Bissen gekochter Nahrung gekaut werde.

In diesem Fall stellt die Leukozytose keineswegs eine Schutzreaktion des Körpers dar, sondern sie ist eine durch das Nervensystem ausgelöste biologische *Vorsorgemaßnahme.*

Decamps vergleicht diesen Vorgang mit einer Glykämie (Zuckeranreicherung im Blut) beim Verzehr von Kohlehydraten. Dabei zeigt die Glykämie keineswegs den Beginn einer Zuckerkrankheit an; sie ist vielmehr ein normaler physiologischer Vorgang.

In seinem Buch "Hippocrate avait raison, La preuve macrobiotique" Editions KI, empfiehlt Hubert Decamps, Gemüse nur ganz wenig zu kochen. Am besten sollte man es in 70 ° C warmes Wasser legen. Soja hingegen sollte mindestens 30 Minuten gegart werden. Die Schädlichkeit der Nahrung beginnt erst dann, wenn sie länger als eine Stunde mit 120 ° C gekocht wird.

Die Diskussion um die Verdauungs-Leukozytose erübrigt sich schon deshalb, weil die Empfehlung dahin geht, das Rohe immer *vor* dem Gekochten zu essen. Auch wenn die Abendmahlzeit nach 17 Uhr eingenommen wird, bei der Rohes unbedingt vermieden werden sollte, gibt es keinen Grund zur Besorgnis, wenn man sich an die oben erläuterten Regeln für das Kochen der Speisen hält.
Dazu ein Tip: Wenn Sie gerne rohe Früchte essen, erwärmen Sie diese, so als wären sie in der Mittagssonne vom Baum genommen worden. Legen Sie den Apfel oder die Birne auf die Heizung oder notfalls in warmes Wasser. Sie werden beobachten, daß die warme Frucht nicht nur ein besseres Aroma hat, sondern daß sie auch wesentlich bekömmlicher ist. Magenschwache können noch etwas Ingwerpulver darüber streuen.

Muß der Verdauungsapparat trainiert werden?

"Wer rastet, der rostet", heißt es im Volksmund. Deshalb müssen beispielsweise Muskeln, Gelenke, Bänder, Knorpel, Gefäßwände sowie das Abwehrsystem bewegt und trainiert werden. Auch Verdauungsorgane und Drüsen bedürfen der Anregung. Zweifellos muß die Nahrung gewisse Ansprüche an die Verdauungsorgane stellen und damit für ausreichende Belastung sorgen.
Das Drüsensystem mit seinen feinen Sensoren wird durch verschiedene Reize unterschiedlich gefordert. Das spricht ebenfalls dafür, daß sich der Wechsel verschiedenartiger Nahrungsmittel günstig auf die Flexibilität der Drüsen auswirkt. Möglicherweise lassen sich die Drüsen durch Rohkost in einen Anregungszustand versetzen, der aber bei Übertreibung schnell mit einer unzureichenden Verarbeitung der aufgenommenen Nahrung gekoppelt ist.
Die bakterielle Zersetzung geht mit Reizzuständen und chronischen Katarrhen in Dünn- und Dickdarm einher. Infolgedessen ist die Kraft des Drüsensystems bald erschöpft, wodurch sich die Produktion der verdauungsfördernden Drüsensäfte zwangsläufig verringert.

"Rohes Müsli am Morgen bringt Kummer und Sorgen"

Ist etwas dran an diesem Spruch?

Nach 2 Eßlöffel rohem, tags zuvor eingeweichten, Getreides fühlt sich mancher zunächst wohl und schwört zukünftig auf den Wert seines "gesunden" Frühstücks. Das setzt allerdings voraus, daß sein Darm noch nicht zu sehr geschädigt ist. Nach einigen Wochen, spätestens aber im höheren Lebensalter, stellt sich Ernüchterung ein.
Der Zeitpunkt, zu dem Unbehagen im Bauchraum mit Stimmungstiefs und Mattigkeit nicht mehr zu übersehen sind, hängt von der Verdauungskraft des jeweils Betroffenen ab. Dazu kommt noch ein häufiger Fehler, bei wel-

chem dem Getreide eine Mischung von Milch und Früchten hinzugefügt wird, statt daß reine Sahne mit etwas Wasser und sehr wenig Früchten verwendet werden.
Die zunehmende Bildung giftiger Gase, zusammen mit den anderen Symptomen, zeigen auch dem Laien, daß sein Körper durch den Genuß rohen Getreides bei weitem überfordert wird. Noch schlimmer allerdings wären die Auswirkungen dann, würde man nun das Müsli am Abend zu sich nehmen. Mancher Gesundheitsapostel, der am Morgen einmal auf sein rohes Müsli verzichtete und statt dessen die Körner kochte oder einfach ein Brötchen als Frühstück zu sich nahm, stellte überrascht fest, daß er sich danach sehr viel wohler fühlte als er es sonst gewohnt war.

Die Rolle der Ballaststoffe

Die Behauptung man benötige größere Mengen an Ballaststoffen, konnten trotz vieler klinischer Untersuchungen nicht bestätigt werden. Trotzdem werden Ballaststoffe weiterhin zur Beseitigung von Stuhlverstopfung empfohlen. In Wirklichkeit sind es neben Eiweißmast und anderen Ernährungsfehlern gerade die Gärungs- und Fäulnisstoffe, die für die Trägheit, das heißt die Lähmung der motorischen und nervösen Funktionen des Dickdarmes verantwortlich sind. Diese entstehen eben gerade dann, wenn die Verdauungsorgane mit zu großen Mengen Zellulose belastet werden. Zellulose ist ein unverdaulicher Füllstoff, der im rohen Zustand sehr scharfe und spitze Kanten aufweist. Diese können zur Reizung und sogar zur Verletzung der Darmschleimhaut führen. Die wichtigsten Vitalstoffe befinden sich aber vor allem in diesen Fasern. In rohem Zustand genossen, verlassen sie den Körper schnell und ungenützt. Schonendes Kochen zerstört zwar einen Teil der Vitamine, vermag aber die "versteckten" Vitalstoffe verfügbar zu machen.
Der Darm ist kein Ofenrohr. Man muß ihn nicht unbedingt mit einer großen Menge von Ballaststoffen füllen, damit sich sein Inhalt weiter bewegt. Denn der Darm verfügt durchaus über die Fähigkeit, mit Hilfe seiner Ringmuskulatur den Speisebrei zu durchmischen und weiterzubefördern.

Gefährliche Pilze auf gekeimtem Getreide

Auf rohem, über Nacht eingeweichtem Getreide sprießen verschiedene Formen des Candidapilzes. Diese Gefahr besteht auch dann, wenn im Haushalt Getreide angekeimt wird.

Pilze waren vor uns auf der Erde und werden die Menschheit überleben, weil sie weder durch Kochen noch durch Verbrennen abzutöten sind. Abwehrschwache Menschen können in akute Lebensgefahr geraten, wenn sie zu viele dieser Pilze aufnehmen. Die langfristige Gefahr liegt darin, daß sich im Laufe der Jahre nicht nur die Pilzstämme vermehren, sondern daß der einzelne Pilz auch eine immer größere Form annimmt. Wenn man bedenkt, wie groß die Anzahl solcher Pilze in unserem Körper sein kann und wie schädlich das für unsere Gesundheit ist, muß man heute bereits von einer "Pilz-Seuche" sprechen.

Verändern sich Mineralstoffe durch das Kochen?

Die Behauptung der einseitigen Rohköstler, daß die in der Nahrung enthaltenen Mineralstoffe durch Erhitzen anorganisch würden und somit vom Körper nicht mehr aufgenommen werden könnten, ist unsinnig. Denn *anorganisch* im Sinne der Verwertung werden Mineralstoffe nur durch völliges Verbrennen, also durch Veraschung. Und die zur Umwandlung der Mineralstoffe notwendige Hitzeeinwirkung wird beim Kochvorgang nicht erreicht. Sie beginnt frühestens bei einer Temperatur von 120 ° C.

Beim schonenden Kochvorgang kommt es dagegen sogar zu einer Dynamisierung der organischen Fasern. Es tritt eine verstärkte Ionisierung ein, wobei die Ionen aus ihrer Bindung befreit werden. Und gerade dieser Vorgang hat eine bessere Verwertbarkeit der Mineralstoffe durch den Körper zur Folge.

Sinnvoll und gesund ist sowohl rohe als auch gekochte Nahrung in jeweils zuträglichen Mengen

Rohkost sei leicht verdaulich, behaupten die Vertreter dieser Ernährungsrichtung. Sie begründen das meist damit, daß rohe Kost Magen und Darm schnell durchläuft und wieder verläßt. Ich würde eher sagen, daß der Körper der meisten Menschen diese gärenden und deshalb säuernden Stoffe schnell wieder loswerden möchte.

Auch die Erfahrungen und Untersuchungen vieler Kurkliniken zeigen, daß Rohes schwer verdaulich ist. Rohes Gemüse und rohes Obst verlangsamen den Stoffwechsel und senken die Körpertemperatur. Sie sollten deshalb nur in kleinen Mengen verzehrt werden.
Die gründliche Verarbeitung und Auswertung der Nahrung im Körper ist aber ungemein wichtig. Denn alles, was nicht voll verwertet wird und nicht ausgeschieden werden kann, bildet Ablagerungen.

Je mehr die Nahrung zerkleinert, gerührt und geschlagen wird, desto mehr Inhaltsstoffe können aufgenommen werden, die dem Körper dann als Nahrungs- und Vitalstoffe zur Verfügung stehen. Das Argument, daß man von gekochter Nahrung leicht zu viel essen kann und dadurch möglicherweise Übergewicht entsteht, ändert nichts am tatsächlichen Wert eines sinnvollen Einsatzes sowohl von roher als auch gekochter Nahrung. Der Mangel an Einsicht und Disziplin taugt nicht als Argument für einseitige Diäten.

Zu viel rohe Kost verhindert die Höherentwicklung des Bewußtseins

Mit der einseitigen Rohkosternährung begibt man sich in die Vorzeit der menschlichen Entwicklung. Wer von der Darwin'schen Lehre ausgeht, daß sich der Mensch aus dem Tierreich entwickelt hat und demzufolge ein höher entwickeltes Tier ist, für den ist es ganz natürlich, daß der Mensch ebenso wie Hühner oder Affen seine Nahrung in grober, roher Form zu verzehren hat.

Wer allerdings davon ausgeht, daß in verschiedenen Schöpfungsakten bzw. nach verschiedenen Inkarnationen höhere Wesen entstanden sind, der kann verstehen, daß diese höheren Wesen feinere Nahrung brauchen. Denn mit Sicherheit hat der Gebrauch des Feuers etwas mit der Menschwerdung, mit der Fähigkeit des aufrechten Gangs und der Entwicklung des Bewußtseins zu tun. Und ebenso sicher schenkte der Schöpfer dem Menschen das Feuer auch zum Zweck der weiteren Entwicklung seines Nervensystems, denn davon hängt es ab, wieviel der Mensch von seinem Potential an Bewußtsein nutzen kann.

Die Psychologen sagen, der Mensch nutze davon nur 8 - 10 %. Tieren hingegen steht noch weniger zur Verfügung. Und, wie wir feststellten, ist die Entwicklung des Bewußtseins nach jahrelanger einseitiger Rohkosternährung sogar rückläufig. Tiere können nicht wählen. Der Mensch aber sehr wohl: Er kann sich entschließen, die ihm zur Verfügung stehende Energie verstärkt zur Entwicklung seines Bewußtseins einzusetzen.

Das Bewußtsein ist in den Genen verankert. Es wird über das X-Chromosom vom Vater auf die männlichen Nachkommen vererbt, während sich der weibliche Teil der Menschheit den Fortschritt auf diesem Gebiet selbst erarbeiten muß. Der aufrechte Gang und das zunehmende Bewußtsein gingen Hand in Hand mit dem kraftsparenden Aufschließen der Nahrung mit Hilfe des Feuers. Die Energiemenge, die das Lebewesen für die Verdauung aufwenden muß, fehlt ihm für die Entwicklung des Bewußtseins: dem Weg vom Groben (Rohen) zu feineren seelischen und geistigen Kräften.
Die charakterlichen Eigenschaften eines Menschen, der sich jahrelang mit extremer Rohkost ernährt, sind typisch. Die Probleme liegen vorwiegend im Gefühlsbereich: Intoleranz, Sturheit, Rechthaberei und besonders Aggressivität sind Eigenschaften extremer Rohköstler, die ihren Mitmenschen das Leben manchmal recht schwer machen. Auch Andersdenkende haben vielfach unter dieser Angriffslust zu leiden.
Bei langjährigen Rohköstlern fanden wir oft Stillstand, manchmal sogar einen Rückgang der Bewußtseinsentwicklung. Auch die Entwicklung des "Hypocampus", eines Hirnbezirks, der mit der Intelligenz des Menschen in Zusammenhang steht, kann gestört oder zumindest in seiner Aktivität beeinträchtigt werden.

Wer jedoch mit sich selbst, d. h. mit seiner individuellen Anlage im Gleichgewicht lebt, ist liebevoll und tolerant, geistig und körperlich gesund, voller Charme und positiver Ausstrahlung. So ein Mensch ist glücklich in allen Bereichen seines Seins.

Verdauung ist stets Schwerarbeit: 30 % seiner Kraft wendet der Körper allein für die Verdauung auf. Bei einer sinnvollen Ernährung kann ein guter Teil dieser Kraft eingespart werden. Die so gewonnene Energie könnte der Mensch dann zugunsten der Entwicklung seines Bewußtseins, zur Verfeinerung und Vervollkommnung seiner seelisch-geistigen Möglichkeiten einsetzen.

Der bekannte Anthroposoph Rudolf Steiner, aber auch viele andere sind der Ansicht, daß Sonnenlicht und andere Strahlung aus dem Kosmos (Sonnenwind) als lebensspendede Nahrung zu uns kommen. Diese "Weltraumnahrung" enthält nicht nur eindrucksvolle Mengen verschiedener Metalle, sondern auch genug Wasserstoff, Sauerstoff, Stickstoff und Kohlenstoff.

Es ist wohl kein Zufall, daß alle um spirituelle Entwicklung bemühten Medizin- oder Lebensrichtungen gekochte Nahrung mit einem verhältnismäßig kleinen Rohkostanteil empfehlen. Gemeint sind hier vor allem die anthroposophische Medizin, die Hildegard-Medizin, die Makrobiotik und die Anhänger Lorbers. Das gilt auch für die ayur-vedische Medizin, die ausdrücklich leichte Nahrung bevorzugt. Diese uralte Naturheilmedizin zeigt so hervorragende Ergebnisse, daß sie überall, auch in der westlichen Welt, immer mehr an Bedeutung gewinnt.

Mit Hilfe des Feuers entstand die Erde. Mit ihm werden dem Körper ganz bestimmte Energien zugeführt, die dem Menschen auf seinem Weg zur seelisch-geistigen Vollkommenheit hilfreich sein können.

Der Gebrauch des Feuers war für die sich weiterentwickelnden Lebewesen, also für den Menschen mit aufrechtem Gang, mit der Fähigkeit zu denken und einem erwachenden Bewußtsein bereits bei der Schöpfung vorgesehen. Selbst in den entlegensten Gebieten der Erde, wo keine Zivilisation oder Industrie den Geschmack oder das Empfinden der Menschen manipulieren konnte, wurde und wird das Feuer zur Vorverdauung der Nahrung eingesetzt.

Wir wurden mit dem Auftrag zur Erde geschickt, das großartige Geschenk des Schöpfers, das Bewußtsein, zu entwickeln. Das ist also unsere oberste Pflicht. Weil die Natur zur Erreichung ihrer Ziele immer mit dem geringsten Aufwand an Energie arbeitet, sollte man sie in allen Dingen als größte Lehrmeisterin anerkennen.

Entlasten wir also den Körper von der Schwerarbeit Verdauung Rohes und Gekochtes soll in sinnvollen Mengen gebraucht werden.

Das ist menschenwürdige Ernährung

Lob des Feuers

eine Textpassage aus dem Vorspann zu dem Film "Am Anfang war das Feuer"

"Am Anfang war das Feuer: Vor 80 000 Jahren erblickte die Menschheit das Licht der Welt. Der prähistorische Mensch wußte damals das Feuer, das die Natur ihm zu schenken gewillt war (feuerspeiende Vulkane und Blitze), zu bewahren, doch er besaß noch nicht die Fähigkeit, dieses Element aus eigener Kraft herzustellen.
Das Feuer mit seiner lebensspendenden Kraft bildete den Mittelpunkt der urmenschlichen Gemeinschaften. Es war zum Überleben notwendig und zum Garen des erlegten Wildes. Wer das Feuer besaß, besaß das Leben."

Freie Radikale

Nach einem Artikel von Dr. Hans Schäffler (TM-Zeitung)

Die Atmosphäre der Erde besteht zu 21 % aus Sauerstoff. Dieser ist für uns sowie für die meisten Lebewesen natürlich lebenswichtig. Jedoch können sich, durch die Gegenwart des Sauerstoffs, in unserem Körper jederzeit sogenannte "freie Radikale" bilden. Diese freien Radikale sind aggressive Bruchstücke von Molekülen, die regelmäßig im Stoffwechsel entstehen. Ganz ohne freie Radikale kann der Mensch nicht leben. Sie helfen, Krankheitserreger und Fremdkörper unschädlich zu machen. Der größere Teil der Radikale entsteht durch Stoffe, die aus der Umwelt aufgenommen werden. Entweder sind sie selbst Radikale oder sie führen zu deren Bildung im Körper. Bei verschiedenen Vorgängen in den Zellen, vor allem wenn Sauerstoff nicht ausreichend verbrannt wird, entstehen diese aggressiven Moleküle. Sie binden sich an normale Moleküle und wandeln diese ebenfalls in freie Radikale um.

Was macht sie so aggressiv?

Ihre Atome haben ein Elektron zu wenig oder eines zu viel. In jedem Fall möchten sie dies ausgleichen. Entweder gelingt es ihnen, ein Elektron loszuwerden oder sich eines woanders zu beschaffen. Damit können Kettenreaktionen in Gang gesetzt werden, die zu starken Schädigungen der Gewebe führen. Freie Radikale gelten als wichtige ursächliche Faktoren für etwa 80 % aller Erkrankungen. Sie sind verantwortlich für ein schnelleres Altern des Körpers.

Die natürlichen Schutzmechanismen des Körpers gegen freie Radikale sind heute oft überfordert, da Umweltbelastungen und Streß sowohl die Reinigungsvorgänge blockieren als auch die Bildung der freien Radikale fördern.

Die Bildung freier Radikale wird durch die Schadstoffbelastung von Wasser und Luft erhöht. Dazu gehört z. B. der Zigarettenrauch. Auch einige Medikamente sowie die Behandlung mit der künstlichen Niere tragen zu ihrer Vermehrung bei. Nierenkranke Patienten erleiden oft eine Schädigung des Herzmuskels.

Da die Bedeutung der freien Radikale zunehmend erkannt wird, sucht die medizinische Forschung intensiv nach Stoffen, die sie neutralisieren können. Niva, ein Immunologe aus Japan, hat herausgefunden, daß eine bestimmte ayur-vedische Nahrungsergänzung die Gewebe weitaus wirkungsvoller von freien Radikalen befreit als andere Substanzen. Dadurch werden Radikale 1000mal stärker vertilgt als die bisher bekannten Radikalenfänger (Antioxidantien) dies vermögen.

Wie wichtig eine Stärkung der Schutzmechanismen des Körpers gegen freie Radikale ist, zeigen die folgenden Abschnitte, in denen einige medizinische

Forschungsarbeiten wiedergegeben werden, welche die Rolle der freien Radikale bei unterschiedlichen Erkrankungen beleuchten.
Eine sehr ernsthafte, oft tödlich verlaufende Erkrankung, ist die akute Bauchspeicheldrüsenentzündung. Im Krankheitsverlauf spielen freie Radikale eine wesentliche Rolle. Bei einer klinischen Untersuchung überlebten alle 8 Patienten mit einer akuten Bauchspeicheldrüsenentzündung, bei denen die Menge der freien Radikale gesenkt wurde. Dagegen starben in der unbehandelten Gruppe 8 von 9 Patienten.
Aber auch die Lunge reagiert sehr empfindlich auf diese aggressiven Moleküle. Kommt es zu einer Überproduktion in der Lunge, so sind Lungenentzündung, eine Verhärtung des Lungengewebes oder übermäßige Schleimproduktion die Folge. Gelegentlich kommt es zur bösartigen Entartung der Lungenzellen. Auch eine angeborene Lungenerkrankung, die Mukoviscidose, geht zurück auf die mangelnden Fähigkeiten des Körpers, die freien Radikale aus dem Blut zu entfernen.
Auch bei AIDS wird die Rolle der Radikale für den Krankheitsverlauf immer mehr erkannt. In der Behandlung probiert man bereits mit einigem Erfolg Mittel aus, um die freien Radikale abzubauen.
Im Tierversuch konnte gezeigt werden, daß der Schutz des Herzens vor freien Radikalen dessen Widerstandsfähigkeit gegen krankheitsauslösende Faktoren wie etwa Sauerstoffmangel erhöht. Das könnte in Zukunft eine Rolle beim Schutz vor Herzinfarkt spielen.
Dies ist nur ein kleiner Auszug aus den Forschungsarbeiten, die derzeit über freie Radikale laufen. Sie bestätigen die Bedeutung einer ayur-vedischen Nahrungsergänzung, die man von alters her als Amrit Kalash bezeichnet. Sie wird sowohl in der Vorbeugung als auch zur Unterstützung der Behandlung eingesetzt.
Amrit Kalash und andere ayur-vedische Produkte werden deshalb sicher bald einen wichtigen Platz in der Gesundheitspflege haben.

Cholesterin, Arteriosklerose und Freie Radikale

Dr. med. Hans Schäffler

aus "Maharishi Ayur-Veda", der Zeitschrift für vollkommene Gesundheit und langes Leben.

Cholesterin wird zur Zeit zum Gesundheitsfeind Nummer Eins erklärt. Während man bisher einen Wert von 250 mg/dl als normal ansah, empfiehlt die Nationale Cholesterin-Initiative unabhängig, von Alter und Geschlecht, einen oberen Grenzwert von 200 mg/dl. Dies macht vier von fünf erwachsenen Bundesbürgern behandlungsbedürftig. Ziel dieser Cholesterinsenkung ist es, das Risiko für den Herzinfarkt zu mindern. Der folgende Artikel soll darstellen, daß das Thema Cholesterin jedoch sehr viel differenzierter zu betrachten ist.

Herzerkrankungen wie der Herzinfarkt gehören zur häufigsten Todesursache. Kein Wunder, daß die Medizin angestrengt nach den Ursachen dieser Volksseuche sucht. Bei großangelegten statistischen Untersuchungen wurden im Laufe der letzten Jahrzehnte sogenannte Risikofaktoren herausgearbeitet. Vor allem das Rauchen, ein überhöhter Blutdruck und erhöhte Blutfettwerte sollen die Gefahr vergrößern, an einer Verengung der Herzkranzgefäße zu erkranken. Dies hat in den letzten Jahren das Cholesterin in Verruf gebracht. In den USA wurde das Cholesterin zum Volksfeind Nummer Eins. Jede Mahlzeit wird fast nur noch nach dem Gehalt an Fett und Cholesterin beurteilt.

Erste Ansätze hierzu findet man auch in der Bundesrepublik. Viele Ärzte glauben, mit einer drastischen Senkung des Cholesterins ließe sich die Erkrankungshäufigkeit an Herzinfarkt deutlich vermindern. Während früher ein Cholesterinwert von 250 mg/dl noch als normal durchging, wird heute ein Wert von 200 mg/dl angestrebt. Nach diesen Richtlinien wären bereits die Hälfte aller 20jährigen krank und bei den über 60jährigen wären es neun von zehn Menschen.

Die Rolle des Cholesterins im Körper

Das Cholesterin ist eine der wichtigsten Substanzen im Körper, ohne die Leben nicht möglich ist. So bildet es die Muttersubstanz für die Herstellung aller Sexualhormone, der Nebennierenrindenhormone und der Gallensäuren. In den Zellwänden ist das Cholesterin ein wichtiger Baustein. Es regelt dort den Transport von Nährstoffen in und aus der Zelle. Dabei schützt es die Zellen auch vor Viren und Bakteriengiften. Zu Beginn dieses Jahrhunderts, als noch keine Antibiotika zur Verfügung standen, wurden Cholesterininfusionen bei Infektionen und gegen Bienenstiche und Schlangenbisse eingesetzt. Das Cholesterin sollte die Zellen gegenüber den Giftstoffen abdichten. Neuere Untersuchungen bestätigen, daß Cholesterin die Zellwände stabilisiert und damit eine entgiftende Wirkung bei Infektionen haben kann.

Cholesterin und Ernährung

Da das Cholesterin lebenswichtig ist, verläßt sich der Körper nicht auf die Zufuhr durch die Nahrung. Vielmehr ist er imstande, das gesamte Cholesterin selbst zu bilden. Ein erwachsener Mensch synthetisiert täglich ca. 1000 mg Cholesterin. Bei gemischter Kost werden dem Organismus zusätzlich etwa 500 mg Cholesterin zugeführt, von denen der Darm nur 35 % - 50 % aufnehmen kann. Der Körper paßt seine Cholesterinproduktion der Nahrungsaufnahme an. Bei cholesterinhaltiger Ernährung drosselt der Organismus weitgehend seine Eigenproduktion. Der Cholesterinspiegel im Blut bleibt dadurch weitgehend unverändert.

Cholesterinspiegel und Herzerkrankungen

Das Cholesterin wird im Blut von Eiweißmolekülen transportiert. Dabei gibt es für die Cholesterinmoleküle zwei verschiedene Fahrzeuge, die sich im Labor unterscheiden lassen. Man spricht von HDL-Cholesterin. HDL bedeutet "high density lipoproteine", LDL steht für "low density lipoproteine". Damit ist angedeutet, daß die Verbindung von Cholesterin und Eiweiß-Molekül-Komplexen eine verschiedene Dichte haben. Für die Praxis ist wichtig, daß die Forschung einen Zusammenhang zwischen einem erhöhten LDL-Cholesterin und der Häufigkeit von Herzerkrankungen nachweisen konnte. Auch in Ländern, in denen die Bevölkerung erhöhte Werte für das LDL-Cholesterin aufweist, kommen Herzerkrankungen häufiger vor. Dagegen hat das HDL-Cholesterin eine schützende Wirkung für die Arterien. Deshalb wird bei der Blutabnahme das HDL- vom LDL-Cholesterin unterschieden. Das Verhältnis zwischen beiden soll etwas über das Risiko aussagen, am Herzen zu erkranken.
Die Beziehungen zwischen dem LDL-Cholesterin und der Häufigkeit von Herzerkrankungen ist jedoch nicht so eng, wie glauben gemacht wird. Auch bei niedrigem Cholesterinspiegel ist der Herzinfarkt bei Männern die Haupttodesursache. Ein Drittel aller Herzinfarkte läuft bei Werten unter 200 mg/dl ab. Schließlich gibt es keine Beziehung zwischen der Höhe des Cholesterinspiegels und plötzlichem Herztod. In der Bundesrepublik war in den letzten Jahren die Zahl der Herzinfarkte bei allen Personen unter 75 Jahren rückläufig, während der durchschnittliche Cholesterinspiegel sogar leicht angestiegen ist.

Cholesterin und allgemeine Krankheitshäufigkeit

Bisher wurden nur die Beziehungen zwischen Cholesterin und den Herzerkrankungen beleuchtet. Bezieht man andere Erkrankungen mit ein, wird das Bild noch komplexer. In einer großen Studie (MRFIT-Studie) wurden 12 666 Männer in zwei Gruppen eingeteilt. Die Versuchsgruppe wurde angewiesen, das Rauchen aufzugeben, den Blutdruck zu senken und das Cholesterin zu reduzieren. Die Kontrollgruppe sollte nach Hause gehen und leben wie zuvor. Bei der Versuchsgruppe fiel das Cholesterin um 7 %, gegenüber 2 % bei der Kontrollgruppe. Interessant ist das Ergebnis der Studie: Bei der Versuchsgruppe gab es weniger tödliche Herzinfarkte (115 zu 124), jedoch mehr Krebstote (81 zu 65). Auch die Gesamtsterblichkeit lag in der Versuchsgruppe insgesamt etwas höher (265 zu 260). Nicht nur das Krebsrisiko steigt mit niedrigem Cholesterin, auch die Zahl der Schlaganfälle nimmt zu. Außerdem hat sich gezeigt, daß die Senkung des Cholesterins mit einer erhöhten Tendenz zu Unfällen, Selbstmord und Gewaltanwendungen einhergeht. Für dieses zunächst ungewöhnliche Ergebnis gibt es eine einleuchtende Erklärung. Cholesterin ist ein wichtiger Baustein der Zellwände. Gerade die Zellen des Gehirns sind vom Cholesterin in hohem Maße abhängig. Deshalb ist es naheliegend, daß eine Erniedrigung des Cholesterins zu einer Schädigung der Zellwand und damit zu Stimmungsveränderungen führt, die sich in Unfällen, Selbstmorden oder Gewalteinwirkungen äußern können.

Die Entstehung der Arteriosklerosen

Siehe Anmerkung des Arbeitskreises Seite 85

.... Andererseits ist das Cholesterin ein wichtiger Reparaturfaktor für geschädigte Zellen. Deshalb ist die Annahme berechtigt, daß der Organismus das Cholesterin benutzt, um die Gewebedefekte zu kitten. Vor diesem Hintergrund ist es unsinnig, einen Zusammenhang zwischen dem Nahrungscholesterin und der Einlagerung des Cholesterins in den Arterien herzustellen. Die Arteriosklerose läuft in dieser Form auch bei Tieren ab, die nie Cholesterin oder gesättigte Fettsäuren zu sich nehmen.
Nach neueren Untersuchungen spielen "freie Radikale" bei der Entstehung der Arteriosklerose eine wichtige Rolle. Bei den freien Radikalen handelt es sich um aggressive chemische Stoffe, die im Stoffwechsel laufend entstehen. Kann sie der Organismus nicht unmittelbar entfernen, greifen sie sofort andere Moleküle, Zellen und Gewebe an. Deshalb hat der Organismus potente Schutzsysteme errichtet, um die freien Radikale laufend zu neutralisieren. Die Bildung der freien Radikale wird durch Umweltbelastungen, Streß und denaturierte Nahrung erhöht. Eines der wichtigsten freien Radikale ist atomarer Sauerstoff. Trifft er auf Cholesterinmoleküle, werden diese umgehend oxidiert. Dieser Vorgang spielt sich auch in den Gefäßwänden ab. Wird das LDL-Cholesterin in den Arterienwänden durch freie Radikale angegriffen, kommt es zu Abwehrreaktionen des Körpers, in deren Verlauf die Arterienverkalkung fortschreitet. Dadurch wird das Problem der Arterienverkalkung noch einmal vielschichtiger und viele Ernährungsempfehlungen müssen neu überdacht werden. Bisher war es für den gesundheitsbewußten Bürger selbstverständlich, die Aufnahme von Cholesterin einzu-

schränken und dafür viel ungesättigte Fettsäuren zu verzehren, denn ungesättigte Fettsäuren haben eine cholesterinsenkende Wirkung. Gleichzeitig erhöhen die ungesättigten Fettsäuren jedoch die Tendenz des Organismus, freie Radikale zu bilden, während z. B. die Fette der Butter freie Radikale abfangen können. Dies könnte die Ergebnisse der Minnesota-Heart-Study erklären. Hier wurden 7000 Personen in zwei Gruppen eingeteilt. Die Versuchsgruppe erhielt eine extrem cholesterinarme Diät. Gleichzeitig lag der Anteil der ungesättigten Fettsäuren sehr hoch. Unter dem Einfluß dieser Diät sank das Cholesterin tatsächlich um 14 %. Dagegen lag in der Kontrollgruppe der Cholesterinverzehr fast um das Dreifache höher, jedoch gab es kaum ungesättigte Fettsäuren. Der Cholesterinspiegel änderte sich natürlich nicht. Erstaunlich sind nun die Ergebnisse. In der Versuchsgruppe mit der cholesterinarmen Diät lag die Häufigkeit der Herzerkrankungen und der tödlichen Herzinfarkte höher als in der Kontrollgruppe.

Zusammenfassung

Die Cholesterinwerte sind altersabhängig. Sie steigen bei gesunden Männern vom zwanzigsten bis zum sechzigsten Lebensjahr von durchschnittlich 202 auf 245 mg/dl und bei Frauen von 204 auf 266 mg/dl. Die individuelle Schwankungsbreite ist dabei sehr groß, so daß auch Werte um 300 mg/dl noch normal sein können. Faßt man alle Untersuchungen zusammen, so ist eine Senkung des Cholesterins auf Werte unter 250 mg/dl nicht sinnvoll. Eine Behandlungsbedürftigkeit könnte sich jedoch bei Werten über 300 mg/dl ergeben. Hier sollte auf jeden Fall ein Gespräch mit dem Arzt erfolgen.

Schlußfolgerung für die tägliche Routine

Jeder kann seinen Stoffwechsel mit ganz einfachen Maßnahmen in Ordnung halten. Im Vordergrund stehen regelmäßige warme Mahlzeiten, die durch etwas Frischkost in Form von Salaten und Obst ergänzt werden. Das Essen sollte überwiegend leicht sein. Für Nichtvegetarier empfiehlt es sich, Rind- und Schweinefleisch zu reduzieren. Wichtig ist die Frage der Fette. Für den Stoffwechselgesunden ist eine geringe Menge an Fett ein wichtiger Bestandteil ausgewogener Ernährung. Der Ayur-Veda empfiehlt zum Kochen ausgelassene Butter (Ghee)*. Für Salate verwendet man kaltgeschlagene Öle wie Oliven- oder Sonnenblumenöl. Hochungesättigte Fettsäuren sind wegen ihrer ungünstigen Wirkung auf die freien Radikale neuerdings umstritten. An dieser Stelle wurde bereits wiederholt über den Gebrauch von heißem Wasser berichtet. Zur Aktivierung des Stoffwechsels wird empfohlen, über den Tag

---

* Ghee bereitet man durch ein bestimmtes Verfahren so auf, daß Butter vom tierischen Eiweiß befreit wird. So hilft man sich in Europa. Traditionell wird Ghee aber aus Sahne gewonnen und kann fertig beim Inder oder in wenigen Feinkost-oder Bioläden gekauft werden. (siehe Firmenverzeichnis im Anhang) Die Trennung zwischen Butter und Eiweiß darf nicht durch chemische Hilfsmittel erfolgen! Bitte nicht mit Butterschmalz aus dem Großmarkt verwechseln!

verteilt schluckweise heißes Wasser zu trinken. Die ärztliche Praxis zeigt, daß sich allein durch heißes Wasser und eine leichte gemischte Kost überhöhte Blutfette normalisieren.
Regelmäßige Bewegung ist eine wichtige Säule der Gesundheit. Der Ayur-Veda empfiehlt als tägliches Minimum einen strammen Spaziergang von 30 Minuten. Untersuchungen haben gezeigt, daß bei dieser Form der körperlichen Belastung die Muskelfasern vermehrt Fette verbrennen.
Als letztes bleibt die Frage der freien Radikale. Die Medizin wird auf dieses Problem zunehmend aufmerksam und empfiehlt Stoffe wie Vitamin C und E oder Selen, die die freien Radikale in den Geweben neutralisieren. Im Maharishi-Ayur-Veda werden hier Rasayanas (Revitalisierungsmittel) eingesetzt. Neuere Untersuchungen von Sharma haben ergeben, daß die gebräuchlichen Rasayanas des Maharishi-Ayur-Veda wie das "Amrit Kalash" eine bis um das Tausendfache höhere Wirkpotenz gegenüber den freien Radikalen haben als handelsübliche Präparate. Vom Amrit Kalash ist schließlich bekannt, daß es die Verklumpung der Blutplättchen normalisiert und dadurch einer Thrombosebildung, die in geschädigten Herzkranzgefäßen zum Herzinfarkt führen kann, vorbeugt.
Bei der Entstehung von Herzinfarkten spielen neben dem Stoffwechsel vor allem Streßfaktoren eine führende Rolle. Deshalb sollte eine Methode der Tiefenentspannung und Persönlichkeitsentwicklung, wie die Transzendentale Meditation, bei keinem ganzheitlichen Gesundheitsprogramm fehlen. Faßt man die gesamte wissenschaftliche Literatur zusammen, dann dürfte die Transzendentale Meditation wie keine andere Methode das Herz-Kreislauf-System vor Entgleisungen schützen und das Nervensystem gegenüber Streßfaktoren stabilisieren.
Ein vorbeugendes Programm gegenüber Herz-Kreislauf-Erkrankungen gestaltet sich deshalb sehr einfach: leichtes Essen, heißes Wasser, ausreichende Bewegung, Rasayanas und die regelmäßige Praxis der Transzendentalen Meditation formen ein handliches Paket, das nicht nur dem Herzinfarkt vorbeugt, sondern sich als allgemeines Gesundheitsprogramm anbietet.

Anmerkung des Arbeitskreises

An dieser Stelle waren Rückblicke auf ältere Vorstellungen vorgesehen, die sich aber inzwischen gewandelt haben.
Die früheren Ansichten über Entstehung und Folgen der Arteriosklerosen waren sehr unterschiedlich. Außerdem wurden manche Organschäden irrtümlich der Sklerose angelastet. Auf diesem Gebiet sind deshalb neue Überlegungen und auch Maßnahmen erforderlich.
Verdienstvoll weist dieser Beitrag darauf hin, daß nicht jedes Cholesterin als schädlich gelten darf.

Freie Radikale und die Sauerstoffversorgung

Ingeborg Oetinger

Gesundheitsschädlicher Sauerstoff

Bereits vor über 100 Jahren machten französische Ärzte eine überraschende Entdeckung: In Hospitälern, die mit Ventilatoren ausgestattet waren, starben mehr Menschen als in den Häusern, in welchen der Luftaustausch über Fenster und Rauchabzüge vonstatten ging. Diese Beobachtung führte zu zahlreichen Auseinandersetzungen in der Pariser Medizinischen Akademie sowie 1878 auf dem Internationalen Hygienekongreß.
In unserem Jahrhundert wurde man durch Beobachtung an Astronauten darauf aufmerksam, daß sie trotz ausreichender Sauerstoffzufuhr in geschwächtem Zustand die Raumkapsel verließen. Allein mit der starken körperlichen Beanspruchung durch den Flug ließ sich das nicht erklären.
Um es vorwegzunehmen: Positiv geladene Sauerstoffionen, wie sie die Raumfahrer mit sich führten, sind zweifellos schädlich für den Körper. Wahrscheinlich regen sie die Ausschüttung des Streßhormons Serotonin an. Wenn in Süddeutschland der Fön einsetzt, dann ist die Luft mit positiven Ionen angereichert und die Menschen fühlen sich nicht wohl. Dagegen stärken negative Ionen das Immunsystem.
Wenn ein Sprichwort heißt, "Jedes Ding hat zwei Seiten", so gilt das auch für den Sauerstoff, den wir mit der Luft einatmen. Einerseits ist er lebensnotwendig, solange er nicht im Übermaß eingeatmet und, was noch wichtiger ist, restlos verwertet wird. Sauerstoff, den der Körper nicht schnell genug verwerten kann, bildet verschiedene Verbindungen und Oxide mit anderen chemischen Elementen. Die Wirkung dieser radikalen Moleküle ist verhängnisvoll für die menschliche Gesundheit.
Diese Tatsache wurde im zaristischen Rußland von Dr. von Brunowsky*, nachgewiesen. Die damals ausgebrochene Große Oktoberrevolution führte zu seiner Verhaftung, wodurch diese wichtigen Erkenntnisse in Vergessenheit gerieten.
Jetzt, nach über 80 Jahren wurde diese Entdeckung durch das nachstehende Referat von Harry Elden** in der Universität Florida USA bestätigt.

Zitat Harry Elden:
"Die längste Lebensspanne des Menschen ist überall praktisch dieselbe. Sie liegt knapp unter 120 Jahren; das heißt aber nicht, daß das theoretisch Mögliche tatsächlich erreicht wurde. Um dies zu ermitteln ... (hier folgen sehr komplizierte Berechnungen mit graphischen Erläuterungen usw.)... Man kommt auf diese Weise auf knapp 140 Jahre. Da die mittlere Lebenserwartung

---

* Dr. Dr. Kostantin von Brunowsky, seinerzeit Privatdozent an der Petrowsko-Rasumowska-Akademie in Moskau.

** Zitate aus dem Referat (Universität Miami) am Symposium in Nutrition and Aging, organisiert von der Florida International University und der Inter Health Foundation. Miami (Florida) Nov. 1985.

in den Industrieländern zwischen 70 und 80 Jahren liegt, wird heute offenbar nicht viel mehr als die Hälfte des tatsächlich Möglichen erreicht."

Eine Verlangsamung der Alterungsvorgänge läßt sich vermutlich durch eine bessere Sauerstoffversorgung des Körpers erzielen.
Elden hält den Sauerstoff für das gefährlichste natürliche Umweltgift. Wenn Sauerstoff nicht rasch genug abgebaut wird, führt dies zu gesundheitlichen Schäden.
Nur negative Sauerstoffionen sind biologisch wirksam, während positive Sauerstoffteilchen, die z. B. aus Verbrennungsgasen, Warmluftfronten, Föhn, heißer Saunaluft oder Klimaanlagen stammen, Mensch und Tier gereizt, aggressiv und bösartig machen können.
Heute ist kaum noch bekannt, daß früher zahlreiche Versuche mit negativen Sauerstoffionen durchgeführt wurden. Asthma, Heuschnupfen, Verbrennungen und die verschiedensten Schmerzzustände ließen sich damit erfolgreich behandeln.
In der Sowjetunion wurden auf diese Art Sportler für ihre Wettkämpfe fitgemacht.
Zahlreiche Gesundheitszeitungen, Vereine usw. raten heute zu Maßnahmen, welche eine bessere Sauerstoffversorgung des Körpers zum Ziel haben. Wie wir sehen, gehen davon auch gewisse Risiken aus.
Das Ozonloch über Europa kann zu immer noch größeren Schadstoffkonzentrationen in der Luft führen. Nicht nur für Menschen mit Pseudo-Krupp ist das eine gefährliche Belastung, sondern jedermann muß nach Wegen suchen, der größer werdenden Gefahr einer schnellen Alterung durch freie Radikale zu begegnen.
Wie ist nun aber die zweifellos notwendige bessere Sauerstoffversorgung zu gewährleisten, ohne langfristige Schäden in Kauf nehmen zu müssen?
Das oft empfohlene Atmen aus der Sauerstoffflasche kann kein Ausweg sein. Die Metallwand der Flasche besitzt eine positive elektrische Ladung, wodurch ein großer Teil der wertvollen negativen Ionen an die Flaschenwand gebunden wird.* Das verändert Charakteristik und Wirkung des Atemgases. Es wird ärmer an negativen, leichter verwertbaren Sauerstoffionen. Ein großer Teil davon sind freie Radikale. Das war der Grund für die oben erwähnte körperliche Schwäche der Astronauten, die sich in einer Metallkapsel aufhalten mußten.

Ein U-Boot-Fahrer des letzten Krieges berichtet die folgende Beobachtung: Während der Unter-Wasser-Fahrten lebte die Mannschaft zunächst von der Luft, die sich im Raum des Bootes befand. Später wurde in Metallflaschen gespeicherter Sauerstoff nach Bedarf hinzugegeben.
Mußte das Boot länger unter Wasser bleiben, nahmen Mißstimmung und Gereiztheit ständig zu. Ebenso wie im Falle der Raumfahrer war die Verän-

---

* Inzwischen gibt es auf diesem Gebiet bereits verbesserte Methoden. (Siehe Firmenverzeichnis unter "Sauerstoffatmen")

derung nicht allein durch die größeren körperlichen oder seelischen Belastungen zu erklären. Auch eine Anreicherung der Atemluft mit Kohlendioxid kam nicht als Ursache in Frage, weil es durch Kalipatronen abgefiltert wurde.
Die Zusammenhänge lassen sich durch die Tatsache erklären, daß die Metallwand des Bootes ebenso wie diejenige der Sauerstoffflaschen eine positive Ladung hat und deshalb negative Ionen an sich bindet. Der verhältnismäßig große Anteil an positiven Ionen bzw. freien Radikalen vermindert die Qualität der Atemluft erheblich. Es wurde bereits gesagt, daß ein Übermaß an freien Radikalen zu Aggressionen führen kann.

Ist Joggen der Ausweg?

Die gesundheitlichen Vorteile des Sports werden heute derart überbewertet, daß Sportmediziner schon seit Jahren ihre Bedenken äußern.
Am Max-Planck-Institut in München stellte man fest, daß beim Joggen der Cortisonspiegel im Blut ständig höher ist als bei anderen Personen. Das bedeutet, mehr Säure im Blut! Cortison gilt auch als Streß-Hormon, d. h., bei jeder Art von Streß wird es vermehrt ausgeschüttet. Cortison verändert den Stoffwechsel im Gehirn. Seelische und körperliche Schäden sowie schnelleres Altern können bei "Langzeit-Joggern" oder bei Menschen, denen es nicht gelingt, den Stoff schnell genug abzubauen, die Folge sein.
Unter der Leitung von Prof. Dr. med. Hans Franke an der Uni Würzburg (1974) wurden 100jährige Menschen untersucht. Sie alle trieben keinen Sport! Damit soll nichts gegen ein vernünftiges Maß an Bewegung gesagt sein. Aber das so moderne Lauftraining, welches zur gesteigerten Aufnahme von Sauerstoff schlechter Qualität führt, muß eher als schädlich angesehen werden. Oft rennen die Sportler entlang der Fahrbahnen, wobei naturgemäß tief ein- und ausgeatmet wird. Die Luft an den Autostraßen, mit denen sich die Lungen nun kräftig füllen, ist hoch belastet mit den gesundheitsschädlichen freien Radikalen.
Es müssen Wege gefunden werden, nicht nur mehr Sauerstoff einzuatmen, sondern ihn vor allem besser und schneller zu verwerten.
Eine lebenswichtige Entdeckung: Die lebensverlängernde Wirkung der mit den negativen Sauerstoffionen des Wassers, sogenannten Hydroionen angereicherten Atemluft beobachtete Dr. Konstantin von Brunowsky in einem abgelegenen Dorf im Kaukasus, in dem die meisten Einwohner das Alter von über 140 Jahren erreichten.
Bald gelang es dem russischen Forscher, durch eindrucksvolle Versuche an Menschen in einem Spezialinstitut im Kaukasus, durch kurzes Einatmen von negativen Hydroionen (ionisierte Bestandteile des Wassers = Wasserfalleffekt) eine vollständige Verwertung des sog. "alten" Sauertoffs im Körper zu erreichen.

Die früheren Sowjets sagten, daß viele Krankheiten dann beginnen, wenn der Nachschub an Bioplasma gestört ist. Sie haben festgestellt, daß schon das Besprühen einer Wunde die Heilung beschleunigen kann, da die negativen Ionen helfen, den Plasmakörper wieder ins Gleichgewicht zu bringen.
Dieses Wissen sowie die Entdeckung, die sein Vater machte, veranlaßten seinen Sohn, Karl von Brunowsky zum Bau eines Spezialgerätes, des TROMA-ION.
Seit 40 Jahren wird es in Deutschland verwendet. Karl von Brunowsky wies in seinen Veröffentlichungen stets darauf hin, daß es bei der Verwendung des Gerätes nicht nur um eine bessere Sauerstoffversorgung geht. Von ganz besonderer Wichtigkeit ist es, daß die Sauerstoffionen aus diesem Gerät vollständig ***verwertet***, also verbrannt werden. Sauerstoffversorgung und seine ***Verwertung*** sollen sozusagen in einem Atemzug erfolgen.
Aber damit noch nicht genug. Da man immer nur kleine Atemstöße nimmt, zweimal täglich etwa 20 Atemzüge, regen die Ionen den Körper dazu an, die alten, giftigen Sauerstoffschlacken (z. B. Radikale) zu verbrennen.
Außerdem sind die Vitamine E und C als wirksame Radikalefänger bekannt.

Zusammenfassend kann man sagen, daß neben den Vitaminen E und C vor allem das oben erwähnte, seit 5 000 Jahren verwendete, hochwirksame Amrit Kalash traditionell auch "Ambrosia des Lebens" genannt werden muß.
Als zusätzlichen Radikalfänger kann man die Wasserionen aus dem TROMA-ION-GERÄT* einsetzen.

---

* Durch eine eingebaute Zusatzvorrichtung wird es auch als Wasserpunkturgerät sowie zur kosmetischen Behandlung eingesetzt. Man kann es an fast jeden Wasserhahn anschließen.
Informationen finden Sie im Anhang des Buches "Durch Entsäuerung zu seelischer und körperlicher Gesundheit". Sie können das entsprechende Informationsblatt auch einzeln anfordern beim Verlag M. Oetinger, Ruckhardtshauser Str. 7, 74613 Öhringen-Ohrnberg

Das Malheur mit den Zähnen

Gerd Ebeling

Wir alle würden nach einem Zahnarztbesuch wohl gern, wie wir es aus der Werbung kennen, sagen: "Mutti, Mutti, er hat gar nicht gebohrt"! Statt dessen verlassen wir manchmal die Zahnarztpraxis nachdenklich und mit etwas schlechtem Gewissen.

Löcher in den Zähnen, Zahnstein, Parodontose, lockere Zähne und teilweise abgebaute Kieferknochen, so lautet oft die erschreckende Diagnose. Was haben wir falsch gemacht? Noch bessere Mundpflege? Noch intensiveres Bürsten von links nach rechts, von rot nach weiß? war es umgekehrt? oder ist eine Munddusche die Lösung? Der Zahnarzt hält alles für wichtig und wenn es ein guter Arzt ist, dann erwähnt er vielleicht auch den Einfluß der Ernährung auf den Zustand der Zähne.

Zur Verdeutlichung der schlimmen Situation werden dem Patienten manchmal eindrucksvolle Farbaufnahmen früherer Patienten vorgelegt, die katastrophale Zahn- und Zahnfleischveränderungen zeigen. Diese Bilder sollen die kommende Situation anzeigen, wenn nicht sofort mit besserer Pflege und gründlicher Behandlung begonnen wird.
Wie kann es zu dieser ernüchternden Diagnose auch bei den Menschen kommen, die bereits von Jugend an die meisten Regeln guter Zahnpflege befolgt hatten?

Noch heute begnügt man sich in weiten Teilen Indiens und Afrikas bei der Zahnpflege mit einem Holzstäbchen von bestimmten Bäumen, das an einer Seite flachgeklopft wird. Nach unserem Hygieneverständnis ist das ein ungeeignetes Verfahren. Aber die Menschen haben gesunde, weiße Zähne.
Daran läßt sich erkennen, daß die Ursachen unserer "zivilisierten" Zahnschäden *nicht* nur im Bereich der Zahnpflege zu suchen sind.

Karies

Das Problem der Löcher in den Zähnen (durch Fäulnis) ist verhältnismäßig leicht zu lösen. Bakterien verursachen Karies. Und diese kann man im Mund sehr leicht in Schach halten, indem man ihnen die Lebensgrundlage nimmt, oder sie erst gar nicht entstehen läßt. Das Milieu, in dem diese Lebewesen gedeihen, entwickelt sich aus Speiseresten. Hinzu kommen saure Anteile der Nahrung, die von vornherein schädigend für die Zähne sind. Man bedenke, daß sich bereits nach 7 Minuten aus Süßigkeitsresten durch Zersetzung Säure bildet, die den Zahnschmelz angreift. Deshalb kann der Ratschlag, sich nach jeder Mahlzeit die Mundhöhle zu reinigen, gar nicht ernst genug genommen werden.

Parodontose

Wer nun alle Vorschläge der Zahnärzte bereits von Kindheit an befolgt hatte und zudem noch die Munddusche einsetzte, ist besonders erschrocken darüber, daß er trotzdem an Parodontose leidet. Dazu geben Zahnärzte oft den sehr unpassenden Hinweis, die Erkrankung sei durch unzureichende Zahnpflege entstanden.

Die Therapievorschläge der Fachleute:

In der Regel wird empfohlen, das entzündete, kranke, taschenbildende Zahnfleisch abzuschneiden. Immer wieder berichten Patienten, von denen manche bereits zum wiederholten Mal operiert wurden, daß diese Behandlung nicht zum Erfolg geführt hat.

Ein Erfolg ist von dieser Operation auch gar nicht zu erwarten, weil dabei nur die Symptome behandelt werden. Die eigentliche Ursache wird nicht beseitigt und wirkt im Hintergrund ständig weiter.
Gleichzeitig werden die Zahnhälse durch den Zahnfleischverlust immer weiter offengelegt.

Lockere Zähne

Ganz ähnlich verhält es sich bei locker gewordenen Zähnen. Manchmal steht eine ganze Zahnreihe in "sumpfigem" (entzündetem) Untergrund. Meist ist zwar kein Eiter vorhanden, aber die Zähne schmerzen so, daß man kaum noch damit kauen kann. Das Zahnbett (Parodontium), in dem die Zähne Halt finden sollten, ist schwer erkrankt.
Schnell ist der behandelnde Arzt bereit, die lockeren Zähne zu ziehen, obwohl sie für den Körper von unersetzbarem Wert sind.
Aber auch auf diese Art wird die Ursache nicht beseitigt bzw. die Krankheit geheilt. Es werden wiederum nur die Symptome behandelt.

Die Ursachen von Parodontose und lockeren Zähnen

Die Ursache dieser Krankheitsbilder ist nicht fehlende Mundpflege oder Nährstoffmangel. Die Angelegenheit ist komplizierter. Wissenschaftliche Untersuchungen zeigten: Wenn vor dem 40. Lebensjahr Zähne gezogen werden müssen, liegt die Ursache vor allem in deren Zerstörung durch Karies. In höherem Lebensalter, so zeigt es die Statistik, gehen die meisten Zähne durch Parodontose verloren. Daraus schließt nun die Wissenschaft, daß Karies die kurzzeitige Auswirkung mangelhafter Zahnpflege sei, während sich bei Parodontose die Spätfolgen der Zahnpflegesünden zeigen. Tatsächlich sagt diese Statistik aber gar nichts über die Ursachen der Parodontose aus. In Wirklichkeit haben wir es hier nicht mit Bakterien- oder Virusinfektionen zu tun,

sondern mit Pilzinfektionen, deren Folge ein von Jahr zu Jahr immer stärker wuchernder Pilzwuchs in allen Körperbereichen ist.
Viele Patienten klagen über starke Zahn- oder Kieferschmerzen, die sich manchmal über eine ganze Gesichtshälfte erstrecken. Mit den bisher üblichen Untersuchungsmethoden kann die Ursache nicht gefunden werden. Durch Schmerzmittel läßt sich das Problem nicht lösen. Statt dessen entwickelten sich die Krankheiten weiter.
Bei der Untersuchung lockerer Zähne mit sumpfigem Untergrund, die offensichtlich nicht in die Sparte der Mangelkrankheit fallen, wurde festgestellt, daß neben der Pilzinfektion auch noch Bakterien oder Viren am Krankheitsgeschehen mitbeteiligt sein können. Eine weitere, besonders wichtige Ursache für die Lockerung der Zähne sind Eiweißtoxine (Gifte), die Entzündungsherde bilden und das Zahnbett schädigen.
Ausgelöst wird die Parodontose in jedem Falle von einer Mykose (Pilzinfektion). Therapieresistente Zahn- und Kieferschmerzen mit unbekannter Ursache gehören in den Bereich der Mykosen. Mit dem Blutstrom werden die Pilze ununterbrochen eingeschleppt.
Diese Erkenntnisse zeigen in aller Klarheit, warum bei Parodontose das Abschneiden des Zahnfleisches keine endgültige Hilfe bringt und weshalb bei Zahnbetterkrankungen mit Lockerung der Zähne keine Heilung eintritt.

Medikamente und Lebensmittel als Ursache

Alle bekannten Pilzstämme können diese Erkrankungen hervorbringen, soweit sie durch die Art ihres Wachstums und Verhaltens dazu in der Lage sind.

Antibiotika-Behandlungen können zur Ursache vieler Erkrankungen werden. Besonders erschreckend ist die Tatsache, daß die geschilderten krankhaften Veränderungen durch Pilzinfektionen z. T. durch vorangegangene Antibiotika-Behandlungen hervorgerufen wurden.
Wie allgemein bekannt, sind Antibiotika Stoffwechselprodukte von Mikroorganismen, z. B. Pilzen. Die meisten von ihnen werden aus Pilzen gewonnen. So wird das bekannteste Antibiotikum, das Penicillin, aus Penicillium notatum (Schimmelpilz) hergestellt.
Wenn eine Krankheit mit Penicillin behandelt wird, verändert sich das Medikament im Körper des Betroffenen innerhalb von ca. 2 Jahren zum Parasiten und wendet sich mit verheerenden Wirkungen gegen den Gastkörper. Das trifft auch bei Streptomycin zu.
Die Antibiotika können für die Bildung von Pilzkolonien im Mund eines Patienten und damit Auslöser für die Entwicklung und Unterhaltung einer Parodontose sein.
Selbst in den Kieferknochen können Pilzkolonien entstehen, die zu Zahnbetterkrankungen mit Lockerung der Zähne führen. Die Beteiligung von Bakterien und Viren an dem Krankheitsgeschehen unterstützt den ungünstigen Verlauf.

Die nachteiligen Wirkungen der ehemals als Heilmittel eingesetzten Medikamente mag manchen an den entsetzten Ausruf in Goethes Zauberlehrling erinnern:
"Herr, die Not ist groß, die ich rief, die Geister, werd' ich nun nicht los".
Die Not ist tatsächlich sehr groß! Solange die Menschheit besteht, waren in ihrem Lebensraum Pilze vorhanden. Also gab es immer schon die Gefahr der Pilzinfektionen.
Erschreckend ist aber die Tatsache, daß es in unserer Zeit so viele Pilzarten sind, die den menschlichen Körper bevölkern. Kenner dieser Situation sprechen von einer Invasion.

Pilze in Lebensmitteln tragen ebenfalls zur Verschärfung der Situation bei. Gemeint ist die bedenkenlose Verwendung krankmachender Pilze bei der Herstellung von Getränken, manchen Milchprodukten und anderen Lebensmitteln, sowie durch den Einsatz von Antibiotika zur Krankheitsvorbeugung bei Tieren, die zum menschlichen Verzehr bestimmt sind.

Anmerkung des Arbeitskreises

Es läßt sich nicht verhindern, daß der Körper mit krankmachenden Pilzen in Berührung kommt. Aber gerade im Bereich der Mundhöhle lassen sich Ansiedlung und Ausbreitung der Pilze vermeiden, so daß die beschriebenen Krankheiten verhütet werden können. Mit dem Pulver der Pflanze Golden Yacca (Yucca Schidigera)* verfügen wir über ein hervorragendes Zahnputzmittel, das auch sehr gut schäumt. Den besten Erfolg hat man dann, wenn nach dem Zähneputzen das Pflanzenpulver eine Minute lang im Mund hin und her bewegt und dann erst ausgespuckt wird.
Auch Kardamonkörnchen, die man als Kapseln** kauft und die erst kurz vor Gebrauch geöffnet werden, kann man kauen und damit das Wachstum der Pilze verhüten.

---

* Die saponinhaltige Pflanze wird auch als Nahrungsergänzung zur Entgiftung des Stoffwechselgeschehens verwendet. Siehe Firmenverzeichnis im Anhang

** Siehe Firmenverzeichnis im Anhang unter "Gewürze"

In der Lebensmittelindustrie werden die Enzyme von etwa 11 Schimmelpilzarten eingesetzt, deren krankmachende Wirkungen durchaus bekannt sind. Dazu gehören z. B. Aspergillus, Penicillium und Mucor. Die Anwendungsgebiete erstrecken sich auf Nahrungsmittel jeglicher Art. Nachfolgend wollen wir nur einige Beispiele nennen:

Bierherstellung
Fruchtsaftverarbeitung
Backwarenherstellung
Milch- und Käseprodukte
Fleich- und Fischbearbeitung
Marmeladen- und Süßwarenproduktion

Die Informationen über die Verwendung von Schimmelpilz-Enzymen wurden dem folgendem Buch entnommen: "Allergische Erkrankungen durch Schimmelpilze" von M. Schata, HAL Verlag Düsseldorf.*

---

* Im Band 2 der "Fundgrube Gesundheit und Leben" werden wir uns ausführlicher mit dem Thema Pilze befassen.

Die folgenden Ausführungen beruhen ausnahmslos auf Beobachtungen und Erkenntnissen des Forschers G. Ebeling

Mütter - schützt die Köpfe Eurer Kinder!

Bekanntlich verlieren viele Menschen bei geistiger und körperlicher Belastung verhältnismäßig leicht die Fassung: "Der ist ja ausgeflippt", sagt dann wenig verständnisvoll der Volksmund. Dabei wird übersehen, daß in der Regel bei solchen Ereignissen anfallartige geistige Veränderungen im Spiele sind. Gerade diese Veränderungen jedoch sind es, die Übersensibilisierungen, Instabilität und in der Folge Depressionen, Aggressionen sowie Angstneurosen erzeugen können.
Jahrelange Beobachtungen waren notwendig, um die Ursachen für solche krankhaften Bewußtseinsveränderungen zu finden. Im allgemeinen bildete eine Psychose bzw. eine latente Schizophrenie die eigentliche Ursache, nicht selten beruhten sie allerdings auf Neurosen.

Neue Erkenntnisse über Neurosen

Was das ursächliche Verständnis der Neurosen angeht, so wird in der Wissenschaft ein Umdenken erforderlich sein.
Die bisherige Lehrmeinung geht auf den verehrten Altmeister der modernen Psychologie, den Wiener Nervenarzt Siegmund Freud und seine Nachfolger zurück. Die psychoanalytische Schule geht davon aus, daß die Neurose eine "abnorme Erlebnisreaktion" darstellt, ausgelöst durch einen inneren Konflikt, der nicht aufgearbeitet werden konnte.
Diese Meinung kann wohl so nicht weiter aufrechterhalten werden. Das Nachrichtenmagazin "Der Spiegel" veröffentlichte vor einiger Zeit unter der Überschrift "Chemie gestört" interessante Aussagen zweier amerikanischer Neurologen (Heft Nr.14/1988).
Der Chefarzt Dr. med. Michael R. Liebowitz von der New Yorker Columbia University urteilt: "Wir sind uns zunehmend sicher, daß Menschen mit Zwangsneurosen einen abnormen Gehirnstoffwechsel haben". - Dr. med. Lewis R. Baxter, Gehirnforscher in Los Angeles vermutet: "Beim Zwangsneurotiker gerät die Chemie des Gehirns durcheinander". Beide Forscher befaßten sich mit der Erforschung der Zwangsneurose.
Das Ergebnis der hier geschilderten Forschungsarbeit soll als Bestätigung gleich angefügt werden.

Alle Neurosen, ganz gleich welcher Art, stehen mit einer materiellen Veränderung des Gehirns in Zusammenhang.

Auslöser können Verletzungen, Durchblutungsstörungen und chemische Vorgänge (z. B. auch Übersäuerung) sein. All das führt zu abnormen Funktionsabläufen im Gehirn.

Der ist ja auf den Kopf gefallen!

Derartige Urteile sind schnell und leicht gefaßt, wenn sich ein Mensch ungewöhnlich benimmt und unverständliche Fehler begeht.
Sicher übernahmen die Menschen damit die Beobachtungen ihrer Vorfahren, die feststellten, daß sich ein Angehöriger nach einem Unfall seelisch bzw. in seinen Reaktionen nicht mehr normal verhielt.

Der Kopfunfall

Zweifellos ist die Zahl der Betroffenen sehr groß. Meistens sind es Kleinkinder, die derartige Unfälle erleiden, und sie trifft es auch besonders hart. Denn es handelt sich dabei um innere Verletzungen mit einschneidenden Veränderungen, deren Folgen lebenslang getragen werden müssen. Diese Folgeschäden werden weder unmittelbar nach dem Unfall noch später erkannt und deshalb im Jugend- oder Erwachsenenalter auch nicht mit dem Baby-Unfall in Verbindung gebracht. Und doch sind 70 % aller Menschen im 1. oder 2. Lebensjahr von Kopfverletzungen betroffen und tragen mehr oder weniger auffällige Schäden davon.

Ursache und Folgen der Unfälle

Kleine Kinder sind in ihren Bewegungen oft sehr schnell und machen manchmal ganz unerwartete Bewegungen. Natürlich kann auch Unachtsamkeit der Betreuer die Ursache dafür sein, daß ein Säugling vom Wickeltisch rollt, mit dem Kinderwagen umstürzt oder vom Arm abrutscht und hinunterfällt. Unzählige Vorgänge dieser oder anderer Art enden mit einem Fall auf den Kopf.
In der Regel wird solchen Stürzen wenig Bedeutung beigemessen. Das Kind weint eine Zeit lang und man sucht den Kopf nach offenen Wunden ab, die aber nur in seltenen Fällen auftreten. Dann wird der Vorfall vergessen.

Die unerkannten Folgen solcher Unfälle

In den ersten zwei Lebensjahren ist der Schädel noch nicht gefestigt. Deshalb kann sich die beim Aufprall entstehende Druckwelle fast ungehindert in den Innenraum des Gehirns fortsetzen.
An dem Punkt des Gehirns, an dem die Aufprallenergie erschöpft ist, bildet sich ein Blutgerinnsel. In dessen Vorfeld kommt es zusätzlich auch zu einer Durchblutungsstörung.
Die Größe des Blutgerinnsels ist unterschiedlich und richtet sich nach der Art und Stärke des Aufpralles. Es kann die Größe eines Stecknadelkopfes, einer Linse, einer Erbse oder eines Kirschkerns erreichen oder noch größer sein. Stets geht mit dem Blutgerinnsel eine mehr oder weniger starke Durchblutungsstörung einher. Derartige Veränderungen können, je nach Aufschlagstelle am Kopf, in allen Gehirnbereichen auftreten.

Die verschiedenen Funktionen des Gehirns sind jeweils an bestimmten Punkten lokalisiert. Deshalb können, je nach dem, an welcher Stelle der Aufprall erfolgte, eine oder mehrere Leistungen des Gehirns bzw. des Nervensystems beeinträchtigt oder auch erheblich gestört werden. Nicht selten kommen in diesem Zusammenhang krankhafte Veränderungen der Hypophyse und Zirbeldrüse vor. Auch starke Persönlichkeitsveränderungen wurden beobachtet. Außerdem können Beeinträchtigungen verschiedener biologischer Funktionssteuerungen auftreten; z. B. Entwicklungsstörungen, Lern- und Sprachschwierigkeiten in der Jugend, Konzentrationsschwächen usw. Oder es kommt zu Kopfschmerzen, nervösen Stirn- und Augenzukkungen, unkontrollierten Körperbewegungen, Ängsten, Depressionen, hysterischen Anfällen, Überempfindlichkeit, Streitsüchtigkeit, starker Nervosität, zwanghaftem Verhalten wie z. B. Waschzwang.

Sehr häufig sind auch die Energiezentren, beispielsweise das Scheitel-Energiezentrum (Scheitel-Chakra), in Mitleidenschaft gezogen. Beim Aufprall des Kopfes kann sich der normale Rechtsdrall des Energiezentrums in die Linksdrehung wenden, wobei sich auch dessen Leistung verringert. Aufgrund dieser Leistungsschwäche wird oft ein unerklärliches allgemeines Unwohlsein beobachtet. Allein die beim Aufprall entstehende Änderung der Drehrichtung* des Scheitel-Energiezentrums kann eine so starke Persönlichkeitsveränderung oder sogar Verwirrungszustände hervorrufen, daß sich eine Ähnlichkeit mit dem Krankheitsbild der Bewußtseinsspaltung ergibt.

Alle geschilderten Veränderungen sind sehr ernstzunehmen. Die Schädigungen des Gehirns treten jedoch nicht allein im Gefolge von Unfällen im Säuglings- bzw. Kleinkindalter auf. Auch bei Jugendlichen oder Erwachsenen wurde die Entstehung von Neurosen auf der Grundlage von Blutgerinnseln und Durchblutungsstörungen verschiedener Bereiche des Kopfes beobachtet.

Beim Boxsport ist diese Gefahr natürlich besonders groß. Der Autor hatte die Gelegenheit, einen sehr befähigten Boxer während eines Zeitraums von mehreren Jahren zu beobachten. Früher war er ein großartiger Athlet mit wunderbarem Körper, tänzelnden Bewegungen und reaktionsschnell wie kaum ein Zweiter. Sein großes Können hat ihn aber doch nicht davor bewahrt, daß er im Laufe der Jahre folgenschwere Kopftreffer hinnehmen mußte. Es kam zu 16 Blutgerinnseln und den damit verbundenen Durchblutungsstörungen.

Die daraus entstehenden neurologischen Störungen veränderten sein Leben von Grund auf. Heute ist er nicht mehr in der Lage, sich sportlich zu betätigen. Die Bewegungen seiner Arme und Beine sind schwerfällig wie nach einem Schlaganfall. Das Sprechen fällt ihm schwer und erfolgt nur langsam. Viele Steuerungen seines Gehirns sind gestört.

---

* Siehe Artikel "Entbindungsfehler als Ursache körperlicher und geistiger Krankheiten"

Die Schizophrenie

Die Schizophrenie ist eine Krankheit, die derzeit sehr viele Menschen betrifft. Häufig bestimmt eine latente Schizophrenie das ganze Leben der Betroffenen. In gewissen Abständen müssen sie eine Heilanstalt aufsuchen oder werden dort eingeliefert. In ihrem Gehirn sind Fehlleistungen programmiert, die dann durch gewisse Einflüsse oder Erlebnisse aktiviert werden können. Zum Auslöser der akuten Zustände können körperliche und seelische Überlastungen, Streßsituationen, falsches Verhalten im Umgang mit Suchtmitteln wie Alkohol, Nikotin und anderen Drogen werden.
Eine weitere Belastung stellen die Vorurteile der Gesellschaft dar. Es ist ja nicht besonders bewundernswert, "verrückt" zu sein und man möchte vermeiden, daß jemand etwas von dieser Erkrankung erfährt. Durch die Klinikaufenthalte wird die Berufstätigkeit zwangsläufig unterbrochen, was oft genug zu Entlassungen führt. Vor allen Dingen leidet das Familienleben sehr unter diesen Umständen und nicht selten zerbrechen Ehen daran. Der Kranke lebt dauernd in einer schwierigen Situation.

Die Ansichten der Psychologen

Es ist erstaunlich, wie beharrlich die längst überholte Lehrmeinung von den Vertretern der Psychologie aufrechterhalten und beständig wiederholt wird. Danach entstehen Neurosen und Schizophrenie in der frühen Kindheit durch eingeblendete, unverarbeitete Erlebnisinhalte. Wenn dem so wäre, müßte es bei der Schizophrenie mit Hilfe der teueren und langfristigen Analyse-Behandlungen stationär oder ambulant, bei denen Musik-, Spiel- und Beschäftigungstherapie angewandt werden, zu Massenheilungen kommen. Ist aber überhaupt irgendein Fall bekannt, bei dem eine Schizophrenie durch Ausräumen der psychischen Belastungen geheilt wurde? Bieten Musik-, Spiel- und Beschäftigungstherapie überhaupt eine Chance?
Das ist eben deshalb nicht möglich, weil die Schizophrenie ganz andere Ursachen hat als bisher angenommen wurde.

Natürlich kann die moderne Psychologie mit Hilfe des Vermittelns von Verhaltensempfehlungen und dem Ansprechen reiner geistiger Wesensinhalte dann gewisse Erfolge verbuchen, wenn es sich tatsächlich nur um unverarbeitete Erlebnisinhalte handelt.
Das trifft aber mit Sicherheit nicht für "Neurosen" und "Schizophrenie" zu.
Wie bereits gesagt wurde, basieren beide Krankheiten auf einer materiellen Veränderung im Gehirn. Es ist aber nicht möglich, einen materiell krankhaft veränderten Bereich im Gehirn durch gutes Zureden oder durch Musik-, Spiel- und Beschäftigungstherapie zu heilen.
Seelische Belastungen, zu denen auch unverarbeitete Erlebnisinhalte gehören, sprechen möglicherweise auf diese Behandlungsart an, die aber kaum über eine Symptomverlagerung hinausreicht.

Ursache der Schizophrenie

"Kleine Ursachen mit großer Wirkung" können die Entwicklung dieser Krankheit auslösen. Im Vorangegangenen wurde der Baby-Unfall als Ursache für die Neurose beschrieben. Die Ursache der Schizophrenie ist in den meisten Fällen ebenfalls ein Unfall in der Kindheit. Aber der Zeitpunkt des Unfalls ist ein anderer.
Der Unfall im 1. und 2. Lebensjahr, wenn der Schädel noch nicht gefestigt ist, führt zu dem beschriebenen Blutgerinnsel, die mögliche Ursache einer späteren Neurose.
Bei Unfällen nach dem 3. Lebensjahr bietet der jetzt fester gewordene Schädel dem Gehirn einen besseren Schutz, so daß es in den meisten Fällen nicht mehr zu einem Blutgerinnsel kommt. Die Auswirkungen sind aber nicht weniger verhängnisvoll. Es kommt, je nach Stärke des Kopfaufpralls, zu sehr dramatischen Folgeerscheinungen. Ist z. B. das Bewußtseinszentrum davon betroffen (im rechten hinteren Gehirnviertel), ergibt sich durch Verletzung der Gehirnzellen eine materielle Veränderung. Das Ausmaß der Verletzung ist von Fall zu Fall verschieden und hat häufig die Größe eines Pflaumenkerns. Die verletzte Stelle wird von einer Säure-Konzentration umgeben. - Damit beginnt ein ständiger Entzündungsprozeß, der im gesamten Bereich eine Durchblutungsstörung zur Folge hat.
Gleichzeitig erkrankt der hintere Hypophysen-Lappen. Er verringert seine Funktion und Aktivität. Das ist in Verbindung mit den vorher geschilderten Fakten die Geburtsstunde einer Schizophrenie. Weil sich die verletzte Zone nicht durch Schmerzen bemerkbar macht, bleibt sie unerkannt. Wenn das Scheitel-Energie-Zentrum, wie das in vielen Fällen durch den Aufprall des Kopfes zusätzlich geschieht, seine Drehrichtung wechselt (gegen den Urzeigersinn), wird der Krankheitsverlauf erheblich verschlimmert.

Zusätzliche Schädigung durch die Therapie

Bei vielen Kopfunfällen entstehen Wunden, die bei der medizinischen Versorgung teilweise mit Antibiotika behandelt werden. Wird z. B. Penicillin verwendet, verändert sich das Heilmittel in zwei Jahren zum Parasiten (das gilt auch für andere Medikamente, die Pilze als Grundlage haben) und wendet sich als Mykose gegen den Gastkörper. Ausgerechnet dort, wo die Gehirnsubstanz durch einen Aufprall bereits geschädigt ist, bilden sich diese Mycosen als Kolonien von Penicillinpilz-Infektionen. Diese tragen als weiterer Faktor zur Aktivierung der Schizophrenie bei.

Betrachten wir einige Einzelfälle

Fall 1: Oliver S.
In seinem 3. Lebensjahr hatte er den gehirnverletzenden Unfall. Bei ihm war die Schädigung der Gehirnsubstanz pflaumenkerngroß. Im Alter von 21 Jahren war

eine Streßsituation und Drogengenuß der Auslöser zum schizophrenen Anfall mit der Notwendigkeit, in eine geschlossene Abteilung eingeliefert werden zu müssen.

Fall 2: Kurt E.

Im 5. Lebensjahr verunfallte er, als er aus dem oberen Teil eines Etagenbettes auf die Leiter steigen wollte und fiel hart auf den Kopf auf. Bei ihm entstand ebenfalls eine Kopfverletzung in Pflaumenkerngröße. Als er 34 Jahre alt war brach die Schizophrenie mit voller Stärke und all ihren tragischen Begleiterscheinungen aus.

Fall 3: Günther H.

Im Anfang des 3. Lebensjahres rollte er vom Tisch und fiel auf den Kopf. Der Aufschlag war sehr stark. Das Gehirn wurde im Bewußtseinszentrum verletzt. Zurück blieb die oben geschilderte Verletzung im Gehirn in Pflaumenkerngröße. Im Alter von 2o Jahren machte sich die Schizophrenie erstmals durch starke geistige Belastung bemerkbar und klinische Behandlung war notwendig. In den Jahren danach mußten dauerhaft Medikamente genommen werden.

Fall 4: Norbert W.

Im 5. Lebensjahr fiel er auf den Kopf und seine Gehirnverletzung war 1/2 pflaumenkerngroß. Ab diesem Zeitpunkt war eine latente Schizophrenie wirksam. Sie meldete sich immer bei starker geistiger Belastung durch Schwierigkeiten in der sozialen Anpassung, durch Launen, durch aufbrausendes Wesen und aggressive Reaktionen.

Fall 5: Doris M.

Im 8. Lebensjahr hatte sie den Kopfunfall mit 1/2 pflaumenkerngroßen Gehirnverletzung. Sie wurde zur Ursache einer latenten Schizophrenie. Bei Meinungsunterschieden verliert sie leicht die Fassung, ist dann aufbrausend und aggressiv. Im täglichen Lebensverlauf ist sie sehr launisch.

Fall 6: Maria P.

Im 5. Lebensjahr entstand durch eine 3/4 pflaumenkerngroße Gehirnverletzung bei ihr eine latente Schizophrenie. Sie zeichnete sich durch ein unmögliches Verhalten in der Gesellschaft, fehlende Anpassungsfähigkeit, immer in Aufruhr und Gegnerschaft aus.

Fall 7: Magdalena K.

Im 8. Lebensjahr erlitt sie die pflaumenkerngroße Gehirnverletzung mit einer Schizophrenie in Folge. Mit allen Merkmalen dieser Krankheit auf Dauer. Ständige medikamentöse Behandlung wurde notwendig.

Fall 8: Gerda P.
Im 8. Lebensjahr erfolgte bei ihr eine pflaumenkerngroße Gehirnverletzung. Die Auswirkung war eine Schizophrenie auf Dauer, mit ständigem medikamentösen Einsatz.

Fall 9: Eberhard M.
Die pflaumenkerngroße Gehirnverletzung erfolgte bei ihm im 10. Lebensjahr. In seinem 35. Lebensjahr ereignete sich durch starke geistige Belastung der Ausbruch der Schizophrenie. Einweisung in die Klinik war dringend erforderlich.

Fall 10: Olaf E.
Obwohl es sich hierbei nicht um eine Schizophrenie handelt, ist dieser Fall erwähnenswert. Sein Kopfunfall ereignete sich in seinem 4. Lebensjahr. Er schlug mit der Stirn auf. Verletzung der Gehirnzellen im Stirnbereich in Erbsengröße. Als in seinem Leben geistige Belastung durch Ausbildung und Beruf eintrat, machte sich ein nervöses Stirn- und Augenzucken bemerkbar. Es gehörte ab diesem Zeitpunkt zu seinem Leben und trat bei großer Belastung besonders stark in Erscheinung.

Deshalb der abschließende Rat: *Versuchen Sie, ganz besonders den Kopf vor Unfallschäden zu bewahren - und deshalb:*

Mütter schützt die Köpfe Eurer Kinder!

Anmerkung des Arbeitskreises:

Wenn Neurosen durch materielle Veränderung im Gehirn entstehen, dann ist es notwendig, das Blutgerinnsel aufzulösen und die Durchblutungsstörung zu beseitigen.
Leider ist es sehr schwer, diese oft minimalen aber folgenschweren Gerinnsel und Durchblutungsstörungen festzustellen*. Beim kräftigen Abtasten des Kopfes sind oft empfindliche Stellen zu entdecken, die dann behandelt werden können. Vielleicht erinnern Sie sich auch daran, an welcher Stelle Sie oder ihr Kind sich einmal verletzt hatten. Die Erfahrung zeigt, daß feuchte Lehmauflagen hilfreich sind. Aber wohlgemerkt: Mit diesen Angaben werben wir nicht für die Behandlung einer Geisteskrankheit oder einer Krankheit des Nervensystems. Für derartige Erkrankungen sind durch den Gesetzgeber Angaben zur Selbsthilfe ausdrücklich verboten. Der Entstehung einer Krankheit aufgrund von Durchblutungsstörungen darf aber vorgebeugt werden. Bei Schizophrenie sind Lehmauflagen nicht angebracht.

In einer Ziegelei (nahe dem Bodensee) wird eine besondere Art von Lehm gewonnen. Dieser eignet sich hervorragend auch für Vollbäder. (Siehe Firmenverzeichnis im Anhang)

---

* Die Mediziner sind der Ansicht, daß Gerinnsel innerhalb weniger Tage vom Körper vollständig aufgelöst würden. Für den Berich des Gehirns trifft das allerdings nicht zu.

Die folgenden Ausführungen beruhen ausnahmslos auf Beobachtungen und Erkenntnissen des Forschers G. Ebeling

Krankheit durch Erdstrahlen - Dramatische Veränderungen im Körper -

Viele Menschen halten die Verursachung von Krankheiten durch Erdstrahlen für Blödsinn. Manche aber reagieren anders, besonders dann, wenn sie schon selbst leidvolle Erfahrungen gemacht haben z. B. wenn sich Krankheiten entwickelten, die aufgrund einer Behandlung zurück gingen, aber geraume Zeit später wiederkamen.
Durch Wiederholungen dieser Art kamen sie von selbst darauf, daß das Umfeld einen Einfluß hat und manche nahmen den Rat ihrer Freunde an, einmal die Wohnung durch einen Rutengänger überprüfen zu lassen.

Auswirkungen von Erdstrahlen

Nicht selten geht die Entwicklung der Dinge folgendermaßen weiter: Durch eigene Beobachtung kann man im Laufe der Zeit herausfinden, daß krankmachende Einflüsse oft in großem Maße vom Schlafplatz ausgehen. Durch Veränderung der Betten - z. B. durch Austausch von Metallrosten und Federkern-Matratzen gegen Holzroste und metallfreie Matratzen - versucht man zunächst selbst, Abhilfe zu schaffen. Das Aufladen der Liegeflächen mit Fremdenergien wird dadurch auch wirksam unterbunden, und es entsteht ein Teilerfolg.
Manchmal geht der Forscherdrang noch weiter, z. B. mit der Suche nach Fachliteratur über Erdstrahlen. Durch Hinzuziehen eines Rutengängers läßt sich dann die Strahlenbelastung feststellen.

Wie vielfältig die Einflüsse der Erdstrahlen auf das tägliche Leben des Menschen sein können, mögen die folgenden Beispiele zeigen, die allesamt in und bei einem Haus gefunden wurden, das ein Fachmann untersuchte. Dabei zeigten sich denkbar ungünstige Wohnverhältnisse. Es wurde ein Mineral-Grundwasserstrom gefunden, fast so breit wie das Haus. Er fließt unter allen Häusern dieser Straßenseite im Straßenverlauf quer zum Hang. Darüber hinaus sind auf dem Grundstück elf weitere radioaktiv geladene Wasseradern vorhanden; sie kommen von der Höhe und kreuzen den Grundwasserstrom: vier davon liegen im Hausbereich. Das bedeutet in diesem Fall: auch die Schlafzimmer unter dem Dach sind betroffen. Auf dem Dach jedoch befindet sich ein Ständer mit vier stromführenden Freileitungen in der Richtung des Grundwasserstromes. Das von den Freileitungen aufgebaute zylinderförmige Magnetfeld füllt die Schlafräume vollkommen aus. Zusätzlich werden die vorhandenen Erdstrahlen durch die Freileitungen auf dem Haus noch verstärkt, was den Aufenthalt im Schlafbereich unerträglich macht.

Über die negative Schlaf- und Wohnsituation hinaus gab es auf diesem Grundstück und der vorbeiführenden Straße weitere negative Auswirkungen:

1. Der im Erdreich befindliche Sockel des Hauses war vom Grund bis zur Höhe von 2 - 3 m nicht nur feucht, sondern naß. Drainage und Trockenlegungsarbeiten schätzte man auf ca. 100 000 DM.

2. Zwei Kachelöfen wurden mit hohem Aufwand, weil sie nicht brannten, neu aufgebaut - ohne verbessernde Wirkung.

3. Der Schornstein zog nicht richtig und wurde aufgrund eines Hinweises durch den Schornsteinfeger mit erheblichen Kosten erhöht - aber ohne Erfolg.

4. Im Hausgarten zeigten einige Büsche und Bäume einen stark verlangsamten Wuchs. Bei einem Busch konnte man an den Zweigen ein korkenzieherartiges Wachstum beobachten.

5. Auf der Straße vor diesem Haus geschahen häufig Unfälle folgender Art: vorbeifahrende Autos prallten ohne erkennbare äußere Ursache plötzlich gegen einen jungen Baum, der deshalb jedes Jahr neu gesetzt werden mußte. Hinterher wußte keiner der Fahrer, wie es zu dem Unfall gekommen war.

Robert Endrös gibt in dem Buch "Die Strahlung der Erde und ihre Wirkung auf das Leben", Paffrat Verlag, Remscheid, folgende Erklärungen für diese fünf Tatsachen:

zu 1. Feuchtigkeit am Grund einer Mauer kann mit eigener Kraft nur geringfügig steigen. Eine Höhe von 2 - 3 m wird jedoch durch die Pumpwirkung der von Wasseradern hervorgerufenen Elektro-Osmose verursacht.

zu 2. und 3. Der Zug von Öfen und Schornsteinen wird durch eine von Erdstrahlen-Energie veränderte Luftzusammensetzung (Ionisation) behindert.

zu 4. Das Wachstum von Büschen und Bäumen wird durch die Einwirkung von Erdstrahlen gehemmt oder es entartet zu Krebsknoten oder "Korkenzieher"-Wachstum

zu 5. Die Auto-Unfälle erläutert Endrös mit der bildlichen Darstellung seiner Messungen: wenn mehr als 2 Wasseradern in weniger als 20 m Abstand die Fahrbahn kreuzen, dann kann es vorkommen, daß die Nebennieren eines Autofahrers nicht rechtzeitig und in ausreichender Menge das Anti-Streß-Hormon Adrenalin zur Verfügung stellen. Dadurch entsteht ein sog. "Blackout". So ist es zu verstehen, daß keiner der befragten Fahrer erklären konnte, wie es zu den Unfällen gekommen war.

Auf dem Grundstück wurden mehrere gute Entstörgeräte eingesetzt.

Allein mit dieser Maßnahme normalisierten sich sämtliche Probleme, die unter 1 - 5 beschrieben wurden.

1. Die nassen Grundmauern trockneten innerhalb von etwa 4 Wochen vollkommen.

2. und 3. Die Kachelöfen und der Schornstein zogen einwandfrei.

4. Büsche und Bäume fingen teilweise an zu schießen, als wenn sie das versäumte Wachstum nachholen wollten. Der Busch mit "Korkenzieher" - Wuchs hörte auf, seine Zweige zu verdrehen. Der verkrebste Apfelbaum, der vorher nur 3 - 4 Äpfel trug, hängt seitdem jedes Jahr über und über voller Früchte.

5. Der Entstörungsbereich war so groß gewählt, daß die Straße miterfaßt wurde. Das hatte zur Folge, daß auf dieser Straßenseite kein Unfall mehr geschah. Der Baum wurde nicht mehr beschädigt und kann jetzt in Ruhe wachsen.

Die Erfolge sprechen dafür, daß die Erklärungen von Endrös richtig sind.

Auch die folgenden Beispiele sprechen für sich:
Ein Arzt kaufte ein Haus. Nachbarn machten ihn darauf aufmerksam, daß sein Schlafplatz derselbe wäre wie bei zwei Generationen der Vorbewohner, und diese wären durch Einwirkung von Erdstrahlen an Krebs gestorben. Doch der Arzt war so "realistisch" und dachte so "wissenschaftlich" darüber, daß er die Warnung als absurd bezeichnete. Auch er hatte kein langes Leben und starb ebenfalls an Krebs.

Eine erfreuliche Information gibt es ebenfalls zu berichten:
Behörden-Vertreter hatten die Chance erkannt, Leben im Straßenverkehr zu erhalten. Unfallträchtige Stellen auf Autobahnen, die von Wasseradern gekreuzt werden, hat man mit Erfolg durch Entstörgeräte "entschärft".

Diese Beispiele zeigen, daß Erdstrahlen stören und zerstören können. Außer dem materiellen und pflanzlichen Bereich sind erst recht Mensch und Tier gefährdet.

Entstehung von Erdstrahlen

Der Begriff "Erdstrahlen" ist bisher nicht eindeutig definiert. Man spricht u. a. von "Störzonen", von "elektromagnetischen Feldern", von "Felsverwerfungen" (Felsspalten) und von verschiedenen "Gitternetzen", z. B. dem "Diagonal-Gitternetz", dem "Curri-Netz", dem "Hartmann-Gitter". Rutengänger legen besonderen Wert auf die Lagebestimmung dieser Gitternetze. Tatsächlich sind diese aber nur harmlose Reflexionen aus dem Kosmos, und die ihnen zugeordnete Störwirkung entspricht nicht den Tatsachen.

Erdstrahlen entstehen, wenn in einem Fels-, Kies-, oder Erdbett eine Wasserader fließt. Sie erzeugt durch Fortbewegung und Reibung Energie, vom Ort ihrer Entstehung aus senkrecht nach oben. Diese Energie (bzw. Photonen) bewegt sich - von oben gesehen - in einem Linksdrall, dem sogenannten "Spin" (nach Popp).

Anordnung und Vielzahl der Wasseradern unter der Erdoberfläche erinnern an das Kapillarnetz unseres Körpers. Jahrelange Untersuchungen haben ergeben, daß unter Häusern sehr viel mehr Wasseradern vorhanden sind, als bisher angenommen wurde. Es gibt kaum ein Haus ohne Wasseradern. Unterschiedlich sind lediglich Anzahl, Beschaffenheit und Verlauf der Adern.

Nehmen wir an, unter einem Einfamilienhaus verlaufen in 10 m Tiefe vier Wasseradern in bestimmten Abständen von Nord nach Süd. In 12 m Tiefe fließen auf der gleichen Grundfläche vier Wasseradern von West nach Ost. Durch diese Anordnung entsteht das Bild eines Gitters. Dieses Beispiel ist kein Einzelfall, sondern eher die Regel. Wasseradern können parallel oder diagonal zu den Hauswänden verlaufen. Die Beschwerden, von denen die Menschen in solchen Häusern berichteten, standen immer in direkter Beziehung zu der Aderführung.

Entstehung von Krankheiten

Alle Wasseradern sind in der Lage, prinzipiell jede bekannte Krankheit einschließlich des Krebses zu bilden.
Für die Entwicklung von Krebs sind Frequenz, Zeit und Intensität der Strahlung maßgebend.
Eine normale Wasserader sendet eine Frequenz von etwa 12 Hz, eine Ader, deren Wasser radioaktiv geladen ist, hat eine Frequenz von ungefähr 16 Hz. Die Breite einer Wasserader bestimmt ihre Intensität: je breiter die Ader, desto intensiver ist die Strahlung. Es gibt Strahlungsbreiten von 50 cm, 30 cm und 20 cm. Die am häufigsten vorkommende Breite ist 30 cm. Eine Störstrahlung geht von jeder einzelnen Wasserader in ihrem gesamten Verlauf aus.

Aderkreuzungen wirken besonders stark. Kreuzen sich z. B. zwei Wasseradern von 30 cm Breite unter dem Bettplatz eines Betroffenen in dessen Bauchbereich, so ist das eine relativ große Fläche mit intensiver Strahlung. Sie wirkt auf wichtige Organe und Drüsen - erst recht, wenn sich diese Person noch zusätzlich im Schlaf auf der Querader hin- und herrollt.

Es ist die Gleichartigkeit der elektromagnetischen Energien, welche die Voraussetzung dafür schafft, daß das menschliche Bio-Energiesystem durch

Erdstrahlen gestört wird. Ein entscheidender Unterschied besteht in der Drehrichtung: beim gesunden Menschen Rechtsdrall (Ordnungsdrall) - bei Erdstrahlen Linksdrall. Unangenehm ist nun zusätzlich, daß die Energien der schädlichen Erdstrahlen in der Regel stärker sind als diejenigen, die im menschlichen Körper, im Tierkörper oder in Pflanzen wirken.
Feine elektrische Spannungen, das Fließen sehr schwacher Ströme und das Vorhandensein magnetischer Kräfte oder Felder regeln wichtige Steuerungsvorgänge und Ordnungsmuster für biologische Lebensabläufe, z. B. für die induktive Blutladung und die Körperflüssigkeiten.

Beim gesunden Menschen

1. ist die induktive Blutladung zu 50 % magnetisch und zu 50 % elektrisch,
2. verfügen die Körperflüssigkeiten wie Blut, Lymphe, Speichel, Urin und auch die Zellkerne verfügen über einen Rechtsdrall ("Spin").

Wenn nun im Menschen die feinstofflichen Energien in Richtung und Stärke dauerhaft verändert werden, so können sie zwangsläufig die Funktionsabläufe und Ordnungsmuster irgendwann nicht mehr aufrechterhalten. Die Blutladung verändert sich hin zu höheren elektrischen Werten. Sie wird z. B. zu 25 % magnetisch und zu 75 % elektrisch. Der Rechtsdrall der genannten Körperflüssigkeiten und der Zellkerne wird durch die Wirkung der Wasseradern in den Linksdrall gezwungen.

Auch für den Laien zeigt sich sofort die fundamentale Bedeutung, wenn die Steuerungsbasis grundlegender biologischer Lebensvorgänge im menschlichen Körper in Unordnung gerät. Diese Umkehrungen rufen anfangs "nur" Funktionsstörungen hervor, die das Nervensystem an Drüsen und andere Organe weitergibt. Aber werden die für Existenz und Gesundheit wichtigen Abläufe langfristig gestört, so entwickeln sich folgenschwer auch organische Krankheiten.

Besonders das Zellgeschehen in den bestrahlten Zonen wird krankhaft verändert. Ein harmonischer Zellstoffwechsel sowie ein geregelter Auf- und Abbau der Zellen sind durch die erzwungenen Bewegungsänderungen der nun linksdrehenden Zellkerne nicht mehr möglich.
Auch die 7 Energie-Zentren (welche die Verbindung zwischen Geist und Körper herstellen), die ebenfalls rechtsdrehend sind, können je nach Verlauf des Störfeldes - durch die Linksdrehung der Erdstrahlen - in ihrer Eigenbewegung gehemmt werden. Sogar das Scheitel-Chakra kann durch radioaktiv geladene Wasseradern vom Rechtsdrall in den Linksdrall verändert werden, was verheerende Folgen haben kann.
Eine ständig auf den Körper einwirkende Erdstrahlung oder eine radioaktiv geladene Strahlung, von Wasseradern oder Felsverwerfungen ausgehend, sind grundsätzlich Krebserzeuger. Einige Unterschiede in den Auswirkungen entstehen je nach der Intensität der Strahlung. Eine weniger starke

Strahlung einer "normalen" Wasserader kann nach einer längeren Zeit die gleiche unangenehme Wirkung erreichen wie eine radioaktiv geladene Strahlung schon nach kurzer Zeit.

Wenn man sich über bestrahlten Zonen im Wohn- oder Arbeitsbereich durch Tagesaktivität hin und her bewegt, ist die Belastung geringer, als wenn man auf diesen Zonen steht, sitzt, liegt oder schläft. Zu berücksichtigen ist bei der Betrachtung, daß die körperliche Aktivität im Sitzen und Liegen zurückgeht; während des Schlafens wird diese Aktivität zum Zweck der Regeneration noch weiter auf ein Minimum zurückgenommen. Je weniger Eigenaktivität der Körper hat, desto anfälliger wird er für eine Überlagerung mit Fremdenergie.
Es ist erstaunlich, wie lange ein Körper die oben beschriebenen Veränderungen hinnimmt ohne zu streiken, da es sich ja um eine völlige Entartung der normalen Verhältnisse handelt. Jedoch gibt es bei verschiedenen Menschen auch immer Unterschiede in der ererbten gesundheitlichen Qualität oder in der Lebensführung. Diese Unterschiede wirken sich natürlich auch auf eine mehr oder weniger große Widerstandskraft gegen Erdstrahlen aus. Dennoch führen solche persönlichen Konditionsunterschiede bei den Strahlenwirkungen allenfalls zu zeitlichen Verzögerungen oder Beschleunigungen.
Nach einer Reihe von Jahren intensiver geopathogener Bestrahlung eines bestimmten Körperbereichs kann dieser schließlich das krankmachende Zellgeschehen doch nicht mehr ausgleichen. Das ist dann möglicherweise der Beginn eines Krebs-Vorstadiums, einer Präcancerose. Bei Wasseradern mit normalem Wasser dauert es ungefähr 20 - 25 Jahre bis sich Krebs entwickelt. Bei der Bestrahlung durch radioaktiv geladene Wasseradern dagegen genügt schon ein Drittel der Zeit, etwa 8 Jahre.

Vorwiegend in den bestrahlten Körperbereichen selbst entwickeln sich Krankheiten.

1. Verläuft eine Wasserader quer durch den Kopfbereich, kann die geringste Auswirkung Kopfschmerz und Schlafstörung, die schlimmste ein gutartiger oder bösartiger Kopftumor sein.

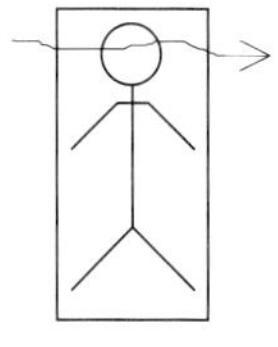

2. Verläuft eine Wasserader in Brusthöhe, kann es zu Herzbeschwerden und im äußersten Falle zu Brustkrebs kommen. Auch die Lungen können geschädigt werden.

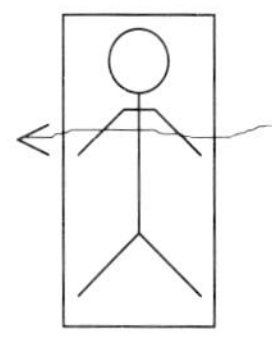

3. Verläuft eine Wasserader in Bauchhöhe, können Leber und alle in diesem Bereich liegenden Organe, wie Magen, Darm usw. geschädigt und krank werden.

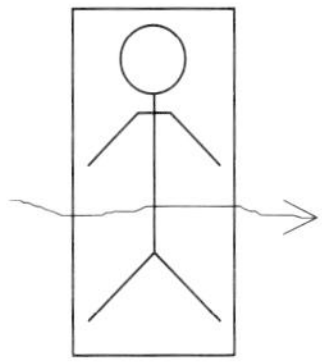

4. Eine Wasserader quer über den Unterleib kann ausschlaggebend sein für die Erkrankung der dort befindlichen Organe.

5. Eine der schlimmsten Auswirkungen kann entstehen, wenn eine Wasserader mitten unter dem Bett in Längsrichtung verläuft. Alle Organe, Drüsen und das Nervensystem erkranken. Davon ist auch die Hypophyse betroffen. Der Energiehaushalt wird stark gestört oder beeinträchtigt.

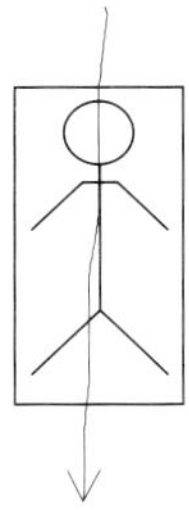

6. Ader-Kreuzungen haben besonders intensive Strahlung und sind nicht selten Plätze, an denen Krebs entsteht.

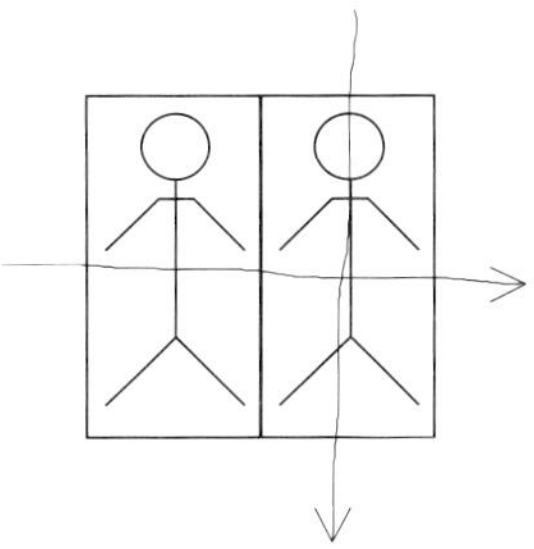

Durch krankhafte Veränderungen von Zirbeldrüse, Schilddrüse oder der Nebenschilddrüse gibt es außerdem Störungen in anderen Körperteilen oder -funktionen. Oft wird gar nicht erkannt, daß auch hier Erdstrahlen die Ursache sind. Besonders weitreichende Aufgaben hat die Hirnanhangdrüse, die Hypophyse. Sie ist die "erste Geige" im "Orchester" der Drüsen. Das bedeutet, sie ist ein wichtiges Steuerorgan für das geordnete Zusammenspiel der anderen Drüsen. Dementsprechend kann eine Störung der Hypophyse besonders viel Unheil anrichten.

Schutzmaßnahmen

Um die Belastung durch Erdstrahlen abzuwehren, ist die Hilfe eines zuverlässigen Rutengängers dringend erforderlich. Jedoch ist bei den Entstörungsmaßnahmen größte Vorsicht geboten. Gute Rutengänger sind oft der Meinung, daß sie selbst auch die genialsten Erfinder und Hersteller von Entstörgeräten seien. In dieser Meinung fühlen sie sich dadurch bestärkt, daß nach dem Aufstellen ihrer Geräte die Rute nicht mehr ausschlägt. Sie wissen nicht - können es möglicherweise auch nicht überprüfen - daß zwar die Strahlung der Wasserader nicht mehr meßbar ist, dafür aber durch die Entstörgeräte bzw. Maßnahmen neue Frequenzen entstehen. Deren Wirkung ist oft schlimmer als vorher das Übel der Wasseradern.

Entstörungsmethoden

Derzeit gibt es unter anderem folgende Entstörungsmittel und -geräte:

a) für die *Bettplatz-Sanierung*

1. in sich geschlossene oder offene Kupferdraht-Ringe oder Spiralen unter dem Bett,
2. ein aus Kupferdraht gebildetes Viereck,
3. ein schwarz beschichtetes Papier oder ebensolche Pappe unter dem Bett
4. ein Spiegel unter dem Bett,
5. Korkplatten unter dem Bett,
6. metallbeschichtete Folien unter der Matratze,
7. Textil- oder Wollauflagen, in die eine Kupfer- oder Kunststoffmatte eingewebt sind,
8. eine Abschirmmatte unter der Matratze

b) für die *Haus-Sanierung*

9. Empfehlung einer bestimmten Kiessorte als Grundlage für das zu erbauende Haus
10. je eine mit Kies gefüllte Weinflasche, an je einer Seite des Hauses zu vergraben,
11. ein Stück Vierkant-Kupfermaterial an einem bestimmten Platz im Hause,
12. Schwingkreise mit Fremdenergie-Zuführung,
13. Leiterplatten mit aufgebrachtem Dipol in einem Kasten,
14. Antennen verschiedener Form auf Sockel-Anordnungen,
15. Kegel verschiedener Art und Größe
16. Pyramiden,
17. Bergkristalle,
18. Entstörgeräte in Kommodenausführung mit eingebauten Geräten. Häufig sind auch Einbauten in geschlossenen Behältern, die man nicht öffnen kann ohne sie zu zerstören. Sie zeigen keine erkennbar oder meßbar entstörende Wirkung.

Die Preise für die aufgelisteten Entstörungen reichen von 0 bis 2 500 DM.

Auswirkungen der verschiedenen Entstörungsmethoden

Es haben sich folgende Erfahrungen bei den genannten Methoden herausgestellt:
Einige Bettplatz-Sanierungen sind völlig wirkungslos. Bei anderen, die eine nach unten hin abschirmende Wirkung haben, werden die Erdstrahlen nur gebündelt und seitlich abgelenkt. Die seitlich verstärkende Wirkung führt häufig zu sehr starker negativer Bestrahlung des Nachbarzimmers oder der Nachbarwohnung. Bestimmte Ein- oder Unterlagen laden sich nach einiger Zeit auf,

werden dadurch wirkungslos oder zeigen von Anfang an keine körperentlastende Ergebnisse. Andere wiederum bereinigen zwar die Erdstrahlen, schaden aber der Hypophyse. In besonders ungünstigen Fällen addiert sich die Frequenz der Unterlage mit der Störfrequenz und bringt starke körperliche Beschwerden hervor. Die Strahlung von radioaktiv geladenen Wasseradern kann von keiner dieser Bettplatz-Sanierungen beseitigt werden.

Zu den erwähnten *Haus-Sanierungen* ist folgendes zu sagen:

Die meisten Empfehlung und Entstörmittel sind wirkungslos. Einige wirken entstörend - teilweise sogar sehr stark - vorausgesetzt sie werden richtig plaziert.
All diese Geräte haben einen großen Nachteil gemeinsam: Sie senden ihrerseits körperfeindliche, ja krank machende Eigenfrequenzen aus, die bei 16, 18 und 20 Hz liegen. Damit sind die Geräte nicht zur Sanierung von Wohnungen und Häusern geeignet.
Gute und verantwortungsbewußte Rutengänger, denen diese Tatsachen bekannt sind - darunter auch ein erfahrener Arzt aus der Rutengängervereinigung - kommen deshalb zu dem Schluß, daß es sinnvoll ist, keinerlei Entstörgeräte aufzustellen; sie empfehlen die Betten an einem Platz aufzustellen, der nicht strahlengestört ist.

Aufgrund bisheriger Erfahrungen ist zu bedenken: Sollte es einem guten Rutengänger bei der meistens vorhandenen Vielzahl an Wasseradern gelingen dennoch einen Freiraum, d. h. einen unbestrahlten Schlafplatz zu finden, so ist dies doch nur eine Teilmaßnahme; denn die während der Nacht geschützte Person ist außerhalb des Schlafplatzes in der Wohnung u. U. weiterhin einer intensiven Strahlung ausgesetzt.

Die Folge dieser Teilmaßnahme

Ist der Betroffene nur während des Tages der geopathogenen Belastung ausgesetzt, treten die oben genannten Auswirkungen im Körper dennoch, allerdings verzögert auf. Die Ordnung im Körper wird nach einer entsprechende Zeit gestört. Die induktive Blutladung verschiebt sich hin zu höheren elektrischen Werten gegenüber den magnetischen (z. B. 75 % elektrisch zu 25 % magnetisch). Durch den Linksdrall der Photonen werden die Zellkerne und die rechtsdrehenden Körperflüssigkeiten Blut, Lymphe, Speichel und Urin in den Linksdrall gezwungen. Um diesen Vorgang rückgängig zu machen und damit die naturgesetzliche Harmonie wieder herzustellen, benötigt der Körper in einer ständig unbestrahlten Zone die Zeit von 5 Tagen.
Aus dieser Tatsache ist ersichtlich, daß ein strahlenfreier Schlafplatz als alleinige Maßnahme gegen Erdstrahlen nicht die Chance bietet, die Verhältnisse im Körper wieder ganz in Ordnung zu bringen. Der strahlenfreie Schlafplatz ist deshalb keine ausreichende Lösung.

Die Sanierung

Gesundes Leben in strahlenbelasteten Häusern erfordert eine großflächige, wirkungsvolle Sanierung des gesamten Wohn- und Schlafbereichs. Dazu sind zwei wichtige Bedingungen zu beachten:

1. Nur Interferenzsender sollen benutzt werden.
2. Der Frequenzbereich soll körperfreundlich sein, nämlich die "absolute Schwingung" der Atmosphäre einfangen und verstärken, denn diese Schwingung ist es, die die Wirkung der krankmachenden Erdstrahlen beseitigt.

Der beste der vorhandenen Interferenzsender stellt die Normalwerte der induktiven Blutladung (50 % magnetisch und 50 % elektrisch) sowie den Rechtsdrall von Blut, Lymphe, Speichel, Urin und Zellkern innerhalb von 24 Stunden wieder her. Bei dem zweitbesten Gerät dauert dieser Vorgang 4 Tage. Durch solche geeigneten Geräte bleiben die Körperwerte der Person in dem sanierten Bereich dauerhaft im Gleichgewicht. Krebszellen können unter diesen Bedingungen nicht oder nicht mehr gebildet werden.

Auch alle anderen Krankheiten haben gute Heilungschancen, sofern ihre Entstehung auf einer Störung der energetischen Steuerungsgrundlage des Körpers beruht und wenn diese beseitigt wird.

Durch diese Ausführungen wird ersichtlich, warum viele Menschen die zu Anfang dieses Artikels erwähnte Erfahrung machen, daß ihre Krankheit nach einer Behandlung wieder ausbricht. Eine Symptombehandlung kann nicht zum Erfolg führen, wenn der Patient unter ständiger Belastung von Erdstrahlen steht. Es ist wieder einmal ersichtlich, daß die Natur selbst das angemessene Heilmittel bereithält. Es gilt, nur die grundlegenden Naturgesetze auf möglichst einfache Weise zu nutzen. Dann werden nicht nur Symptome, sondern auch Ursachen behandelt. Viel Krankheit und Leid können auf diese Weise vermieden werden.

Anmerkung des Arbeitskreises

Die Haussanierung muß nicht teuer sein

Wer den Artikel über die Erdstrahlen gründlich studiert hat, wird annehmen, daß eine ordentliche Sanierung kostspielig sein muß. Ein Interferenzsender* erster Qualität mit körperfreundlichen Eigenschaften kostet ca. 300 bis 400 DM. Der Hersteller kann Rutengänger empfehlen mit denen er seit Jahren gut zusammenarbeitet.

---

* siehe Firmenverzeichnis im Anhang

Die geistige Umweltverschmutzung

Herta Dix

In dieser Abhandlung soll von schwarzmagischen Praktiken die Rede sein. Damit sind nicht nur Hypnose und Selbsthypnose, sondern auch Fremd- und Eigensuggestionen gemeint. Warnen möchte ich auch vor Rock und Pop aus dem Kopfhörer, Superlearning von Kassetten sowie allen Meditations- u. Entspannungstechniken, bei denen man mit geschlossenen Augen sitzt oder gar liegt - während man sich also in wehrlosem Zustand von einem Sprecher führen läßt.
Manche Techniken haben das Verlassen des Körpers, d. h. Astralreisen zum Ziel. - Ja sogar die Werbung nutzt gewisse Augenblicke, in denen das Wachbewußtsein keine kontrollierten Wahrnehmungen machen kann.

Vorsicht Hypnose

Hypnose wird seit Jahrhunderten von Indern, Ägyptern, Griechen und Römern ausgeübt. Priester und Gelehrte huldigten der schwarzen Kunst des Tempelschlafes. Das Christentum hingegen lehnte Hypnose stets als teuflisch und menschenunwürdig ab. In allen Weltreligionen ist deshalb diese Art der Beeinflussung verboten.
Insbesondere Menschen, die nach Höherentwicklung strebten, glaubten auf diesem Wege größeres Glück zu finden. Lehrer und Therapeuten, die Hypnosetechniken entwickelten und verbreiteten, ahnen nicht, welche Gefahren sie damit für den Einzelnen, seine Familie und ganze Völker heraufbeschwören.
Als *"Das Verbrechen Hypnose"* wird ein kleines Kapitel in dem Buch "Im Lichte der Wahrheit Band" II bezeichnet. Der Verfasser Abd-Ru-Shin weist darauf hin, daß der Hypnotiseur den Geist des anderen Menschen bindet. Diese Bindung gilt als ein Verbrechen gegen den Geist. Die durch Hypnose hervorgerufenen Folgeschäden sind jedoch umso schwerer, wird jemand gegen seinen Willen der Hypnose unterzogen. Hypnotherapeuten sehen in der Hypnose ein vorübergehendes Aufgeben von Persönlichkeit und Willen.
Abd-Ru-Shin: "Ein so gebundener Geist ist nicht nur dem Einfluß des Hypnotiseurs zugänglich, sondern bleibt in gewissem Grade, trotz eines eventuellen Verbots durch den Hypnotiseur, auch anderen feinstofflichen Einflüssen wehrlos ausgesetzt, weil ihm in der Gebundenheit der dringend notwendige Schutz dagegen fehlt, den nur die völlige geistige Bewegungsfreiheit bieten kann."
Jeder, der einer wirksamen Hypnose unterworfen wird, ist nachhaltig in seiner Höherentwicklung behindert, da ein auf diese Weise gebundener Geist nicht so schöpferisch zu wirken vermag wie der vollkommen freie Geist. Das Schaffen, Wirken und Wollen des Menschen wird kraftlos und im feinstofflichen Bereich welkt er sehr bald dahin.

Abd-Ru-Shin weiter: "Die gewaltsame Bindung betrifft nicht nur das Opfer, sondern bindet ebenso den Hypnotiseur an diese Person. Er muß nach seinem irdischen Abscheiden dorthin, wohin der von ihm gebundene Geist geht und sei es zu den tiefsten Tiefen. Er läßt ihn nicht eher wieder los, bis er dem gewaltsam in seiner freien Entwicklung zurückgehaltenen Geist so weit vorwärts geholfen hat, wie dieser ohne Bindung gelangt wäre."

Hypnoselehrer, die sich mit den negativen Auswirkungen gut auskennen, bezeichnen die Methoden der Bhagwan-Bewegung als die ausgeprägteste Form des Hypnose-Mißbrauchs.

In unserer Gesellschaft nimmt der Umgang mit Hypnose in erschreckendem Maße zu. Fand man derartige Vorführungen schon seit Jahrzehnten auf Jahrmärkten, so macht man sich heute den Spaß bei Geburtstags- und Betriebsfeiern.

Werden im Fernsehen derartige Vorführungen gemacht, verlassen all jene Zuschauer, die um die Gefahren wissen, den Raum. Andere schalteten ihr Gerät sofort aus. Mit Sicherheit wird bei einer Spielshow ein Teil der Zuschauer, die sich im Saal befinden, von der Hypnose ebenso erfaßt, wie auch Fernsehzuschauer in Mitleidenschaft gezogen werden können.

Ein Experiment im Fernsehen zeigte die Möglichkeit der Massenbeeinflussung mittels unsichtbarer Text- und Bildeinblendungen während des Werbefernsehens.

Über Presse und Fernsehen wird neuerdings für Hypnose geradezu geworben. Obwohl der Versand von Therapeutenlisten offiziell verboten ist, kann man diese problemlos anfordern und auch erhalten.

Die Schädlichkeit der Hypnose ist wissenschaftlich noch nicht anerkannt und durch die üblichen Meßverfahren nicht erfaßbar. Das Gleiche trifft aber auch für den Nachweis der Unbedenklichkeit zu. Hier wird ganz anders verfahren als es bei Arzneimitteln, ja sogar Naturheilmitteln üblich ist. Das zeigt, daß man von seiten der Wissenschaft mit dem Begriff der Seele noch nicht viel anfangen kann; zumindest wird sie nicht in ihrem hohen Wert erkannt. - Etwa nach dem Motto "Ich habe schon so viele Leute operiert und seziert und noch nie eine Seele gefunden".

Ich behaupte, daß jedes Verfahren, das den Zustand der Trance herbeiführen soll, in schädlicher Weise auf die Persönlichkeit des Menschen und auf seine Gesundheit wirkt.

Hypnose wird also immer salonfähiger

Wen wundert es, daß derartige Vorführungen auch in die Discos Einzug halten, so daß bereits bei Jugendlichen schwere Schäden hervorgerufen werden können, die kaum zu reparieren sind.

Stellvertretend sei hier der Fall eines jungen Mädchens beschrieben. Wir wollen sie Brigitte nennen. Brigitte war ein intelligentes, waches Mädchen mit guten Leistungen in der Schule und später im Beruf.

Als Brigitte 20 Jahre alt war, besuchte sie eine Disco, in der ein Hypnotiseur seine Vorführungen machte. Brigitte wußte von ihren Eltern, daß Hypnose eine Gefahr darstellt und schwerwiegende Folgen nach sich ziehen kann.
Trotzdem fühlte sie sich jung, stark und unabhängig genug, um vor Fremdbeeinflussung sicher zu sein. Schließlich hieß es doch, daß keiner gegen seinen Willen hypnotisiert werden könne. Sie war sehr vorsichtig, stellte sich weit entfernt von der Vorführung unter die Eingangstür. Was sie aber nicht wußte war, daß bereits Aufmerksamkeit und Neugier ausreichten, um empfangsbereit für den Willen des Hypnotiseurs zu sein.
Brigitte vergaß diese Begebenheit bald. Einige Monate später begann sie, sich über mangelnde Konzentrationsfähigkeit, über Dumpfheit im Kopf, unklares Denken und allgemeinen Energiemangel zu beklagen. Die beruflichen Leistungen ließen nach und sie war gereizt und unzufrieden mit sich und der Welt.
Brigitte suchte eine Naturheilpraxis bzw. ein Institut auf, welches sich mit Frequenzforschung befaßt. Durch Messungen im feinstofflichen Bereich erfuhren die überraschten Eltern, daß eine Verbindung zwischen ihr und einem Hypnotiseur bestand. Erst jetzt berichtete Brigitte von ihrem Erlebnis in der Disco.
Die Verbindung zwischen der Seele des Hypnotiseurs und seinem "Opfer" scheint sich auch dann nicht aufzulösen, wenn der Hypnotiseur kein weiteres Interesse an dieser Person hat.
Dieser Fall endete glücklich, da Brigitte von der Bindung befreit werden konnte.
Nun ist sie nicht nur wieder sehr erfolgreich im Beruf, sondern erlernte einen neuen Beruf, der auf die Hilfe gesundheitlich geschädigter Menschen ausgerichtet ist.
Ähnlich erging es einem amerikanischen Bestseller-Schriftsteller. Er besuchte einen der größten Yogis und beklagte sich darüber, daß er seit zwei Jahren völlig unfähig sei, eine gute schriftliche Arbeit zu vollbringen. Der Yogi fragte: "Hast du dich einmal hypnotisieren lassen?". Der Schriftsteller bejahte dies, mit dem Hinweis, daß es in Amerika üblich sei, sich einer Psychotherapie zu unterziehen. Dabei sei auch bei ihm Hypnose eingesetzt worden.
Daraufhin zeichnete der Yogi einige Kreise. Diese Kreise, so erklärte er, sollten die Jahresringe eines Baumes darstellen. Nimmt man nun einen Bohrer und bohrt durch all diese Jahresringe des Baumes ein Loch, trägt sogar eine starke Pflanze eine erhebliche Verletzung davon.

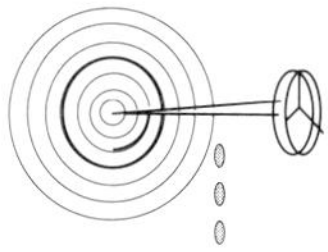

Ähnlich muß man sich das Wachstum und die verschiedenen Schichten des menschlichen Bewußtseins vorstellen. Bei der Hypnose durchdringt der Hypnotherapeut die Schichten des in jedem Lebensjahr "gewachsenen" Bewußtseins, mindestens bis in den Bereich, in dem das zu behandelnde Symptom seinen Ausgang nahm. Im schlimmsten Fall werden die "Lebensringe" bis in die Zeit der frühesten Kindheit verletzt. Der herbeige-

führte Schaden kann sich in einer außerordentlichen Einschränkung des über viele Jahre erworbenen Bewußtseins äußern. Immer mehr verantwortungsbewußte Therapeuten nehmen auch in den USA Abstand von dieser Art der Behandlung. Aufgrund des Halbwissens der Menschen wird das höchste Gut der Schöpfung, das menschliche Bewußtsein, zum Gegenstand von Manipulation oder Spielerei. Unter guten geistigen Lehrern ist auch jede Art der Suggestion und Selbstsuggestion verpönt.
Man kann sich vorstellen, daß der junge Schriftsteller und alle Umstehenden davon sehr betroffen waren und fragten, welche Möglichkeit es gäbe, diesen Schaden auszubessern. Der Yogi antwortete, es gäbe nur einen einzigen Bereich, in dem echtes Wachstum stattfindet. Damit meinte er die Transzendenz als Quelle der Energie und allen Wachstums. Selbstverständlich kennt der Mensch seit seiner Schöpfung auch den Weg zu diesem Bereich, aus dem allein er zu leben vermag. Die Wirkung beruht auf perfekter Ordnung und engem Zusammenwirken zwischen Geist und Körper.

Hypnose bedeutet Trennung der Geist-Körper-Koordination

Ein anderes, nicht immer so gefährliches Beispiel für eine solche Trennung ist der Schwips. Der Geist ist willig, aber die Hand ist nicht in der Lage, mit dem Schlüssel in das Schlüsselloch zu gelangen. In dieser "Lücke" zwischen Geist und Körper versteht der Hypnotiseur zu arbeiten - eine wirklich menschenunwürdige Situation! Es sind erweiterte Wahrnehmungen möglich, die auf viele Menschen einen gewissen Reiz ausüben.
Abd-Ru-Shin sagt: *"Auch wenn es mit der besten Absicht geschieht..., so ändert dies nichts an dem unermeßlichen Schaden, den diese Ausübung in jedem Falle anrichtet! Berufene Hände sind es nicht, die Hypnose anwenden. Berufen kann nur jemand sein, der sein Wissen auf einem Gebiet, in dem er vollkommen bewandert ist, anwendet. Das wäre bei Hypnose das feinstoffliche Gebiet! Und wer dieses wirklich kennt, ohne es sich in Vermessenheit nur einzubilden, wird niemals Hypnose anwenden ... es sei denn, er beabsichtigt, den Betroffenen mit vollem Wissen schwer zu schaden."*
Nach Abd-Ru-Shin ist es nicht als Entschuldigung anzusehen, wenn ein Fachmann oder Laie sein Vorgehen mit dem Ziel der Heilung körperlicher oder geistiger Leiden zu begründen versucht. Das Gleiche gilt für die Behauptung, Hypnose trüge zur geistigen oder charakterlichen Verbesserung bei. Diese Auffassung ist Selbstbetrug. Nur was der Geist durch vollkommen freies Handeln erreicht, kann ihm zum Vorteil gereichen.
Gerade in der letzten Zeit wird in den Medien für "seriöse" Hypnotherapie geworben. Ich möchte auch nicht bestreiten, daß manche Ärzte überzeugt sind, etwas Gutes zu tun, wenn sie etwa einem Kind helfen, seine Angst zu überwinden, während es sich einer Zahnbehandlung unterziehen muß. Aber was nützt es dem Menschen letztendlich, wenn er sich zwar schmerz-

frei operieren lassen kann, dabei jedoch Schaden an seiner Seele nehmen muß?
Beruhigungs- und Schmerzmittel enthalten giftige Stoffe, die nach Möglichkeit zu meiden sind. Für diese Stoffe besitzt der Körper aber eigene Methoden zur Neutralisierung und Ausleitung. Notfalls kann ein Fachmann, der sich auf Naturheilverfahren spezialisiert hat, bei der Reinigung behilflich sein.
Im Ayur-Veda heißt es: *"Der Bedienungsschalter für den Körper liegt im Geist"*. Weil Geist das Feinste, das Übergeordnete ist, hat er auch unendlich große Kraft und Macht, was ihn bei unbefugtem Gebrauch, z. B. durch einen Hypnotiseur, gefährlicher als jedes Gift werden läßt.
Der Geist des Menschen muß unter allen Umständen frei bleiben, damit er nicht die Fähigkeit verliert, die Aufgaben zu erfüllen, welche ihm für dieses Erdenleben gestellt worden sind.
Verwunderlich ist vor allem, daß sich die Kirchen, denen weitere Gefahren bekannt sind, die hier nicht angesprochen wurden, bisher nicht zu Wort gemeldet haben.

Beeinflussung über Entfernungen

Hypnose und Fernhypnose werden in diesem Jahrhundert zur geistigen Kriegsführung benutzt. Nicht nur einzelne Politiker, auch ganze Völker sind manipulierbar geworden.
Vor diesem Hintergrund erscheint die raffiniert ausgeklügelte Suggestion der Werbung gar zu harmlos.
Für manchen Leser mag es schon lange her sein, daß er die folgenden Worte aus Goethes Faust zu lernen hatte.
Mefistopheles: "Ich bin der Geist, der stets verneint! Und das mit Recht; denn alles, was entsteht, ist wert, daß es zugrunde geht. Drum besser wär's, daß nichts entstünde. So ist denn alles, was Ihr Sünde, Zerstörung, kurz das Böse nennt, mein eigentliches Element". Hier stellt sich die Frage, ob diese Aussagen mit der entsprechenden Tragweite auch wirklich erkannt worden sind.

Ein Teil der Menschen scheint von vornherein zu diesem Leben angetreten zu sein, um den göttlichen Plan zu stören, d. h. positive Bestrebungen in ihr Gegenteil zu verkehren.
Auffallend ist, daß gerade diese Menschen dazu neigen, Kassetten zu besprechen, die als Entspannungs- und Meditationshilfen verwendet werden.
Es gibt viele Meditations-Kassetten (in Deutschland konnte ich nur bei zwei Gruppen keine negativen Sprecher finden), auf denen von Gott, Liebe und anderen lauteren Dingen gesprochen wird.
Wer damit arbeitet, setzt oder legt sich nieder, schließt die Augen und läßt den Sprecher in sein Unbewußtes eindringen - ganz freiwillig - ganz wehrlos ...
Die Kassetten sind so beschaffen, daß man sich dabei wirklich wohl und entspannt fühlt. Der Hörer sagt: "Ich habe ein gutes Gefühl dabei, also kann das nur etwas Gutes sein". In Wirklichkeit wird er aber über die Stimme des

Sprechers durch dessen möglicherweise negatives Bewußtsein beeinflußt. Hat nicht auch Faust sich - zumindest zeitweise - glücklich gefühlt? Er allerdings wußte, worauf er sich eingelassen hatte.

Die Geister unterscheiden

Sind wir in der Lage die Geister zu unterscheiden? Wer würde nicht behaupten, ein gutes Einschätzungsvermögen zu besitzen? Man hat Intuitionen, Vorbilder und mancher vertraut sich einem Pfarrer an.
Bischof Lehmen äußerte einmal in einem Fernsehinterview, daß fromme, heilige Leute im Mittelalter immer wieder gesagt hätten, der Weg zur Hölle sei mit Priestern, Bischöfen und wohl auch Päpsten gepflastert. Dies, so meinte er, sei eine Mahnung, die demütig mache und einem die Überheblichkeit nimmt.*
Es gibt ganz ausgezeichnete seelisch reine, lautere Pfarrer. Andere aber gehören dem zerstörerischen Bereich an. Auch diese predigen Gottes Wort - nur das Wort, ohne mit dem Sinn verbunden zu sein.
Leider sind wir nicht in der Lage, die verschiedenen Geister sicher voneinander unterscheiden zu können, weil feinste Schwingungen mit den 5 Sinnen üblicherweise nicht wahrzunehmen sind.
Nach den Erfahrungen, die ich in etwa 80 Lebensjahren sammeln konnte, würde ich es sogar ablehnen, Fremdsprachen mit Hilfe von Entspannungskassetten zu erlernen, wie sie beispielsweise bei dem sog. Superlearning verwendet werden.

Alles ist Schwingung

Die Yogis wußten es schon immer und die moderne Quantenphysik hat es heute ebenfalls erkannt: *Alles was existiert ist Schwingung.* So ist ein Stück Holz eine sehr verdichtete, grobe Schwingung. Gase sind dagegen locker und durchsichtig. Feiner und unsichtbar sind Worte, die bekanntermaßen am Beginn der Schöpfung standen. Vor dem Wort muß es aber die Idee gegeben haben und somit auch das Feinste und Mächtigste, nämlich den Geist.
Es ist aber keineswegs so, daß nur der begreifbare Inhalt eines Wortes aufgenommen wird. Vor allem dann nicht, wenn man entspannt und liegend die Einflüsse auf sich einwirken läßt.
Man nimmt in sich auf, WES GEISTES KIND, und das ist ganz wörtlich zu verstehen, der Sprecher, Sänger, Schriftsteller oder der an uns denkende Mensch ist. Es gibt Rock-Gruppen, die ganz bewußt nach dem Prinzip der zerstörerischen Wirkung arbeiten. Läßt man die aufgenommenen Gesänge rückwärts abspielen, so kommen grauenvolle gott- und menschenverachtende Texte zum Vorschein.

---

* Wortwechsel April 92, SDR-Stuttgart

Ein deutsches Gericht hatte über solch einen Fall bereits zu entscheiden.... Auf diese und ähnliche Weise kann ein ganzes Volk auf Aggression programmiert werden, ohne daß ein ersichtlicher Grund erkennbar wird. Es wurden Kassetten gefunden, bei denen die Hintergrundmusik gut und wertvoll, der Sprecher aber wahrhaft satanisch ist. Sie sehen also, das gute Gefühl kann sich oft genug als trügerisch erweisen.

Den Schlafraum sauber halten

Es heißt nicht umsonst, man solle sich nur mit guten Büchern umgeben - auch dann, wenn man sie gar nicht liest. Verbannen Sie aus Ihrem Schlafzimmer sämtliche Bücher, Schallplatten, Kassetten und Briefe, von deren Sauberkeit Sie nicht überzeugt sind. Die Bibel wird keine schädlichen Einflüsse hervorbringen.
Wie groß die Wirkung allein von Schrift und Bild sein kann, sollen folgende Beobachtungen zeigen. Auf dem Markt gibt es ein Buch, das Zeichnungen von Runen und erklärenden Texten enthält. Diese Zeichnungen bringen ganz verschiedene und im Allgemeinen positive Wirkungen hervor. Die bekannteste von ihnen ist die Lebensruhe. Immer wieder haben Menschen dieses Buch in ihrem Schlafzimmer aufbewahrt und wurden krank. D. h., der Körper war nicht dazu in der Lage, das Feuerwerk von Wirkungen zu verarbeiten. Erst nach der Entfernung des Buches konnte sich der Betroffene wieder erholen.
Sie sehen also, die Wirkungen werden allein über nicht wahrnehmbare, sehr machtvolle geistige Schwingungen vermittelt.

Keine Angst!

Das Ganze soll Sie jedoch nicht ängstlich gegenüber fremden Einflüssen machen. Nicht umsonst heißt es: "Prüfet alles und das Gute behaltet". Auch ich besitze Bücher, Zeitschriften usw., von denen ich weiß, daß der Autor keine guten Einflüsse schafft. Aber auch aus solcher Literatur habe ich manchmal eine Anregung bekommen, die mich zu weiterem Forschen veranlaßte. Solche Schriften lagere ich in der Garage und wenn es etwas nachzuschlagen gibt, werden sie kurzfristig ins Haus geholt.

Schwingungen können positive und negative Wirkungen haben

Die positiven Wirkungen von Frequenzen macht sich beispielsweise die alternative Medizin zunutze, indem die Schwingungen eines Medikaments einer Ampulle reinen Wassers aufgeprägt werden. Wird dieses Wasser dem Patienten verabreicht, läßt sich die Wirkung des Originalmittels hervorrufen. Auf diesem Gebiet gibt es vielerlei Versuche mit Geräten, Substanzen und Anwendungsverfahren.

Weniger empfehlenswert ist dagegen der Beschuß mit feinen elektrischen Impulsen. In diesem Sinne ziehe ich die althergebrachte Akupunktur der modernen Elektroakupunktur vor.

Die Wirkung der Kunst

An dieser Stelle möchte ich von einer Begebenheit berichten, die als beispielhaft für die ständig zunehmende Kritiklosigkeit gelten kann.
Ein Künstler malte einen Christuskopf. Wer wollte bestreiten, daß es sich dabei um ein wahrhaft göttliches, lauteres Motiv handelt. Gerade die neue Welle der Christusverehrung brachte es mit sich, daß dieses Bild als Postkarte Verbreitung fand. Eines Tages betrat ich das Wohnzimmer eines echten religiösen Suchers. Eine Zimmerwand zierte dieses Bild als großformatiger Seidendruck. Die Ausstrahlung dieser Abbildung war so grauenvoll, daß ich gern auf dem Absatz kehrt gemacht hätte. Obwohl es sich doch um ein Christusbild handelte, sah man geradewegs in ein Teufelsgesicht.
Nachdem, was wir jetzt wissen, ist das leicht nachzuvollziehen. Der Künstler, der das ursprüngliche Bild gemalt hatte, war ein mit großer Energie im negativen Bereich wirkender Mensch.
Das Zimmer meines Freundes enthielt, wie es bei vielen spirituell interessierten Menschen vorzufinden ist, ein Durcheinander von guten und negativen Einflüssen.
Die gleiche Beobachtung machte ich häufig in Kirchen. Diese wunderbaren, heiligen Gemälde, Figuren usw. findet man manchmal im gleichen Gebäude, in dem es auch Gemälde, Kruzifixe, Figuren und andere Darstellungen von negativer Wirkung gibt.

In diesem Feuerwerk von Ausstrahlung und Schwingungen bemühen sich immer mehr Menschen um Vervollkommnung.
Nun, lieber Leser, kommt das eigentlich Gefährliche: Der Freund, den ich in seiner Wohnung besuchte, meinte, er hätte anfangs ebenso erschrocken reagiert. Aber es verstößt nun einmal gegen das Empfinden eines guten Christenmenschen, den Kopf seines Heilands als grauslich zu empfinden und so "hielt er durch". Mit der Zeit, so meinte der Freund, hätte er sich an das Bild gewöhnt und nun gefalle es ihm doch recht gut. Das bedeutet, daß er sich nun mit allen in dem Bild enthaltenen Einflüssen (meist unbewußt) identifiziert.
Auf diesem unbewußten Wirken beruht der Vorgang, der uns heute mit modernsten Mitteln zur Annahme auch solcher Dinge veranlaßt, welchen man gefühlsmäßig schon nach der ersten Begegnung den Rücken kehrt. Früher abgelehnte Kunstrichtungen werden bald zur Mode. Auf diese Art geht so manche Musik durch den Äther, die nachweislich gesundheitsschädigende Wirkungen hat.

In den Medien wird für alle möglichen unnatürlichen oder einfach nur bequemen Praktiken Toleranz gefordert. Wer will sich schon nachsagen lassen, er sei konservativ, gar intolerant oder einfach von gestern.
Dr. Harry Emerson Fosdick sagt: "Halten Sie ein Bild lange und ausdauernd genug vor Ihr geistiges Auge und Sie werden zu ihm hingezogen".

Geistige Techniken

Nicht nur in Indien, sondern auch hierzulande gibt es zahlreiche Techniken, die durch Entspannung, Energieübertragung und andere Manipulationen Heilung versprechen.
Auch künstliche, also menschengemachte Meditationsmethoden können unerwünschte Ergebnisse hervorrufen.
Die Urform des Meditierens, die Transzendentale Meditation (TM), ist ein Teil der ursprünglichen ayur-vedischen Medizin. Von ihr weiß man, daß sie uns bei der Schöpfung als Geschenk gegeben wurde, damit wir nie den Zugang zur Energiequelle der Natur verlieren. Hat man sie einmal erlernt, gibt sie Unabhängigkeit von fremden Einflüssen, von Lehrern, Organisationen usw.
In Jahrtausenden ging das wertvolle Wissen verloren. Menschlicher Spiel- und Experimentiertrieb ließ daraufhin zahlreiche "Mixtechniken" entstehen. Das Ziel ist immer noch das Gleiche. Der Weg dahin ist aber verschwommen, durch viele Umwege und Sackgassen gezeichnet.

Kontemplation

Es entwickelten sich Methoden, bei denen sich der Meditierende Bildern oder andere Vorstellungen hingibt. Solche Methoden behindern aber geradezu den Weg des Geistes zur Lebensquelle, den er sonst freudvoll und ganz selbständig gehen würde. Andere Techniken arbeiten über die Beobachtung des Atems, der damit seine Unschuld verliert. Es war Prof. Dr. Seylle, Begründer der Streßforschung, der feststellte, daß bereits die Betrachtung eines Vorgangs diesen verändert.

Gedankenleere

Bei dieser Methode wird, wie so oft, der Weg mit dem Ziel verwechselt. Sie ist darauf ausgerichtet den Geist gedankenleer zu machen. Das führt nicht nur zur Öffnung des Unterbewußtseins für jeden beliebigen äußeren Einfluß, auch dem Geist, der natürlicherweise denken möchte, wird genau das verboten. Wer längere Zeit auf diese Weise übt, macht den Geist dumpf und träge.

Autogenes Training (AT)

AT ist eine Sonderform der Hypnose.*

Prof. J. H. Schulz studierte zunächst die Hypnose- und Selbsthypnosetechniken der französischen Schule und entwickelte daraus seine Entspannungsmethode. Diese führte in der Praxis immer wieder zu seelischen Störungen bzw. Einbrüchen, deren Behandlung in den Bereich der Psychiatrie einzuordnen ist. Schulz selbst gab den Übungsleitern keine Anleitung zum Umgang mit derartigen Folgeerscheinungen. Da es den meisten Menschen nicht gelingt, die erwartete Entspannung zu erreichen, ist die Gefahr solcher unerwünschten Wirkungen vergleichsweise gering. Aber selbst bei harmlosen Wirkungen fragt sich mancher Übende zu Recht, ob es sinnvoll sein kann, das Blut in einen Arm zu leiten. Dabei greift der Mensch mutwillig in den Ablauf natürlicher Vorgänge ein. Vielleicht wollte der innere Arzt gerade jetzt das Blut den Nieren oder der Leber zuführen, um eine wichtige Funktion oder einen Entgiftungsvorgang zu unterstützen.

Wer bereit ist, zur Erlangung besserer Gesundheit ein gewisses Maß an Zeit aufzuwenden (etwa 2 x tägl. 15 Min.), wäre gut beraten, eine Methode zu wählen, welche gleichzeitig zur echten Entwicklung des Bewußtseins, d. h. zur völligen Menschwerdung führt.

Man mag sich auch die Frage stellen ob es sinnvoll ist, bereits Kindern mit Hilfe des AT beizubringen, Geist und Körper eigenwillig zu manipulieren, statt sie den Weg zu lehren, den die Natur gehen würde, um den "inneren Arzt" sowohl selbst entscheiden als auch handeln zu lassen.

Astralreisen

Auch die Astralreisen einer spirituellen Gruppe hat kaum wieder gut zu machende Verringerungen des zur Verfügung stehenden Bewußtseins zur Folge. Wer daran beteiligt ist, verbindet sich geistig mit einem Führer. Im Laufe der Zeit zieht dieser alle Anhänger auf seine niedere Entwicklungsstufe herab. Bis heute hat das offensichtlich keiner der Betroffenen bemerkt.

Das Pendeln

Nicht umsonst verbietet jede Weltreligion das Pendeln. Selbst das Argument, Priester benutzten diese Methode in aller Heimlichkeit und in seriöser Weise, kann nicht über den Schaden, der daraus entsteht, hinwegtäuschen. Es ist keineswegs so, daß dieses Verbot nur Gültigkeit für das "Fußvolk" hat. Es wird oft behauptet, die Warnung sei nur zur Festigung der Macht des Klerus ergangen. Der Gläubige solle damit unwissend und unmündig gehalten werden. Diese Auslegung ist unrichtig.

Im Gegenteil: Wer sich auf das Pendeln einläßt, ist ein offener Kanal, aber nicht für das Gute, Göttliche, wie jeder Pendler es von sich annimmt. Er hat

* Prof. Dirk Revensdorf, Psychologisches Institut Universität Tübingen

prinzipiell nicht die Möglichkeit zu verhindern, daß sich negative Geistigkeiten seiner bemächtigen. Viele glauben dadurch gefeit zu sein, daß sie über der Bibel, unter Anrufung Gottes oder Christus pendeln. Sie berichten von Kontrollmöglichkeiten, die ihnen die ersehnte Sicherheit geben. Sie versichern glaubhaft, daß die Richtigkeit ihrer Pendelergebnisse sich häufig bestätigt hat, daß sie damit "Gutes tun" können. Die geistigen Kräfte, vor denen hier gewarnt werden soll, sind allerdings listiger als wir sie mit unserem geringen Maß an Bewußtsein erfassen können. Kaum ein Mensch ist in der Lage, über einen ihm vorgegebenen Ausschnitt der Wirklichkeit hinaus, Wahrnehmungen zu machen. Menschen mit einem tatsächlich hoch entwickelten Bewußtsein, d. h. mit einem reinen Nervensystem, nehmen niemals die Hilfe dieser Wesen in Anspruch. Um es nochmals deutlich zu sagen:

Die Einmischung niederer Wesen ist, trotz oftmals richtiger Pendel-Ergebnisse, unvermeidbar!

Ungewöhnliche Fähigkeiten

Zu den als ungewöhnlich oder übernatürlich bezeichneten Fähigkeiten gehören u. a. Heilen, Hellsehen, Hellfühlen, außersinnliche Wahrnehmungen.
Von diesen Personen wird angenommen, sie seien besonders gute und hochentwickelte Menschen. Im allgemeinen ist das auch durchaus der Fall. Aber keineswegs kann man sich immer darauf verlassen. Als unrühmliches Beispiel gilt beispielsweise Rasputin, der seinerzeit großen Einfluß auf die Zarenfamilie gewann und seinen Vorteil daraus zu ziehen wußte.
Ein Mensch kann mit solchen Möglichkeiten geboren werden oder sie besonders entwickeln.
Weniger seriöse Personen mit solchen Fähigkeiten versuchen, möglichst viele Menschen in ihren Bann zu ziehen. Sie arbeiten keineswegs nur im Bereich guter Kräfte. Noch nie entstanden so zahlreiche esoterische Institute wie heute. Dabei gibt es solche, die mit äußerst zweifelhaften Methoden arbeiten.

Die neueste Perversion Gehirnmanipulation

Anfänglich setzte man große Hoffnungen in das Biofeedback, bei dem Kontrolle über Gehirnfunktionen ausgeübt wird. Die Methode ist unnatürlich und ihre Ergebnisse sind ebenso gering wie unzuverlässig.
Nun richten sich Mind- und Brainmachine-Studios nach den USA jetzt auch in Deutschland häuslich ein.
Apparate sollen durch monotone Geräusche oder Lichtsignale nach dem Willen der Erfinder die Gehirnfunktion beeinflussen. Weil Gehirn und Nervensystem durch Fremdsignale dabei manipuliert werden, sind dem Mißbrauch Tür und Tor geöffnet.

Ton- und Lichtsignale können durchaus irritierend auf das Nervensystem wirken. Als Beispiele seien die Signale der Lichtorgeln in Discos oder der Schnellauf des Videorecorders genannt, die zu Recht als sehr unangenehm empfunden werden.
Licht spielt eine außerordentlich wichtige, die Lebensprozesse regulierende Rolle in jedem Lebewesen.
Als Lichtorgan oder sogar drittes Auge gilt die Zirbeldrüse. Ihre Aufgaben im menschlichen Körper sind noch weitgehend unbekannt.
Ebenso unbekannt sind die Auswirkungen der Lichtblitze auf die Arbeit dieses Organs.
Man weiß aber, daß nicht nur Labile, sondern auch Gesunde durch den Gebrauch der "Gehirnmaschinen" psychische Schäden davontragen können. Die Gefahr der seelischen Abhängigkeit darf ebenfalls nicht unterschätzt werden.
Niemand weiß, ob und wie das Ganze funktioniert und welchen Einfluß derartige Impulse auf Gehirn und Nervensystem haben.
Sicher ist nur, daß es sich um unspezifisch wirkende Verstärker handelt, woraus sich erhebliche Gefahren ergeben.
Sie können epileptische Anfälle auslösen und manische Krankheitszustände derart verstärken, daß die Betroffenen die Kontrolle über sich selbst völlig verlieren.
Gespannte, verstreßte Menschen haben zunächst sehr positive Empfindungen. Die anfängliche Entspannung schlägt später oft in ihr Gegenteil um.
Wer die Methode ausprobiert hat, stellt fest, daß er die Prozedur gelegentlich auch als anstrengend empfindet, besonders dann, wenn Takt- und Bildwechsel erfolgen. Auch das deutet darauf hin, daß es sich um eine naturwidrige Methode handelt.
Im Vertrauen darauf, daß ihm echte Hilfe zuteil wird, unterwirft sich mancher unzureichend informierte, unschuldige Gesundheitssucher den verschiedensten Arten der Gehirnmanipulation.
Der franz. Philosoph Jean Boudrien sagt: "Die Mindmachine ist eine Maschine mehr, um die Leute gehirnlos zu machen."

Jugend gefährdet sich selbst

Gläserrücken, Geisterbeschwörung, schwarze Messen, Hexenkulte, Satanismus und ähnliches gehören heute zu den übelsten Auswüchsen jugendlicher Freizeitbeschäftigungen. Sind manche Jugendliche sich einerseits des Schadens nicht bewußt, den sie sich selbst zufügen, so setzen sie doch andererseits derartige Praktiken ganz gezielt zum Schaden derer ein, die sie sich zum Ziel ihres grausamen Spiels erwählt haben.
Sie halten derartigen Hokuspokus für unwirksam? Dann unterschätzen Sie die Macht des Geistes, vor allem dann, wenn er in Gruppen wirksam wird. Nicht selten richten sich voodoo-Angriffe gegen Lehrer und Erzieher. Bei

einer Befragung von 700 Schülern stellte sich heraus, daß 50 % von ihnen sich bereits an okulten Praktiken beteiligt hatten.

Deshalb mein zusammenfassender Rat aus den Erfahrungen eines über 80 Jahre währenden Lebens

Wollen Sie eine Sprache über Kassetten erlernen, dann tun Sie dies am besten im Sitzen oder Umhergehen und mit geöffneten Augen, bei klarem Bewußtsein.
Solange Sie nicht die Fähigkeit haben, ganz sicher zu unterscheiden "wes Geistes Kind" ein Mensch ist, so lange lassen Sie keine andere Person in das wertvollste Geschenk des Schöpfers, in Ihr Bewußtsein, eindringen. Sind Sie aber fähig diese klare Wahrnehmung zu machen, dann benötigen Sie keinen menschlichen Helfer oder einen aus dem Bereich der niederen Geister. Letztere pflegen sich dem ehrlich suchenden Menschen prinzipiell als hohe Geister, Engel, Schutzengel usw. vorzustellen. Wehren Sie diese Annäherungsversuche ab!
Alles was Sie brauchen, ist bereits, wenn auch verschüttet, in jedem Menschen vorhanden. "Ihr seid alle Götter" hat Christus mehrfach gesagt.

Das Göttliche in uns kann voll entfaltet werden...

Musiksalat

Musik ertönt heut' allerorten:
im Kuhstall und Hotelaborten,
Einkaufszentren, Wartehallen,
Friseuren, Ärzten, Kathedralen,
Büro, Schlafsaal, Straßenbahn,
Schnellimbiß und Schlepperkahn.
Allüberall macht's "Rum-bumm-
bumm".
Wird das niemand mal zu dumm?

Sie tönt aus allen Neubaulöchern,
zum Sägekreischen, Hammer-
pöchern,
aus Autos jugendlicher Fäns
dröhnt Rock- und Pop- und Soul-
Getöns.
Selbst Windelkindern auf dem
Topf
stülpt man den Hörer auf den Kopf.
Allüberall macht's "Rum-bumm-
bumm".
Wird man dabei nicht bald dumm?
Es "musikt" beim Grillen,
Schwimmen,
das Radio dudelt draußen, drinnen,
beim joggen, lieben, fahrrad-
fohren,
hat man den "Walkmann" auf den
Ohren.
Dazu heult Kater, Säugling, Hund
von früh bis spät zu jeder Stund.
Allüberall macht's "Rum-bumm-
bumm".
Wird's dem Mensch nicht bald zu
dumm?

Ich sehe schon die Zeiten kommen
wo der Stadtscheriff besonnen
mit dem "Krach-Phon-Meßgerät"
durch die lauten Straßen geht
und die "Knöllchen" dem verteilt,
der den größten Krach erzeugt.
Denn: Allüberall macht's "Rum-
bumm-bumm".
Wie schön wär's, wenn der Krach
blieb stumm!

Aus der Zeitung "der Hamballe" Fast-Nacht-Nummer der Region Öhringen

Teil II

Dieses Geleitwort schrieb Dr. med. Abele für die Zeitschrift "Der Naturarzt" Nr.2/91

Liebe Leserin, lieber Leser,

"Der Mensch denkt, Gott lenkt", lautet ein Sprichwort, und das soll ein Trost sein in vielerlei Mißgeschicken, die uns geschehen. Denkt Gott etwa nicht, ehe er lenkt? Und wenn er denkt, können wir's denn nicht nachdenken? und gar ein biss'l besser? Jedenfalls benehmen wir uns besonders im Bereich der Medizin so:
Der Patient hat gedacht, daß er nach seinem Gelüste wider die Naturregeln leben könnte; er wurde krank. Er ruft den Mediziner und dieser denkt, daß er die Regeln der Natur durch eigene ersetzen könne, und wenn diese Medizinerregel der Krankheitsregel genau entgegengesetzt sei, müßte "die Schlechte" auf der Strecke bleiben. Und fürderhin herrsche "die Gute" - die Medizinerregel. Und was lenkt Gott dabei?

Lassen Sie es mich am Beispiel üblicher Therapievorgänge bei Herzerkrankungen beschreiben: Ein Patient bekommt Angina Pectoris - Herzschmerzanfälle. Man gibt Nitropharmaka. Sie senken den Rückstrom von Blut zum Herzen (Vorlastminderung), indem sie lähmend an den Venenwänden angreifen, so daß mehr Blut "im Bauch versackt". Der typische Nitrokopfschmerz entsteht dadurch, daß sich auch im Kopfvenenbereich das Blut staut und dort Sauerstoffnot eintritt. Da sich der Körper an das Präparat gewöhnt, muß ständig eine Dosisanpassung (Erhöhung) stattfinden. Dies hat zur Folge, daß die erkrankten Bezirke weniger Blut angeboten bekommen (steal-Effekt), so daß man zum Nitropräparat ein zweites geben muß, welches die Herzauswurfleistung erhöht, also Digitalis. Diese Droge greift hemmend in den Stoffwechsel von Darmbakterien ein und schwächt bei nicht wenigen Menschen die Sehkraft.

Wer Nitrate nicht verträgt, erhält die zweite Denkregulierung des Mediziners: Calciumantagonisten. Sie unterdrücken den Einstrom des muskelzusammenziehenden Calciums in die Zelle. Das verhindert dort Krämpfe, die bei Sauerstoffnot auftreten. Die Arterien, welche sich unter Dauerstreß anspannen, werden erweitert. Das mindert die "Nachlast" am Herzen, das nicht mehr gegen den Arterienkrampf anarbeiten muß. Aber leider mindert der Calciumantagonist eben auch die Leistung des Herzmuskels selber, ebenso wie die Leistung aller Stoffwechselvorgänge, die mit einem Calcium-ein- und-abstrom in Zellen und Stützgewebe verbunden sind.
Der Mensch denkt, daß sich bei all diesen Eingriffen die Wiederholungshäufigkeit von Herzattacken mindert und errechnet statistisch, daß der Herztod sich so verschieben läßt. Gott *lenkt* derart, daß statt dessen eine Kette anderer Leiden als Folge der Therapie auftritt. Diese mindert die

Lebensqualität in anderer Weise oder verschlechtert sie noch mehr, und er *lenkt* so, daß die Gesamtsterblichkeit der solcherart Erkrankten nicht geringer wird. Sie leiden und sterben aber unter wissenschaftlichen Bedingungen und nicht unter natürlichen. Das ist der echte Fortschritt.

Dasjenige Denken, welches unsere Umwelt zerstört hat, taugt in unserer Innenwelt genausowenig: denn sie ist ebenso Natur. Uns Menschen fällt eines unendlich schwer; etwas Gegebenes in Ehrfurcht anzuerkennen, selbst wenn es von Gott stammt. "Ich denke, also bin ich", ist die Devise, "und wenn ich denke, muß ich forschen und kann das Gegebene nicht kindlich verehren!" Das ist auch nicht nötig. Nicht unser Forschergeist, das Gegebene zu untersuchen und seine Geheimnisse aufzudecken, ist das Teuflische in uns, sondern die Sucht, es gegen die Gedankenwelt Gottes neu aufzubauen, und die Hybris zu glauben, daß wir zur Erschaffung eines Prototypen nur hundert Jahre benötigen, wo Gott eine Schöpfungsperiode gebraucht hatte.
In diesem Sinne wollen wir uns möglichst immer natürlicher Hilfsmittel bedienen, um aus einem Mißgeschick herauszukommen. Krankheiten können uns so zum Verständnis der Zusammenhänge, zum Verständnis der Gedanken und Lenkungen Gottes führen.

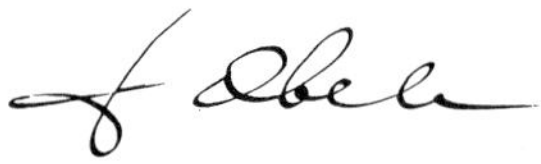

Entbindungsfehler als Ursache körperlicher und geistiger Krankheiten

Gerd Ebeling

Zusammenfassung
Langwierige Untersuchungen geben Grund zu der Annahme, daß sich die heute übliche Art und Weise der Entbindung (Abnabelung nach 3 - 5 Minuten) nachteilig auf die Neugeborenen auswirkt. Denn während des Geburtsvorgangs gelangen durch Umstellungen der Blutkreisläufe unvermeidlich Schlackstoffe aus der Plazenta ins Blut des Kindes. Um diese anschließend wieder über die Plazenta herauszufiltern sind ca. 30 Minuten nötig, weshalb erst dann die Nabelschnur durchtrennt werden sollte.

Jahrelang beschäftigte mich die Frage, weshalb bereits bei Neugeborenen deutliche Zeichen krankhaft veränderter Ausscheidungen zu erkennen sind. So beobachtete ich, daß bei manchen Kindern unmittelbar nach der Geburt starke Absonderungen im Bereich des Kopfes auftreten.
Es kommt beispielsweise vor, daß die Augen von Neugeborenen mit dikkem, gelbem Sekret verklebt sind, was man sonst erst im Kleinkindalter als Folge von Infekten mit eitrigen Ausscheidungen findet. Die Erklärungen der entbindenden Ärzte für solche Absonderungen fielen stets äußerst unbefriedigend aus. Langwierige eigene Untersuchungen erbrachten nun die mögliche Lösung für dieses Problem.
Die Geburt eines Kindes ist für die Eltern eine große Freude und für die Geburtshelfer, ob Arzt oder Hebamme, eine ebenso große Verantwortung. Denn die richtige Entbindung ist ganz entscheidend für das Wohl und Wehe des neuen Erdenbürgers. Wissen und Können des Geburtshelfers sind also maßgebend für die körperliche und geistige Gesundheit sowie für die natürliche Entwicklung des Kindes. Was ist ähnlich wichtig, nachdem das Kind das Licht der Welt erblickt hat?

A. Allgemeine Betrachtung

Das richtige Abnabeln ist entscheidend!

Bei Naturvölkern oder bei Völkern im fernen Osten, wo sich die moderne Medizin noch nicht in allen Bereichen durchgesetzt hat, laufen die Geburten im Rahmen der Naturgesetze ab. Im Bereich der "fortschrittlichen" Völker des Westens werden die Geburten nach den Gesichtspunkten der modernen Medizin zu 95 % auf unnatürliche Weise durchgeführt.

Die Abnabelung - aus schulmedizinischer Sicht

Medizinische Lexika und die entsprechende Fachliteratur beschreiben den Vorgang der Abnabelung folgendermaßen:
Nach der Geburt des Kindes erfolgt die Abnabelung. Sie soll in aller Ruhe und erst dann vorgenommen werden, wenn die Atmung des Kindes in Gang gekommen und das Zusammenfallen der anfänglich prallen Nabelschnur erkennbar ist. Das wird in den meisten Fällen 3 - 5 Minuten nach der Geburt der Fall sein, meist beim Aufhören der Pulsation der Nabelschnur (Urban und Schwarz). Dies klingt ganz vernünftig und richtig - ist es aber nicht, auch wenn täglich bei unzähligen Geburten entsprechend gehandelt wird. Eine solche Vorgehensweise enthält einen entscheidenden Fehler, auf den ich noch ausführlich eingehen werde. Nun gibt es zwar nicht wenige Fälle, bei denen Neugeborene durch komplizierte Geburten oder durch chirurgische Hilfen geschädigt werden. Solche "schwierigen Geburten" sind jedoch nicht Inhalt dieser Ausführungen. Es geht vielmehr um die Entbindungen, die täglich an vielen Orten ambulant oder in der Klinik ohne Komplikationen durchgeführt werden und bei denen Neugeborene aufgrund fehlerhafter Durchführung auf Lebenszeit körperlich oder geistig geschädigt werden können. Krankheiten werden im wahrsten Sinne des Wortes durch das Fehlverhalten der Geburtshelfer vorprogrammiert.
Es war der Wiener Frauenarzt Prof. Dr. Semmelweis (1818 - 1865), der die Ursache für das bis dahin weitverbreitete Kindbettfieber fand, das zu einer erschreckend hohen Sterberate bei Müttern und Neugeborenen geführt hatte. Allein durch einfache hygienische Maßnahmen, nämlich das Waschen der Hände in einer Desinfektionslösung vor den Untersuchungen der Gebärenden, war es seiner Erkenntnis nach möglich, die tödliche Gefahr einzugrenzen.
Heute ehrt man Semmelweis dafür in jedem medizinischen Lexikon als "Retter der Mütter". Zu seiner Zeit aber wurde er seiner Entdeckung wegen, die in ihrer einfachen Genialität von seinen Kollegen nicht zu würdigen und zu verstehen war, aufs äußerste bekämpft und persönlich angefeindet.

Eine ähnlich spektakuläre Auswirkung auf das Wohl der Menschen wäre möglicherweise bei dem hier beschriebenen Vorschlag zu erwarten, nämlich der Geburt bzw. der Entbindung unter Einhaltung der Naturgesetze.
Es wird heute sehr viel von "humaner" Entbindung gesprochen, und sie wird zunehmend lauter gefordert. Dem möchte ich nachdrücklich den Hinweis auf die Notwendigkeit einer Entbindung im naturgesetzlichen Ablauf anfügen. Der Aufwand hierfür hielte sich in ganz engen Grenzen: Er wäre allein zeitlicher Natur und würde nur eine gewisse Wartezeit in Anspruch nehmen.

Worum geht es dabei ?

Zum besseren Verständnis möchte ich nochmals die oben zitierte lexikalische Beschreibung der Abnabelung anführen: "Diese sollte dann erfolgen, wenn das Zusammenfallen der anfänglich prallen Nabelschnur erkennbar ist. Das wird meist 3 - 5 Minuten nach der Geburt sein ". - Hinter diesen Formulierungen verbirgt sich der entscheidende Fehler. 3 - 5 Minuten sind zu wenig. Eine derartig geringe Zeitspanne reicht nicht aus, um die Verselbständigung des kindlichen Körpers völlig herzustellen und jene des mütterlichen Körpers wieder zu erreichen. Dazu sind 30 Minuten dringend erforderlich. Erst nach dieser Zeit hat die Natur die bisherige Funktionseinheit beider Körper - im geistigen und körperlichen Bereich - beendet. Sowohl der mütterliche als auch der kindliche Körper arbeiten nun unabhängig voneinander. Jetzt ist der naturgerechte Augenblick gekommen, um die Nabelschnur ohne Schädigung für Mutter und Kind zu trennen.

B. Nach erfolgter Geburt

Säuberung des Blutes, Aufhebung und Trennung der Körperfunktionen - nach dem Naturgesetz

Während seiner Entwicklung im Mutterleib wurde das Kind über das Blut der Mutter versorgt und entsorgt. Dieser Zustand muß nach bestimmten naturgesetzlich festgelegten Regeln aufgehoben und geändert werden. Solange die Nabelschnur noch pulsiert, ist der Vorgang der Blutsäuberung und der Trennung beider Körper noch im Gange. Der Blutanteil des kindlichen Körpers wird über die Plazenta (Mutterkuchen) durch Filtrieren gesäubert. Dieser großartige und einmalige Vorgang ist ein wahres Gottesgeschenk. Leider wird es in seiner weitreichenden Bedeutung nicht erkannt. Erst nach Abschluß dieser Aktion ist der Zeitpunkt gekommen, daß beide Körper selbständig lebensfähig sind und eigengesetzlich arbeiten können. Die Nabelschnur, als Verbindung zwischen Mutter und Kind, hat nun ihren Sinn verloren, sie hat keine Funktion mehr.

Meine Behauptung, daß bei der Eilentbindung Mutterblutschlacken in den kindlichen Körper gelangen, ist so ungewöhnlich, daß sie für den Leser unter Umständen schwer nachvollziehbar sein dürfte.
Das ist verständlich angesichts der Tatsache, daß der Blutkreislauf der Mutter in die Plazenta hineinführt und der Blutkreislauf des Kindes aus der Plazenta herausführt, beide also untereinander nicht in direkter Verbindung stehen. Dieser Umstand ist auch dafür verantwortlich, daß während der Entwicklung des Kindes im Mutterleib dem kindlichen Körper nur über die Plazenta gefiltertes, sauberes Blut zugeführt wird. In der Plazenta ergibt sich dadurch immer eine gewisse Ansammlung von Schlacken und Giftstoffen. Die Zusammenarbeit der beiden Blutkreisläufe setzt in der Plazenta einen Druckausgleich voraus, mit unterschiedlichen Werten: höher im Mutterblutkreislauf, niedriger im Kreislauf des Kindes, jedoch angepaßt unter Druck stehend.

Nach der Geburt wird der Druckausgleich unter anderem dadurch gestört, daß im kindlichen Körper der Blutkreislauf beim Einsetzen der Atmung in vollem Umfang aktiviert wird. D. h. der "Sparkreislauf", der zur Blutversorgung im

Mutterleib ausreichte, wird auf Volltätigkeit umgeschaltet. Durch die damit einhergehende Vergrößerung der Strömungskraft des Blutflusses werden Mutterblutschlacken in jedem Falle aus der Plazenta in den kindlichen Körper gespült.

Lage des Neugeborenen beachten:

Legt der Geburtshelfer das Neugeborene während der Wartezeit bis zur Abnabelung zunächst auf den Bauch der Mutter und wählt dann eine Position, in welcher der kindliche und der mütterliche Körper etwa in der gleichen Höhe liegen, erleichtert das den Reinigungsprozeß. In dieser Lage, in der der Höhenunterschied, zur Plazenta gering gehalten wird, muß das kindliche Herz keine zusätzliche Pumparbeit verrichten. Das wäre nicht der Fall, wenn das Neugeborene neben die Mutter gelegt würde. Über die richtige Lagerung muß der Geburtshelfer sehr sorgfältig entscheiden, wobei sicherzustellen ist, daß kein Rückfluß des Blutes in den mütterlichen Körper möglich ist.
Im Falle der naturgesetzlichen Entbindung, d. h. der Abnabelung nach ca. 30 Minuten, bleibt genügend Zeit, um diese Schlackenstoffe mit Hilfe der Plazenta wieder herauszufiltern. Der von der Natur vorgesehene Vorgang der Blutreinigung kann stattfinden.
95 % der Kinder werden nicht in der bestmöglichen Weise entbunden. Das bedeutet, daß bei 95 % der Weltbevölkerung durch die Eilentbindung der Boden für spätere Krankheiten bereitet wird.

C. Nach der Geburt des Kindes

Aufhebung und Trennung der geistigen Funktionen - nach dem Naturgesetz

Ebenso wie der materielle Körper des Kindes im Mutterleib in der Zeit der Entwicklung von der Versorgung durch den mütterlichen Körper abhängig ist, besteht auch eine Abhängigkeit im geistigen Bereich. Der mütterliche Körper "nährt" das Kind während der Schwangerschaft auch mit geistiger Energie. Dieser Versorgungsvorgang läuft gleichermaßen über die Nabelschnur ab. Da dieser Bereich, über den ich jetzt sprechen möchte, für viele Leser "Neuland" ist, muß ich etwas weiter ausholen, um die folgenden Fakten verständlich zu machen: ein Mensch lebt nicht allein von Luft und Nahrung. Vielmehr werden die biologischen Lebensvorgänge vom geistigen Aspekt gesteuert und betrieben. Energie, die aus dem Kosmos zur Verfügung steht, fließt über die Schädeldecke in ein feinstoffliches Versorgungssystem des menschlichen Körpers ein und ermöglicht erst dadurch den Bestand des Lebens. Bei diesem Versorgungssystem handelt es sich um 7 Haupt- und 7 Neben-Energiezentren, die alle im Verbund und wie andere körperliche Systeme im Kreislauf arbeiten. In Kulturen, bei denen ein solches Wissen zur Tradition gehört, nennt man diese geistigen Energie- und

Verteilungszentren Chakren. Chakra bedeutet Rad. Es besteht aus einem feststehenden Teil, dem Stator, und einem sich drehenden Teil, dem Rotor.

Die 7 Hauptchakras:	7 Scheitel - Chakra
	6 Stirn - Chakra
	5 Hals - Chakra
	4 Herz - Chakra
	3 Nabel - Chakra
	2 Milz - Chakra
	1 Wurzel - Chakra

Die oben bereits erwähnten 7 Neben-Energiezentren sind für diese Darstellung von untergeordneter Bedeutung. Der Begriff Chakra wurde in der modernen Esoterik durch intellektuelle Deutungen und Vorstellungen, durch Phantastereien und mystische Erklärungsversuche falsch und verwirrend beschrieben. Was im Westen fehlt, ist die Erfahrung und das Sehen der Zusammenhänge. Die echten Weisen des Ostens ziehen es aus diesem Grunde vor, über diese Dinge nicht zu sprechen. Deshalb möchte auch ich im folgenden diese Bezeichnung nicht mehr verwenden, sondern einfach von Energie-Zentren (E.-Zentren) sprechen.

Das Scheitel-E.-Zentrum saugt die uns überall umgebende kosmische bzw. geistige Energie auf und leitet sie an die übrigen Haupt- und Neben-E.-Zentren weiter. Als Betriebs- und Steuerenergie wird sie nun mit Hilfe des Nervensystems an die den E.-Zentren zugeordneten Körperbereiche, die Organe und Drüsen, weitergeleitet. Die Gesamtheit der E.-Zentren bildet ein im Kreislauf arbeitendes System, das durch die Eigendrehung (Spin) der einzelnen E.-Zentren betrieben wird. Im richtig funktionierenden System herrscht Rechtsdrehung, d. h. die Spinrichtung ist der Uhrzeigersinn. Wenn alle E.-Zentren zu 100 % funktionstüchtig sind, ist die Voraussetzung für einen gesunden Körper gegeben oder auch dafür, daß ein Kranker gesunden kann.
Weiter oben wurde ausgeführt, daß die geistige Versorgung des Kindes während seiner Entwicklung im Mutterleib ebenfalls über die Nabelschnur vonstatten geht. Auch dieses Versorgungssystem muß getrennt und umgestellt werden, damit das Neugeborene unabhängig von der Mutter existieren kann. Läßt man der Natur die erforderliche Zeit (30 Minuten), damit das kindliche Energiezentren-System die Trennung vom mütterlichen vollziehen und die selbständige Funktion aufnehmen kann, ist die Grundlage für körperliches und geistiges Wohlergehen gelegt. Neugeborene, die auf diese Weise naturgesetzmäßig durch

1. Trennung der Körperfunktionen sowie
2. Trennung der geistigen Funktionen

versorgt werden, wachsen meistens weitgehend problemlos und ohne Krankheit auf.

Durch Schock entsteht Chaos im materiellen Bereich!

D. Krankheiten im Körper, die durch Eilabnabelung entstehen können

Nach der Beschreibung einer naturgesetzmäßigen Abnabelung folgen Hinweise auf körperliche Auswirkungen, die durch zu schnelles Abnabeln eintreten können.

Wird die Nabelschnur getrennt solange sie noch pulsiert, bedeutet dies, daß das Blut noch nicht gesäubert ist. Außerdem erleidet der kindliche Körper einen Schock, der sich auf Herz und Kreislauf negativ auswirkt. Das Mutterblut, das beim Einsetzen der Atmung und der damit einhergehenden Umschaltung des kindlichen "Sparkreislaufs" auf Volltätigkeit aus der Plazenta gesaugt wird, ist in der Regel stark mit Schlacken belastet. Welches Ausmaß dies erreichen kann, zeigt die Tatsache, daß es Fälle gibt, in denen die Muttermilch so mit Gift angereichert ist, daß sie den Säuglingen aufgrund ärztlicher Verordnung nicht verabreicht werden darf.

Abgesehen von Giftstoffen, die von außen zugeführt werden, gibt es im Mutterblut ganz erhebliche Mengen an Schlacken unterschiedlicher Herkunft und Größe. Vor einiger Zeit hat ein Kinderarzt mit Hilfe einer Ultraschalluntersuchung eine aus Kalk bestehende Mutterblutschlacke im Gehirn eines Säuglings gefunden, verursacht durch Eilabnabelung. Mutterblutschlacken wie Kalk oder andere mineralische Produkte sowie saure, verdickte Stoffe des nicht gereinigten Blutes von Neugeborenen lagern sich in verhältnismäßig kurzer Zeit in deren Drüsensystem und Organen ab. Drüsen und Organe des Säuglings sind sehr klein, Mutterblutschlacken im Verhältnis dazu teilweise sehr groß (siehe Beispiel Kalkablagerung im Gehirn). Die in den Drüsen und Organen abgelagerten Blutschlacken stellen deshalb für deren Funktion eine erhebliche Gefahr dar. Die Körperfunktionen werden im Laufe der Zeit derart gestört, daß sich Krankheiten und Leiden einstellen, die mit zunehmendem Alter immer deutlicher in Erscheinung treten. Oft heißt es, die Schwäche (z. B. der Bauchspeicheldrüse) sei von einem Elternteil ererbt. Diese Deutung stimmt in der Regel nicht. Denn es hat sich herausgestellt, daß gerade die kindliche Bauchspeicheldrüse besonders häufig durch Mutterblutschlacken belastet wird und empfindlich darauf reagiert. Aus lang anhaltenden Funktionsstörungen können im Laufe der Jahre Krankheiten entstehen. Ein großer Anteil der jugendlichen Zuckerkranken ist auf die hier geschilderte Art und Weise zu diesem Leiden gekommen. Dieses Beispiel ist auf alle anderen Krankheiten übertragbar.

Die Neugeborenen sind durch die fehlerhafte Abnabelung von der Schädeldecke bis zu den Zehenspitzen mit Mutterblutschlacken belastet

Es sind dies anorganische mineralische Produkte (der Kalkanteil ist groß), gallertartige, saure Stoffe, Stoffwechselprodukte von Bakterien, Viren und Umweltgifte. Der kindliche Körper ist nicht in der Lage, diese Fremdkörper auszuscheiden und lagert sie in allen Körperbereichen ab. Bereits während der ersten Lebenstage wird in den strukturbildenden Bereichen (Knochen,

Muskulatur, Sehnen, Bänder usw.) dadurch der Anfang zur Gesamtverschlackung gemacht. Im Bereich von Drüsen und Organen ergeben sich Funktionsbeeinträchtigungen. Dort wirken die Schlacken wie der sprichwörtliche Sand im Getriebe. In den belasteten Drüsen und Organen werden zunächst die harmonischen Vorgänge gestört und im Laufe der Jahre und Jahrzehnte zerstört. Das beginnt schon in den ersten Lebensjahren, wird aber nicht bewußt wahrgenommen. Dadurch werden die wahren Ursachen für Störungen oft nicht erkannt. Die nachfolgenden Fälle können so und ähnlich Tag für Tag in unserer unmittelbaren Umgebung vorkommen.

Fall 1

Bei einem Kind zwischen dem 3. und 4. Lebensjahr stellen die Eltern fest, daß es schlecht hört. Die Messung ergibt eine 25 %ige Hörschwäche. Außerdem kränkelt das Kind leicht, ist ständig erkältet. In kurzen Abständen zeigen sich immer wieder entzündliche Merkmale. Das Immunsystem und die Thymusdrüse arbeiten nur mit einer Leistung von 70 %. Auch Schilddrüse und Nebenschilddrüse haben ein Wirkdefizit von 30 %. Das gleiche gilt für die Bauchspeicheldrüse und die Mandeln. Die Milz weist eine Funktionsminderung von 10 % auf. Alle hier geschilderten Funktionsstörungen, Störungen die den normalen und harmonischen Ablauf der Naturgesetze im biologischen Geschehen des Körpers behindern, können durch Mutterblutschlacken hervorgerufen werden.
Die ältere Schwester dieses Kindes war bei ihrer Geburt so entbunden worden, wie es natürlicherweise sein sollte: erst als die Nabelschnur nicht mehr pulsierte, wurde sie durchtrennt. Ihr Körper war demzufolge frei von Mutterblutschlacken und es gab in der Folgezeit keinerlei gesundheitliche oder geistige Probleme.

Fall 2

Beide Kinder einer Familie wurden in der heute üblichen Weise entbunden. Erst im jugendlichen Alter stellte man außergewöhnlich starke Giftansammlungen in den Nierenbecken fest. Die Ablagerungen im Kopfbereich führten zu Funktionsstörungen der Nebenhöhlen und stauten den Lymphfluß. Ständige Erkältungen und das Anschwellen des Halses (Lymphstau) behinderten vor allem im Schlaf die Atmung.

Durch Schock entsteht Chaos auf geistiger Ebene!

E. Hinweise auf Störungen im geistigen Bereich durch Eilabnabelung und damit einhergehende Krankheiten

Was im vorangegangenen Teil über Krankheitsursachen und Krankheitsentwicklung im körperlichen Bereich gesagt wurde, hat in gleichem Maße auf geistiger Ebene Geltung. Die Versorgung des kindlichen Körpers im Mutterleib mit geistiger Energie erfolgt, wie bereits erwähnt, ebenfalls über die

Nabelschnur. Zur Trennung und Umstellung auf die von der Mutter unabhängige geistige Existenz wird ebenfalls die für die körperliche "Verselbständigung" geltende Spanne von 30 Minuten benötigt. In dieser Zeit stellen sich die Funktionen um, und das Kind erlangt seine geistige Selbständigkeit. Das kindeigene E.-Zentren-System nimmt seine Arbeit und Funktion auf, die Versorgung seitens der Mutter wird beendet. Das Scheitel-E.-Zentrum des Kindkörpers nimmt nun die kosmische Energie auf und führt sie den anderen E.-Zentren zu. Das E.-Zentren-System des Kindes versorgt den neugeborenen Körper selbst mit geistiger Energie. Wird den naturgesetzlichen Regeln Genüge getan, d. h. für die geschilderte Umstellung ausreichend Zeit gelassen, arbeiten alle E.-Zentren optimal. So kann der Körper des Neugeborenen in allen Bereichen mit der Energiemenge versorgt werden, die störungsfreies Leben möglich macht und Gesundheit gewährleistet.

Was geschieht im geistigen Bereich, wenn die Nabelschnur zu früh, in der Regel nach einigen Minuten, durchtrennt wird?

Auch im geistigen Bereich erfolgt durch zu frühe Abnabelung ein Schock. Die Schockwirkung entsteht dadurch, daß die Umstellung, die die Natur ganz selbständig in gesetzmäßiger Reihenfolge vollzieht, nicht zugelassen wird. Die geistige Versorgung durch die Mutter über die Nabelschnur ist noch nicht beendet, die neue Versorgung aber, über das kindeigene Energie-System, ausgehend vom Scheitel-E.-System hat schon begonnen. Der Schock manifestiert sich in Form einer Dauerstörung, die wiederum Ursache für zahlreiche Krankheiten auf Lebenszeit sein kann. Er wirkt sich im Energie-Zentrum-Eingangsbereich am stärksten aus und dezimiert die Intensität der zur Verfügung stehenden fließenden geistigen Energie.

Bei allen nachfolgend aufgeführten Varianten krankhafter Veränderungen des Energiesystems ist das Scheitel-E.-Zentrum ausschlaggebend für die Intensität der übrigen E.-Zentren. Ganz gleich, welches E.-Zentrum zusätzlich in seiner Funktion beeinträchtigt ist, das Scheitel-E.-Zentrum kann ihnen nur die durch Reduzierung des Energieflusses übrig gebliebene Energiemenge zuführen.
Durch den beschriebenen Entbindungsschock tritt beim Scheitel-E.-Zentrum in jedem Falle eine Minderung der Eigendrehung (Rotordrehung) ein. Eine weitere sehr schädliche Auswirkung des Schocks ist, daß in diesem Augenblick, in diesem Chaos, ein Teil der E.-Zentren die Drehrichtung ändert. Unter natürlichen Verhältnissen befinden sich alle E.-Zentren in Rechtsdrehung. Durch den geschilderten Vorgang aber wird ihre Drehrichtung verändert, d. h. sie werden linksdrehend. Die Folge davon ist, daß je nach Anzahl der falsch drehenden E.-Zentren die Leistung des gesamten Energie-Systems um 40 - 50 %, ja sogar 55 % gedrosselt wird. Das bedeutet, daß ein zentrales System, von dem aus alle Lebensfunktionen gesteuert

werden und von dem die Lebenskraft eines Menschen abhängt, in der geschilderten Weise eingeschränkt wird.

Welche Energie-Zentren sind an diesem Vorgang beteiligt?

* in allen Fällen das Scheitel-E.-Zentrum (7)
* in den überwiegenden Fällen das Stirn-E.-Zentrum (6), das Hals-E.-Zentrum (5) und das Herz-E.-Zentrum (4).
* in Sonderfällen das Nabel-E.-Zentrum (3).
* das Milz-E.-Zentrum (2) und das Wurzel-E.-Zentrum (1) bleiben in der Regel verschont.

In Kurzform dargestellt, sieht die Vielzahl der Fälle folgendermaßen aus:

(↺ = *linksdrehend,* ↻ = *rechtsdrehend*)

Beispiel 1: 7↺, 6↻, 5↻, 4↻, 3↻, 2↻, 1↻
Beispiel 2: 7↻, 6↺, 5↻, 4↻, 3↻, 2↻, 1↻
Beispiel 3: 7↻, 6↻, 5↻, 4↺, 3↻, 2↻, 1↻
Beispiel 4: 7↻, 6↺, 5↺, 4↺, 3↻, 2↻, 1↻
Beispiel 5: 7↺, 6↺, 5↺, 4↺, 3↻, 2↻, 1↻

Welche Folgen haben derart grundlegende Veränderungen?

Die gefährlichste Auswirkung ist die Minderung der fließenden Energie. Ob nun ein E.-Zentrum oder - wie in den meisten Fällen - drei betroffen sind, kann sich gleich negativ bemerkbar machen. Am besten kann man sich den Vorgang am Beispiel einer Wasserleitung mit mehreren hintereinander angeordneten Ventilen vorstellen. Die durchfließende Wassermenge wird durch das am meisten gedrosselte Ventil bestimmt. Bei mehreren gestauten und falsch drehenden E.-Zentren bestimmt dasjenige E.-Zentrum die Energie-Durchflußmenge, welches das größte Hindernis darstellt. Derselbe Drosselungseffekt kann aber auch schon durch ein E.-Zentrum entstehen, wenn es an übergeordneter Stelle sitzt, wie z. B. das Scheitel- oder das Stirn-E.-Zentrum. Langfristige Beobachtungen haben ergeben, daß die Energieminderung im Energie-Zentrum-System durch die geschilderten Effekte bis zu 55 % ausmachen kann. Diese Energieminderung wirkt sich in gleicher Größenordnung auf das Nervensystem aus.

Dies mag eine Erklärung für den teilweise schlechten Gesundheitszustand unserer Bevölkerung sein. Es fehlt an nervlicher Energie. Von der uns eigentlich zugedachten vollen Nervenkraft, die bei 100 % Energie vorhanden wäre, steht dem Menschen zur Lebensbewältigung unter Umständen nur die Hälfte zur Verfügung.

Die vorangegangenen Ausführungen beschrieben die Energieversorgung des gesamten E.-Zentren-Systems sowie im besonderen dessen Einfluß auf das Nervensystem. Immer ist durch die kranken E.-Zentren ein Energie- bzw. Leistungsdefizit vorhanden. Entsprechende Auswirkungen sind natürlich auch bei den übrigen Körperbereichen, den Drüsen und den Organen festzustellen, die von den einzelnen E.-Zentren energetisch versorgt werden.

Beginnt man in der Betrachtung mit dem Scheitel-E.-Zentrum (7), ergibt sich folgendes Bild:

Ist nur das Scheitel-E.-Zentrum (7) linksdrehend ↺ und gestaut, bestimmt es nach dem Grad der Reduzierung der Eigendrehung die durchfließende Energiemenge, wie oben beschrieben. Bei Energiemangel und falscher Drehrichtung können darüber hinaus aufgrund der Bedeutung des Scheitel-E.-Zentrums Fehlsteuerung im Gehirn und Bewußtseinsstörungen sowie Verwirrtheit, Depressionen, ja sogar persönlichkeitsverändernde Merkmale auftreten. Eine Normalisierung der Drehrichtung des Scheitel-E.-Zentrums - hin zur naturgesetzmäßigen Rechtsdrehung - wirkt meist wie ein Wunder auf das Befinden der Betroffenen, die sich selbst und erst recht ihrer Umgebung wie ein anderer Mensch vorkommen.
Ist nur das Stirn-E.-Zentrum (6) linksdrehend ↺ und gestaut, kann das ebenfalls verheerende Folgen haben. Meist ist das Wohlbefinden der gesamten Persönlichkeit gestört. Kommt in Extremfällen noch eine starke Vata-Dosha-Störung* hinzu, kann das Leben für die Betroffenen zur Hölle werden. Klares Denken und Konzentration sind ausgeschlossen.

Wenn nur das Herz-E.-Zentrum (4) linksdrehend ↺ und gestaut ist, kann dies auch zu ganz erheblichen gesundheitlichen Beschwerden führen. Geht dies in besonderen Situationen auch noch mit einer starken Vata-Dosha-Störung* einher, wirkt sich das in kürzester Zeit blutdruckerhöhend aus. Der Blutdruck kann bis zu einem systolischen Wert von 240 und einem diastolischen Wert von 200 steigen. Bei Änderung des E.-Zentrum-Spins in Rechtsdrehung kann der Blutdruck manchmal schon innerhalb von 10 Minuten auf den Normalwert sinken.

Nun zu den Fällen, bei denen mehrere E.-Zentren zur gleichen Zeit durch Stau und Linksdrehung ↺ gestört sind. Die negative Auswirkung beim linksdrehenden Stirn-E.-Zentrum (6) ist bekannt. Spinumkehr beim Hals-E.-Zentrum (5) hat in der Regel chronische Schilddrüsen- und Nebenschilddrüsenstörungen zur Folge. Dies führt zu dem geschilderten Energiedefizit. Ein gestörtes Herz-E.-Zentrum (4) linksdrehend ↺ wirkt schwächend auf das Herz, woraus sich später Herzerkrankungen entwickeln können.

---

* Siehe Teil III, "Ursprung und Entwicklung des Maharishi-Ayur-Ved - Die Doshalehre"

Bei vier gestörten E.-Zentren ist die Situation so, daß sich die Betroffenen gesamtkörperlich sehr häufig in schlechtem Zustand befinden. Die Körperbereiche, die durch die gestörten E.-Zentren versorgt werden, sind ständig mit Energie unterversorgt.
Krankheit wird definiert als eine Disharmonie zwischen Geist und Körper. Wenn der Geist den Körper (durch Falschdrehung der E.-Zentren und die damit einhergehenden Stauungen) seiner Bestimmung gemäß nicht richtig und ausreichend versorgen kann, ist es dem Geist und dem Körper nicht möglich, in Harmonie zusammenzuwirken und zu arbeiten. Die wichtigste Voraussetzung für Gesundheit und Höherentwicklung des menschlichen Bewußtseins ist damit ausgeschlossen - das zwangsläufige Ergebnis ist Krankheit.

Mancher Mensch trägt ein ganzes Leben lang an den Folgen jener Fehler und Versäumnisse, die bei seiner Geburt gemacht wurden, ohne daß er selbst oder der ihn betreuende Therapeut diese Zusammenhänge zu durchschauen in der Lage wäre.

Aus den Erfahrungen der Geburtshelfer

In der Praxis ist festzustellen, daß die Nabelschnur in vielen Fällen bereits nach 10 Min. zur Ruhe kommt. Manchmal hört sie bereits nach 3 Min. auf zu pulsieren. Das bedeutet aber nicht, daß der körperliche und geistige Trennungsakt bereits in dieser kurzen Zeitspanne vollzogen wurde. Wenige Minuten reichen nicht aus, um die
über die Plazenta der Mutter und vor allem die geistige Umstellung zu gewährleisten:

* für die Blutfilterung werden mindestens 25 Minuten benötigt und
* die geistige Umstellung dauert 30 Minuten. Der Sorgfalt des Arztes obliegt es, gemäß dem Zustand der Gebärenden und des Kindes zu handeln.

Anmerkung des Arbeitskreises

Die Lebenszeit muß sich nicht zwangsläufig verkürzen!

Viele Menschen fühlen sich recht gesund. Die Nachdenklicheren unter ihnen, die ihr Leben bewußter führen, stellen manchmal schon in der Jugend und noch häufiger in den mittleren Lebensjahren fest, daß ihnen eigentlich eine größere Menge an Energie zur Verfügung stehen sollte.
Manchmal wird erst anläßlich besonderer seelischer, geistiger oder körperlicher Belastung der Mangel an Energie offenbar.
Wer es versteht, sein Leben vernünftig, d. h. entsprechend seiner Belastbarkeit einzurichten, kann durchaus auch ein hohes Alter erreichen.

Ist Hilfe möglich?

Gegen die ***stoffliche Verunreinigung*** des Blutes und deren spätere Folgen kennen Naturärzte und Heilpraktiker gute entgiftende Verfahren. Die Entsäuerung des Körpers ist hierbei ein wichtiges Hilfsmittel.
Zusätzlich entdeckten wir auf dem Markt eine Möglichkeit, wie das ganz normale Leitungswasser derart aufbereitet werden kann, daß durch das Trinken dieses Wassers und das Baden darin große Mengen Gifte ausgeschieden werden können. Aus rechtlichen Gründen konnte das Thema in dieser Schrift nicht näher ausgeführt werden. Siehe dazu unser Angebot im Artikel: "Wasser - ein neutrales Trägerelement" - Stichwort: "Grundausstattung", Teil II dieses Buches.
Nicht nur die Eilentbindung, sondern auch Unfälle können zur Linksdrehung eines oder mehrerer ***Energiezentren*** führen. Es ist sehr schwierig, die Falschdrehung zu korrigieren und sie anschließend stabil zu halten.

Bisher gibt es kein entsprechendes Verfahren, das in Deutschland durchgeführt werden kann. Wie man sich dennoch helfen kann, entnehmen Sie bitte dem Kapitel "Welche Hilfe ist möglich?".

Die Krankheitsmuster

Gerd Ebeling

Es ist eine wissenschaftlich bewiesene Tatsache, daß im biologischen Geschehen des menschlichen Organismus, der in 9 Monaten aus der Verschmelzung zweier Zellen (Eizelle der Frau und Samenzelle des Mannes) entstanden ist, sich eine Summe von ca. 60 Billionen Zellen entwickelt hat.
Jede Sekunde finden in unserem Körper 10^{40} (das entspricht einer Zahl mit 40 Nullen) chemische Reaktionen statt. Eine Sekunde ist ungefähr die Zeitspanne eines Wimpernschlages.
Jede Sekunde werden vom menschlichen Körper 7 Millionen neue Zellen produziert. Das sind täglich mehr als 500 Milliarden. Der Organismus wird aus 10^{28} Atomen gebildet. Davon werden jährlich 98 % ausgetauscht. Spätestens alle 4 Jahre ist auch die letzte Zelle erneuert.
Wenn der biologische Lebensvorgang in unserem Körper dazu in der Lage ist, in so wunderbarer Weise und so kurzer Zeit neue Zellen aufzubauen, dann ist die unausweichliche Folge, daß die Naturgesetze gemäß dem göttlichen Plan unseren Körper in der Zeit von 4 Jahren vollkommen erneuern.
Als ich das erstemal von diesen großartigen Abläufen hörte, war ich begeistert und ganz spontan kam mir die Idee: Wenn in allen Bereichen des Körpers ständig neue Zellen produziert werden, dürfte es eigentlich dort, wo eine Zellerneuerung stattgefunden hat, keine Krankheit mehr geben. Die alten, mit Krankheit behafteten Strukturen werden abgebaut und neue Zellen ersetzen ihre verbrauchten und geschädigten Vorgänger. Die erneuerten Bereiche dürften es demnach nicht zulassen, daß Krankheit fortbestehen kann.
- Diese Betrachtung ist logisch, jedoch nicht richtig: Trotz ständiger Erneuerung aller Zellen unseres Körpers bleiben Krankheiten die Begleiter unseres Lebens.

Was ist Krankheit, wie wird Krankheit definiert?

Krankheit ist eine Disharmonie zwischen Geist und Körper! Durch diese Disharmonie kommen die Naturgesetze, die jede Phase der unendlich vielen Vorgänge in unserem Körper steuern und bewegen, aus dem Rythmus und dem Gleichgewicht. Der Geist, der geistige Aspekt unseres Körpers, ist der Beweger. Er enthält den göttlichen Intellekt und führt dem materiellen Bereich, also dem Körper, die Energie zu, die für die Verwirklichung der Naturgesetze und Erhaltung des Lebens notwendig ist. Bei Störung der Koordination zwischen Geist und Körper in einem bestimmten Bereich des Körpers gibt es eine Störung im Ablauf der naturgesetzlich vorgesehenen Vorgänge. Bleibt diese Störung länger bestehen, baut sich ein "Krankheitsmuster" auf, was auch die Ursache für die entsprechende Krankheit und deren Fortbestand ist.

Das oder die "Krankheitsmuster" sind dafür verantwortlich, daß die ständige Zellerneuerung nicht gleichzeitig Gesundheit erzeugt.
Gemäß dem Krankheitsmuster werden die neuen Zellen in den bestehenden negativen Vorgang einbezogen. - Eine Ausnahme besteht lediglich bei Infektionen, ganz gleich ob es eine Bakterien-, Virus- oder Pilzinfektion ist. Erhalter des Ausnahmezustandes ist der Erreger. Deshalb baut sich bei Infektionen kein "Krankheitsmuster" auf. Der negative Vorgang, hervorgerufen durch "Krankheitsmuster" oder Infektionserreger, wird aufrechterhalten und besteht so lange fort, bis eine bestimmte Behandlung oder entsprechende Mittel zum Einsatz kommen die in der Lage sind, das bis dahin vorhandene "Krankheitsmuster" zu löschen. Das "Krankheitsmuster" existiert auf geistiger Ebene und entspricht dort einem Schwingungsbereich. In diesem muß die Behandlung und das Medikament in der Lage sein, einzugreifen.
Das ist nicht bei allen Behandlungsmethoden und Medikamenten der Fall. Krankheit geht immer einher mit einer Änderung der dem Organ oder Körperbereich zugeordneten Schwingung. Es sind disharmonische Schwingungen entstanden. Diese Schwingungen müssen wieder geregelt und harmonisiert werden. In Gottes großer Apotheke, im Pflanzen- und Mineralreich, gibt es für jede Krankheit eine Arznei. Diese Naturheilmittel sind dazu in der Lage, im kranken Körperbereich durch entsprechende Resonanzzustände die gestörten Schwingungsfrequenzen wieder zu korrigieren. Die Kunst des Therapeuten in der Diagnose und die richtige Auswahl der Arznei in bezug auf die Schwingungsgleichheit des erkrankten Körperbereichs bietet die Chance, das "Krankheitsmuster" zu löschen und dadurch dauerhaft zu heilen. Es gibt viele Medikamente, die diese geschilderte Voraussetzung nicht erfüllen. Oftmals bieten Naturheilmittel diese Möglichkeit.

Auch der Maharishi-Ayur-Veda ist mit seinen Medikamenten und Methoden* dazu in der Lage.

* Auskunft bei Ingeborg Oetinger, Ruckhardtshauser Str. 7, 74613 Öhringen-Ohrnberg

Heilung durch Sonnenblumenöl

Der ursprüngliche Artikel wurde in einigen Passagen verändert und gemäß den Bestimmungen des Heilmittelwerbegesetzes neu formuliert.

Aus dem Referat von Dr. F. Karach, eines Teilnehmers der Tagung des Allukrainischen Verbandes der Onkologen und Bakteriologen.
Dr. Karach weist darin auf einen ungewöhnlich einfachen Heilprozeß hin, der sich im menschlichen Körper mit Hilfe des Sonnenblumenöls (Araschid) zu vollziehen vermag.
Die Resultate dieses Heilverfahrens rufen Verwunderung und Zweifel hervor. Aber nach Überprüfung seiner Öltherapie kann sich jeder von der Stichhaltigkeit der vorgetragenen Argumente überzeugen und die Wirkung am eigenen Körper erproben.
Es ist schon mehr als erstaunlich, daß mit dieser unschädlichen biologischen Heilmethode derartige Erfolge erzielt werden konnten, sowohl bei der Behandlung als auch bei der Ausheilung von Krankheiten. Oftmals konnte auf chirurgische Eingriffe und auf die Einnahme von Heilmitteln mit schädlichen Nebenwirkungen verzichtet werden.

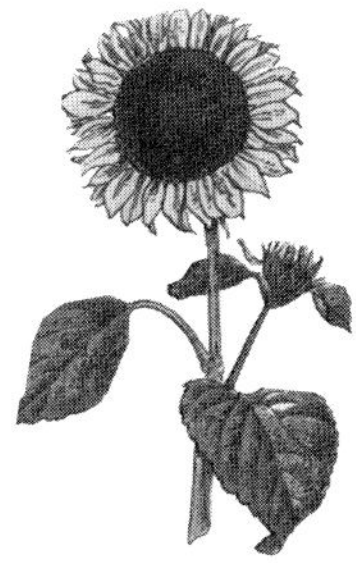

Dr. Karach führt aus, daß "der eigentliche Grundsatz dieses Heilverfahrens hauptsächlich in der einfachen Art und Weise, nämlich im Schlürfen oder Saugen des Öls in der Mundhöhle besteht", und daß der weitere Heilvorgang vom menschlichen Organismus allein vollzogen wird. Auf diese Weise ist es möglich, Zellen, Gewebe und alle anderen menschlichen Organe gleichzeitig zu heilen.
Dadurch wird die Vernichtung der Mikroflora und damit die Zerstörung des menschlichen Organismus verhindert. Ohne einen solchen Schutz ist das Gleichgewicht des Körpers angegriffen und letztlich auch seine Lebensdauer. Der Mensch lebt also praktisch um die Hälfte kürzer. Er könnte 140 - 150 Jahre alt werden.
Eine Vielzahl von Beschwerden wie etwa Kopfschmerzen, Bronchitis, Zahnweh, Thrombosen, chronische Blutkrankheiten, Arthrose, Paralyse, Ekzeme, Magengeschwüre, Darmerkrankungen, Herz- und Nierenbeschwerden, Enzephalitis und Frauenkrankheiten könnten verhütet werden.

Gleichzeitig wird dem Entstehen lebensgefährlicher Störungen entgegengewirkt, z. B. chronische Blutkrankheiten, Lähmungen, Nerven-, Magen-, Lungen- und Lebererkrankungen.
Die hier angeführte Methode heilt den ganzen Körper gleichzeitig, beugt aber auch vor, was wichtig ist bei vielen lebensgefährlichen chronischen Leiden.

Anwendung:

Pflanzenöl - am besten Sonnenblumenöl, maximal 1 Eßlöffel, minimal 1 Teelöffel. Das Öl wird dann ohne Hast und Mühe im Mund gespült, durch die Zähne gesogen. Das tut man 15 - 20 Minuten lang.
Das Öl darf nicht hinuntergeschluckt werden. Sollte das versehentlich geschehen, ist Panik dennoch nicht angebracht. Die gelösten Giftstoffe werden über die Verdauungswege wieder in den Körper zurückgeführt. Durch wiederholtes Ölziehen können sie erneut gelöst und dann ausgeschieden werden.
Das Öl ist zunächst dickflüssig, wird dann aber dünnflüssiger, wonach es ausgespuckt werden sollte. Die ausgespuckte Flüssigkeit sollte so weiß wie Milch sein. Ist sie noch gelb, dann zeigt dies, daß das Spülen von zu kurzer Dauer war.
Nach dem Ausspucken muß die Mundhöhle gründlich mehrmals mit Wasser gespült und müssen die Zähne mit der Zahnbürste geputzt werden. Die ausgespuckte Flüssigkeit ist mit Giftstoffen angereichert, so daß auch das Becken gründlich gereinigt werden sollte.

In der ausgespuckten Flüssigkeit befinden sich große Mengen von Bakterien, verschiedene Krankheitserreger und andere schädliche Substanzen. Würden wir einen Tropfen der Flüssigkeit unter einem Mikroskop mit 600facher Vergrößerung untersuchen, bekämen wir eine Art von beweglichen Fasern zu Gesicht. Gerade das aber sind Mikroben in ihrem ersten Entwicklungsstadium. Es ist besonders wichtig zu betonen, daß während des Saugens und Schlürfens die Stoffwechselvorgänge im Organismus besser zusammenwirken und so ein dauerhafter Gesundheitszustand erreicht werden kann. Auffälligste unmittelbare Wirkungen sind die Festigung der Zähne, das Unterbinden von Zahnfleischbluten und sichtbares Weißwerden der Zähne.
Die Spülung wird am besten morgens vor dem Frühstück vorgenommen. Um den Heilprozeß zu beschleunigen, kann der Vorgang dreimal täglich vor dem Essen, also jeweils auf nüchternen Magen, wiederholt werden. Dadurch greift das Heilverfahren schneller und wird wirkungsvoller.

Man muß so lange behandeln, bis sich im Körper die ursprüngliche Kraft, Frische und der ruhige Schlaf wieder eingestellt haben. Nach dem Erwachen darf keine Müdigkeit vorherrschen, und unter den Augen dürfen keine Tränensäckchen mehr zu sehen sein. Ein gesunder Hunger, ein guter Schlaf und ein zuverlässiges Erinnerungsvermögen sollten sich eingestellt haben.
Allerdings ist es durchaus möglich, daß sich anfangs eine scheinbare Verschlechterung bemerkbar macht, besonders bei Patienten, die an mehreren Krankheiten zugleich leiden. Dieses Gefühl tritt hauptsächlich dann auf, wenn sich die einzelnen Krankheitsherde zu verflüchtigen beginnen. Es

kann auch sein, daß ein entzündeter Krankheitsherd einen anderen beeinflußt, der in fernerer Zukunft eine schwere Krankheit oder sogar den Tod zur Folge hätte haben können.
Es gibt deshalb keinen Grund, den Prozeß zu unterbrechen, selbst dann nicht, wenn sich erhöhte Temperatur einstellen sollte. Derartige Erstverschlimmerungen gelten als Zeichen dafür, daß die Krankheit schwindet und der Körper sich bald zu erholen beginnen wird. Die eigentliche Wirkung erfolgt nur während des Ölschlürfens. Wie oft am Tage man es durchführt, sollte dem eigenen Gefühl überlassen werden.
Bei akuten Erkrankungen dürften Sie sehr schnell eine Besserung bemerken. Manchmal geschieht die Heilung bereits innerhalb von 2 - 4 Tagen. Chronische Erkrankungen brauchen manchmal bis zu einem Jahr.

Wirkmechanismen des Ölschlürfens entdeckt

Trotz vielfach veröffentlichter Erfahrungsberichte hat diese Methode auch (wenige) Gegner. Als Argument heißt es: "Wenn es wirklich so einfach wäre, derartige Wirkungen hervorzubringen, dann hätten wir uns das langwierige Medizinstudium sparen können".
Deshalb beauftragten wir ein Mitglied des Arbeitskreises, den Forscher G. Ebeling, nach den Wirkmechanismen des Ölschlürfens zu suchen. Seinen privaten Unterlagen entnehmen wir den folgenden Kommentar:

Es gibt kaum eine Information, die in ganz kurzer Zeit eine so große Anhängerschaft gefunden hat, wie es diesem wertvollen Beitrag über das Ölschlürfen beschieden war. Was Dr. F. Karach hier zu sagen hat, ist faszinierend. Die Methode besticht nicht nur durch ihre Einfachheit, sondern sie ist auch hoch wirksam. Das konnten inzwischen viele Menschen bestätigen, die sie ausprobierten.
Trotz unbestreitbarer Erfolge ist jedoch - wie bei verschiedenen anderen Methoden der Erfahrungsheilkunde - die genaue Wirkungsweise auch hier im einzelnen nicht bekannt.
Zum besseren Verständnis dessen, was beim Ölschlürfen vor sich geht, möchte ich diesen Punkt deshalb anhand meiner eigenen Forschungen erklären und kommentieren.
Die Weisen früherer Jahrtausende haben es überliefert, und heute bestätigt es die moderne Physik: Die gesamte Schöpfung, also jede Form von Materie, beruht auf dem Prinzip der Schwingung. Wie könnte es anders sein, als daß auch alle Naturerscheinungen durch Schwingungen unterschiedlicher Art hervorgerufen werden. Diese sind in der Lage, Materie unmittelbar zu beeinflussen. Das bedeutet, daß auch Abläufe im menschlichen Körper von solchen Schwingungen in heilender oder oft genug auch in krankmachender Weise beeinflußt werden. Meine Forschungen zeigten, daß verschiedene Ölsorten unterschiedliche Frequenzen erzeugen.

In der ayur-vedischen Medizin setzt man auf die gute Wirkung des Sesamöls für die tägliche Pflege der Mundhöhle (lt. D. Edwards Smith, MIU in Fairfield) und für bestimmte Massagen, welche der Ausleitung von Giftstoffen über die Haut dienen.
Beim Saugen und Schlürfen von Sesamöl werden 25 000 Hz erzeugt. Für die Methode des Ölschlürfens ist das Sonnenblumenöl besser geeignet. Dabei entsteht eine Frequenz von 30 000 Hz. Diese wird auf die Zähne übertragen. Sie übernehmen dann die Antennenfunktion, indem sie Schwingungsbrükken zu den verschiedenen Bereichen des Körpers bilden. Auch dem Zahnfleisch und den Mundinnenflächen kommt ein gewisser Anteil an der Wirkung zu. Die großartigen Erfolge beruhen auf der Tatsache, daß zwischen Zähnen sowie Mund- und Kieferbereich einerseits und dem gesamten übrigen Körper enge Verbindungen und Wechselbeziehungen bestehen. So werden die beim Ölschlürfen erzeugten Schwingungen - besonders über die Zähne - den ihnen jeweils zugeordneten Organen und Geweben mitgeteilt. Es kommt zu einer sehr intensiven Entgiftung dieser Körperbereiche.
Ablagerungen werden gelöst und den Organen und Drüsen zugeführt, welche in der Lage sind, diese auszuscheiden. Das können sein: Haut, Rachenmandeln, Nieren und der Darm. Entgegen der im Artikel vertretenen Meinung hält die Wirkung nicht nur über den Zeitraum des Schlürfens an. Bei langsam abnehmender Stärke setzen sich die Impulse noch etwa 5 Stunden fort. Aufgrund meiner bisherigen Erfahrungen ist es nicht ratsam, das Ölschlürfen häufiger als 2 mal täglich durchzuführen. Die Reaktionen können manchmal so heftig ausfallen, daß mancher das Verfahren nur einmal am Tag durchführen darf oder sogar vorübergehend aussetzen muß.
Aufgrund der geschilderten Wirkungsabläufe ist es verständlich, daß nur die *eigenen* Zähne die Funktion dieser Schwingungsbrücken übernehmen können. Auch die direkte Wirkung vom Mund- zum Kopfbereich ist nicht möglich.
Dr. med. R. Voll und Dr. med. dent. Fr. Kramer haben "Die energetischen Beziehungen zwischen Zahn-Kiefergebiet und dem übrigen Organismus" (so der Titel ihres Buches) in einer sehr umfangreichen Arbeit schematisch dargestellt. Die Ergebnisse decken sich voll und ganz mit meinen Untersuchungen.

Ein Auszug aus dieser Arbeit zeigt nebenstehendes Schema.

Schema nach Dr. med. R. Voll, Plochingen/Neckar und Dr. med. dent. Fr. Kramer, Nürnberg. Die vollständige Arbeit kann von der Intern. Gesellschaft für Elektroakupunktur e. V. Sekretariat, Richard-Wagner-Str. 5, 7310 Plochingen/Neckar bezogen werden.

1+ Epiphyse	Niere	Blase Urogenit. Gebiet	Lenden-Wirbel		Knie hinten	Kreuzsteißbein Fuß	Stirnhöhl
2+ Epiphyse	Niere	Blase Urogenit. Gebiet	Lenden-Wirbel		Knie hinten	Kreuzsteißbein Fuß	Stirnhöhle
3+ Hypophyse Hinterlapp.	Gallenblase	Leberr.	Brust-Wirbel		Knie hinten	Hüfte	Auge
4+ Hypophyse Hinterlapp.		Dickdarm Lunge r.	Brust-Wirbel Lenden-Wirbel	Hand Fuß Großzehe	Schulter Ellbogen	Siebbeinzellen	
5+ Tyhmus		Dickdarm Lunge r.	Hals Brust-Wirbel Lenden	Hand Fuß Großzehe	Schulter Ellbogen	Siebbeinzellen	
6+ Mamma Drüse r.	Schilddrüse	Magen r. Pancreas	Brust-Wirbel Lenden-Wirbel		Knie vorn	Kiefer Kieferhöhle	
7+ Mamma Drüse r.	Neben-schildd.	Magen r. Pancreas	Brust-Wirbel Lenden-Wirbel		Knie vorn	Kiefer Kieferhöhle	
8+ Zentrales Nervensystem Psyche	Hypoph. Vorder-lappen	Duoden. Herz	Hals-Brust-Wirbel Zehen	Hand Fuß	Schulter Ellbogen	Innenohr	
8– Energie-Haushalt	Periphere Nerven	Ileum Herz	Hals-Wirbel Brust-Wirbel	Hand Fuß Zehen	Schulter Ellbogen	Ohr	
7–	Arterien Venen	Dickdarm Lunge r.	Hals-Wirbel Brust-Wirbel Lendenwirbel	Hand Fuß Großzehe	Schulter Ellbogen	Siebbeinzellen	
6–	Arterien Venen	Dickdarm Lunge r.	Hals-Wirbel Brust-Wirbel Lenden-Wirbel	Hand Fuß	Schulter Ellbogen	Siebbeinzellen	
5– Mamma Drüse r.	Lymph-gefäße	Magen r. Pancreas	Brust-Wirbel Lenden-Wirbel		Knie vorn	Kiefer Kieferhöhle	
4– Mamma Drüse r.	Keim-Drüse	Magen r. Pancreas	Brust-Wirbel Lenden-Wirbel		Knie vorn	Kiefer Kieferhöhle	
3–	Keim-Drüse	Gallenbl. Leberr.	Brust-Wirbel		Knie hinten	Hüfte Fuß	Auge
2–	Niere r. Nebenniere	Blase r. Urogenit. Gebiet	Lenden-Wirbel		Knie hinten	Kreuzsteißbein Fuß	Stirnhöhle
1–	Niere r. Nebenniere	Blase r. Urogenit. Gebiet	Lenden-Wirbel		Knie hinten	Kreuzsteißbein Fuß	Stirnhöhle

Bis auf kleine Unterschiede entspricht die linke Seite der rechten Seite, jedoch mit dem Organ oder sonstiger Bezeichnung „links".

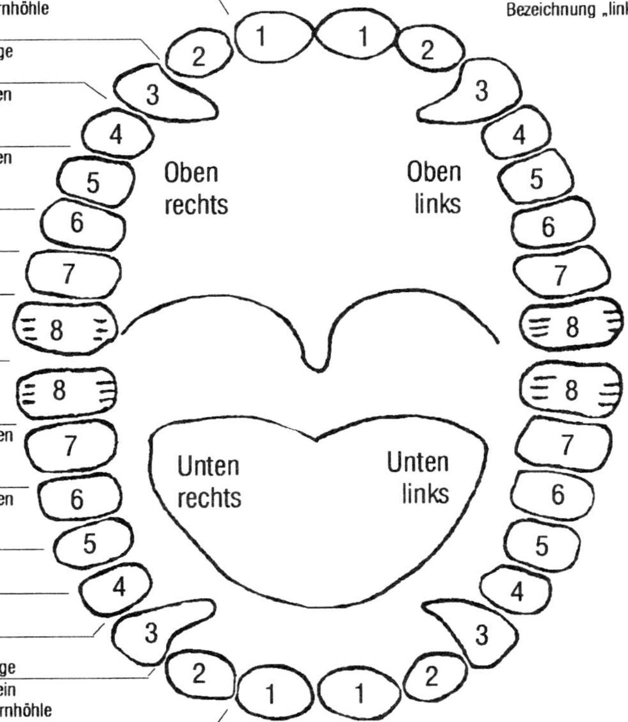

Schema nach Dr. med. R. Voll, Plochingen/ Neckar und Dr. med. dent. Fr. Kramer, Nürnberg.

Es soll die Wirkung der beschriebenen Schlürfmethode veranschaulichen. Im Gegensatz zu Dr. F. Karach bin ich nicht der Ansicht, daß sich chronische Krankheiten tatsächlich immer innerhalb eines Jahres beheben lassen. In der Natur gibt es keine Allheilmittel. Dies darf man nie vergessen, und immer sollte daran gedacht werden, auch andere begleitende Maßnahmen einzusezten, die der gründlichen Ausheilung einer Krankheit dienen können.
Menschen, die sich weiterhin dem Genuß von Schweinebauch und Alkohol hingeben, sollten sich nicht auf die heilende Hilfe der Natur verlassen, gegen deren Gesetze sie stets und ständig verstoßen. Wer es zuläßt, daß er fortwährend Hetze, Ärger, Angst, Aggressivität und anderen Streßfaktoren ausgesetzt ist, verliert den Kontakt zur göttlichen Heilquelle in seinem Inneren. Diese Menschen müßten, ebenso wie die Schlemmer, notwendigerweise lebenslang das Öl schlürfen. Es ist aber gerade diese Lebenseinstellung, welche sie oftmals daran hindert, über einen langen Zeitraum diese oder eine ähnliche Methode durchzuhalten.

Literaturhinweis:
Die ursprüngliche Veröffentlichung "Heilung durch Sonnenblumenöl" wurde aus dem Russischen übernommen.

Entschlackung durch Knoblauch

Dies ist ein altchinesisches Heilmittel, das 1971 von einer Unesco-Kommission wiedergefunden wurde. Man fand es in einem zerstörten Kloster in Tibet, aufgeschrieben auf Tontafeln. Die Kommission übersetzte dieses Rezept in alle "Weltsprachen", um es der Medizin des 20. Jahrhunderts näherzubringen.

Wirkungen: Es befreit den Körper von allen Fettablagerungen und Verkalkungen. Es verbessert den Stoffwechsel und erhält die Elastizität der Blutgefäße. Weiter beugt es der Infarktbildung, der Herzkranzverengung, dem Schlaganfall und der Krebsgeschwulst vor. Kopfsausen hört auf, die Sehkraft verbessert sich.

Zubereitung: 200 Gramm Knoblauch schälen, reinigen, dann zerquetschen. Den zerdrückten Knoblauch in 200 Gramm Weingeist (96 %) geben, in einem Einweckglas gut verschlossen 10 Tage lang in einem kühlen Raum lagern. (96 % Alkohol ist in den Apotheken erhältlich. Gibt man ihn nur als 92 %igen Alkohol ab, so verwendet man diesen.) Nach 10 Tagen filtert man das Gemisch durch ein Tuch aus Leinen. Dabei soll der Knoblauch gut ausgedrückt werden! 2 - 3 Tage danach beginnt man mit der Kur.

Dosierung:

Tage:	Früh:	Mittag:	Abend:
1.	1 Tropfen	2 Tropfen	3 Tropfen
2.	4 Tropfen	5 Tropfen	6 Tropfen
3.	7 Tropfen	8 Tropfen	9 Tropfen
4.	10 Tropfen	11 Tropfen	12 Tropfen
5.	13 Tropfen	14 Tropfen	15 Tropfen
6.	15 Tropfen	14 Tropfen	13 Tropfen
7.	12 Tropfen	11 Tropfen	10 Tropfen
8.	9 Tropfen	8 Tropfen	7 Tropfen
9.	6 Tropfen	5 Tropfen	4 Tropfen
10.	3 Tropfen	2 Tropfen	1 Tropfen

Soweit die wesentlichen Angaben des Rezepts und dessen Wirkung.

Der Arbeitskreis "Seelische und körperliche Gesundheit" forschte nach dem traditionellen Hintergrund und ergänzte die Kur zum Nutzen des heutigen Kulturmenschen.

Der Koblauchauszug wird mit einer Tasse lauwarmem Wasser oder, gemäß der Tradition, Milch vermischt und morgens, mittags und abends jeweils vor dem Essen getrunken. Milch sollte nur dann verwendet werden, wenn Frischmilch zur Verfügung steht. Außerdem muß man darauf achten, daß sie so rechtzeitig eingenommen wird, daß sie vor der nächsten Mahlzeit bereits den Magen verlassen hat, also etwa eine halbe Stunde vor dem Essen.

Aus den Forschungen des Arbeitskreises

Die Wirkungen:
Diese Art der Reinigung verwendeten vorwiegend Mönche, also solche Menschen, die sich auf dem spirituellen Weg befanden. Die Wirkung erstreckt sich nämlich ganz besonders auf den Bereich des Kopfes. Der Geist wird geklärt, d. h. das Denken wird klarer und der Geist wach. Diese Reinigung bildet die Voraussetzung für die Entfaltung höheren Bewußtseins und spiritueller Wahrnehmung.
Es kann zu erheblichen Ausscheidungen aus dem Bereich der Stirn- bzw. Nasennebenhöhlen kommen.

Die erweiterte Kur: der schlechte Gesundheitszustand der meisten Kulturmenschen macht eine Ergänzung mit frisch gepreßtem Zitronensaft empfehlenswert. Das ist besonders nützlich für die Reinigung der Blutgefäße. Für die erweiterte Kur darf natürlich keine Milch verwendet werden, weil das Getränk dann gerinnen würde.

Durchführung:
Man wiederholt die gesamte Kur, fügt aber jedem Tropfen Knoblauchsaft jeweils einen Tropfen Zitronensaft hinzu. Z. B.: 1 Tr. Knoblauch und 1 Tr. Zitronensaft, 12 Tr. Knoblauch und 12 Tr. Zitronensaft usw.

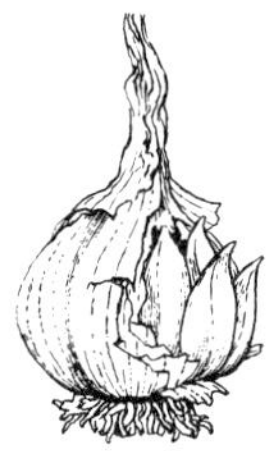

Hat man einmal die Einnahme vergessen, dann nimmt man das nächste Mal einfach einen Tropfen mehr (bzw. weniger, wenn man sich auf dem "Rückweg" befindet). Sie lassen also keinen Schritt aus. So kann sich die Kur manchmal um einige Tage verlängern.
Nimmt man Knoblauch in Milch, dann darf eine Mahlzeit frühestens eine halbe Stunde später eingenommen werden.
Sollten starke Heilreaktionen auftreten, kann es notwendig werden, nur zweimal oder in Ausnahmefällen einmal täglich die Tropfen einzunehmen. Man verwendet jeden Tag einen Tropfen mehr, bzw. weniger. In diesem Fall würde eine Kur 30 Tage dauern. Wenn der Körper gut gereinigt oder eine Person sehr sensibel ist, können die Kuren heftige Reaktionen auslösen. Diese Menschen beginnen behutsam und richten sich nach ihrem Befinden.

Wiederholung der Kur:

Während die wesentlich reineren Körper tibetanischer Mönche diese Kur erst nach 5 Jahren wiederholen, können wir Europäer anders vorgehen.

Wir legen eine Pause von 1 Jahr ein. Dann ist wieder mit der reinen Knoblauchkur zu beginnen.

Reaktionen:
Menschen, bei denen die Ablagerungen bereits lange Zeit bestehen und entsprechend fest mit den Körperstrukturen "verwachsen" sind, bemerken häufig während ihrer ersten Kur kaum Reaktionen.
Die manchmal sehr heftigen Reinigungsschübe aus dem Kopfbereich wurden bereits erwähnt. Das Zusammenziehen der Schlackenstoffe kann Schmerzen in den Kieferknochen, Zähnen, Ohren, usw. hervorrufen.
Auch in den Mandeln sammeln sich auszuscheidende Stoffe, die als gelbe, oft recht feste Kügelchen abgehustet werden.

Erhebliche Erstverschlimmerung (Heilreaktionen) beobachten manchmal Menschen, die ihren Körper bereits besser gereinigt haben. Einerseits sind sie empfindungsfähiger, andererseits lösen sich in diesen Fällen schneller die lockersitzenden Schlacken. Abgelöste Giftstoffe kreisen für einige Zeit zusammen mit den Körperflüssigkeiten und können Beschwerden machen. Auch das Ablösen der Schlackenstoffe aus Muskulatur, Gelenken usw. verursacht manchmal Schmerzen. Ebenso können auch Kopfschmerzen, weicher Stuhl usw. Zeichen der guten Wirkungen sein.
Anmerkung: der Knoblauchauszug riecht sehr stark. Hat man ihn aber getrunken, riechen weder Haut noch Atem oder Ausscheidungen nach Knoblauch.

Lagerung:
Knoblauchsaft ist im Kühlschrank lange haltbar.
Der Zitronensaft muß immer frisch aus der Frucht getropft werden.

Wasser - ein neutrales Trägerelement

Gutes Wasser hat vor allem neutrale Eigenschaften. Sein pH-Wert ist neutral. Außerdem ist es farblos, geruchlos und geschmacklos. Gesundes Wasser ist rechtsdrehend und läßt sich leicht sowohl mit Unterdruck ausrüsten als auch mit Energie anreichern. Den Wert der Sogwirkung durch Unterdruck kennt man von verschiedenen Heilquellen. Ähnliche Wirkungen ergeben sich aus den Erfolgen mit der ayurvedischen Heißwassertrinkkur, wie sie in den neueren Auflagen des Buches "Durch Entsäuerung zu seelischer und körperlicher Gesundheit" erwähnt wird.
Wasser ist ein idealer Träger für Frequenzen bzw. die heilenden Schwingungen von Medikamenten. Gelingt es, dem Wasser einen Rechtsdrall zu geben, ist es in der Lage, schädliche Frequenzen und Schadstoffe zu binden und auszuleiten.
Es gibt aber auch eine Möglichkeit ganz normales Leitungswasser derart aufzubereiten, daß eine unglaublich starke Reinigung des Körpers möglich ist. Als Getränk verwendet, geht die Ausscheidung z. B. über Darm und Nieren vonstatten.
Mit der Wirkung eines solchen Bades hat sich ein Mitglied des "Arbeitskreises seelische und körperliche Gesundheit", der Forscher Ebeling, besonders beschäftigt. Er beschrieb den Ordnungsdrall* (Rechtsdrehung) bei Lebensmitteln, Medikamenten bzw. den Linksdrall bei Giftstoffen, Strahlen und anderen Dingen, die geeignet sind, die Harmonie im Körper zu stören.
Immer dann, wenn das Wasser besonders aufbereitet wurde, fand er nach dem Bad darin viele Stoffe mit Linksdrehung, von denen sich der Körper natürlicherweise zu befreien versucht. Er konnte bereits bei oberflächlicher Prüfung nach einem ersten Ausleitungsbad 15 schädliche Stoffe benennen, denen sich nach weiteren Forschungen sicher noch viele hinzufügen lassen.
Er fand beispielsweise:
Umweltgifte, wie etwa Formaldehyd und Schwermetalle, außerdem ungeeignete Arzneimittel, Narkotika, krankmachendes Cholesterin, Nikotinreste, künstliche Mineralstoffe, nicht gesund verarbeitete Eiweißreste, Säuren, Bakterien, Viren, krankmachende Pilze bzw. deren Stoffwechselprodukte, schädliche Zuckerarten usw. Deshalb erscheint es zweckmäßig, den gesamten Wasseranteil des Körper durch neues, gesundes Wasser zu ersetzen und dadurch den größten Teil der Schlackstoffe auszuscheiden. Das funktioniert umso leichter, wenn die fast immer sauren Schlacken bereits neutralisiert und aus ihren Lagern in Bindegeweben und anderen Strukturen gelöst sind.
Zur Bereitung des Entsäuerungsgetränks verfügt man damit über ein ganz ausgezeichnetes Wasser.

---

* Auf den Ordnungsdrall nach Ebeling soll in einer späteren Veröffentlichung noch genauer eingegangen werden.

Im nächsten Band dieser Buchreihe soll noch ausführlicher auf diese großartigen Möglichkeiten eingegangen werden. Der Erscheinungstermin wird in Kürze festgelegt.

Die Grundausstattung zur Aufrechterhaltung von Gesundheit

Die meisten Dinge (z. B. richtige Nahrungsauswahl, geistige und körperliche Bewegung) sind kostenlos zu haben, vorausgesetzt, man bemüht sich um die Kenntnisse auf dem Gebiet gesunder Lebensführung.
Im Zeitalter von großem Streß und starker Giftstoffbelastung kann aber auf den Einsatz "geeigneter Hilfsmittel" nicht ganz verzichtet werden. Dabei sind vor allem zu nennen: die Ausscheidung belastender Stoffe, die durch den Austausch aller Wassermoleküle im Körper gefördert wird, aber auch der Abbau von Streß und damit die Anregung der Selbstheilungskräfte.
Der Arbeitskreis hat sich die Frage gestellt, welche Methoden und Geräte zu diesem Zweck in einem Haushalt benötigt werden. Umfassender können wir Sie aus rechtlichen Gründen an dieser Stelle leider nicht informieren.
Der Arbeitskreis teilt Ihnen das Ergebnis seiner Bemühungen gern mit. Sie werden dabei auf interessante neue Dinge stoßen.

Wir bitten um die Erstattung unserer Selbstkosten. Materialkosten 1,00 DM plus 3,00 DM Porto. Senden Sie den Gesamtbetrag von 4,00 DM in Briefmarken an:

Manfred Oetinger, Ruckhardtshauser Str. 7, 74613 Öhringen-Ohrnberg
Stichwort: "Grundausstattung"

Lecithin

Gerd Ebeling

Die Chemiker stellten fest, daß Lecithin vom menschlichen Körper nur sehr schwer aufgenommen wird. Eine Bestätigung dieser Aussage ist in der Tatsache zu sehen, daß beim größten Teil der Weltbevölkerung ein Lecithin-Defizit von 30 - 60 % gefunden wird. Meine Untersuchungen haben ergeben, daß nicht nur eine ungenügende Versorgung für den Lecithin-Mangel verantwortlich zu machen ist, sondern, daß in einem übersäuerten Körper auch in ausreichenden Mengen angebotenes Lecithin nicht verarbeitet werden kann.

Der Ernährungszustand der Menschen in den Industrienationen Europas ist im allgemeinen eher von einer Überernährung als von Unterernährung gekennzeichnet. Das Angebot an Lebensmitteln ist so groß, daß nicht nur der Hunger gestillt wird. Es geht dem Wohlstandsbürger vielmehr um den Genuß.

Man mag sich fragen, wie ist es möglich ist, daß gerade diese Menschen bezügl. des Lecithins unterernährt sind.

Die Palette dessen, was ein Körper zu seiner vollständigen Ernährung benötigt, ist sehr breit gefächert. Deshalb ist es durchaus möglich, daß trotz ausreichend zur Verfügung stehender Nahrung Mangelerscheinungen auftreten, also eine Unterernährung in speziellen Bereichen besteht. Das kann beispielsweise ein Mineralstoff- oder Vitaminmangel sein, ein Mangel an Spurenelementen oder - worauf ich in dieser Arbeit besonders eingehen möchte - ein Lecithinmangel.

Durch die besondere Beziehung des Lecithins zum Nervensystem macht sich eine entsprechende Unterernährung hier sehr störend bemerkbar.

Der Lecithinmangel ist allgemein sehr groß. Aber nicht alle Mangelerscheinungen entstehen durch ungenügende Zufuhr an Mineralien, Vitaminen, Spurenelementen und Lecithin, weil sie in der Nahrung nicht in ausreichendem Maß vorhanden wären. Vielmehr entsteht Mangel bei den meisten Menschen als Folge von Stoffwechselstörungen. Solche Störungen werden häufig durch Übersäuerung des Körpers verursacht. Ab einem bestimmten Grad der Übersäuerung entstehen Fehlfunktionen im Stoffwechsel und der Körper ist nicht mehr in der Lage, die Wirkstoffe aus der Nahrung zu verwerten.

Die Bundesbürger haben im Durchschnitt ein Lecithin-Defizit von ca. 30 %, wobei in manchen Fällen sogar ein Mangel von 30 - 60 % gefunden wurde. Bei Kindern liegt der Mangel je nach Alter bei 10 - 20 %. Natürlich steht die Größe der Unterversorgung auch in direktem Zusammenhang mit den Ernährungsgewohnheiten. Wenn der Vegetarier seine Nahrung nicht bewußt mit Lecithin anreichert, hat er in der Regel einen Mangel von 50 %. Wesentlich größere Lecithin-Defizite (60 %) findet man bei den sog. "Sonnenköstlern", die sich hauptsächlich von rohen Früchten und Gemüsen ernähren.

Lecithin-Defizite in Europa:

1.) Norwegen	./. 40 %	9.) Frankreich	./. 20 %
2.) Schweden	./. 30 %	10.) Schweiz	./. 30 %
3.) Dänemark	./. 40 %	11.) Italien	./. 10 %
4.) Belgien	./. 30 %	12.) Spanien	./. 10 %
5.) Holland	./. 40 %	13.) Griechenland	./. 20 %
6.) England	./. 40 %	14.) Polen	./. 40 %
7.) Deutschland	./. 30 %	15.) Ungarn	./. 40 %
8.) Österreich	./. 40 %	16.) Rußland	./. 30 %

Zum Vergleich Amerika ./. 40 %

Bei den Ländern 9, 11, 12, und 13 handelt es sich um solche, in denen viel Meeresfrüchte verzehrt werden, die reichlich Lecithin enthalten.
Die hier aufgeführten Werte sind erschreckend hoch, erst recht, wenn man die Wichtigkeit bedenkt, die Lecithin für die Aufrechterhaltung unzähliger Körperfunktionen hat. Durch Lecithin-Mangel läßt die allgemeine Spannkraft nach. Es kommt zum Abfall körperlicher und geistiger Leistung in Form einer verringerten Merk- und Konzentrationsfähigkeit. Statt dessen beobachtet man Unruhe und Nervosität. Weitere Folgen können sein: Schlechter Schlaf, nervöse Herzbeschwerden, leichte Ermüdbarkeit. Zellstoffwechsel und Zellatmung sind oft in Mitleidenschaft gezogen. Auch die Bewußtseinsentwicklung kann sich durch Lecithin-Mangel verlangsamen.

Aus dem, was über Lecithin bislang bekannt ist, ergeben sich folgende Erkenntnisse:

Eine Zellstruktur, eine Zellfunktion ist ohne Lecithin nicht möglich.
Lecithin ist <u>die</u> Energiequelle für das Gehirn.
Lecithin-Bestandteile steuern die Gedächtnisleistung und die Gedächtnisspeicherung.
Lecithin-Bestandteile sind notwendig zur Reizübermittlung.
Lecithin-Bestandteile können bei psychoorganischen Erkrankungen wirksam helfen.
Lecithin ist in der Galle ein Schutzfaktor für die Schleimhaut gegenüber den aggressiven Gallensäuren und schützt vor Bildung von Gallensteinen.
Lecithin in Lymphe und Blut erfüllt lebenswichtige Aufgaben.
Lecithin-Bestandteile gehören zu den wichtigen Leberschutzstoffen.

Lecithin-Bestandteile sind ein Schutzfaktor gegen Arteriosklerose.
Lecithin ist eine natürliche Energiequelle, ein Eneregielieferant für jegliche Muskulatur und für den ganzen Körper in allen Bereichen.

Ohne Lecithin kein Leben !

Anmerkung des Arbeitskreises

In diesem Zusammenhang machten wir eine interessante Beobachtung. Wenn zunächst ein Lecithin-Mangel ausgeglichen wird, muß man nicht damit rechnen, daß ein erneutes Defizit auftritt, wenn der Betroffene sich ganz gezielt um ein Säuren-Basen-Gleichgewicht* in seinem Körper bemüht. Der Körper verbessert also seine Fähigkeit, die Lebensmittel und deren Inhaltstoffe zu verwerten.
Es war nicht leicht, ein Lecithin-Produkt zu finden, das vom Körper gut aufgenommen wird. Unter den angebotenen Tropfen, Pulvern und Granulaten konnten wir kein geeignetes finden. Deshalb entschieden wir uns für ein Mittel, das auch in Blockform zu haben ist und dann gründlich gekaut werden muß. Man erhält es in Apotheken und Reformhäusern (nicht beim Arbeitskreis)!

Literatur-Nachweis:
Die Aussagen über Wirkungen und Funktionen von Lecithin wurden der Broschüre "Aus der Forschung über Lecithin", Herausgeber: Roland Arzneimittel GmbH, Hamburg, entnommen.

* "Durch Entsäuerung zu seelischer und körperlicher Gesundheit" Buchbesprechung: siehe letzte Seite

Die im folgenden erstmals veröffentlichten Forschungsergebnisse von Gerd Ebeling werden zu einer Änderung der bisher bekannten ernährungswissenschaftlichen Betrachtungsweise führen und entsprechende Konsequenzen nach sich ziehen. Damit meinen wir in diesem Zusammenhang vor allem die Entdeckung des "ORDNUNGSDRALLS".

Die ausreichende Versorgung des Körpers mit Vitalstoffen ist eine unentbehrliche Lebensgrundlage. Mit Vitalstoffen sind in erster Linie Vitamine und Mineralstoffe gemeint. Diese Aussage ist inzwischen allgemein bekannt und anerkannt und kann als integrales Lehrgut von Medizin und Ernährungsphysiologie angesehen werden. Grund der vorliegenden Arbeiten ist auch nicht die Suche nach weiteren Einzelwirkungen der besagten Stoffe - die Literatur hierzu ist in den letzten Jahren in ihrem Umfang völlig unübersichtlich und nahezu grenzenlos geworden. Vielmehr wird hier die physiologische Ausnutzbarkeit dieser mit der Nahrung oder auch in therapeutischer Form zugeführten Komponenten untersucht. Dabei hat sich bei allen drei untersuchten Gruppen herausgestellt, daß volle Verwertbarkeit nur dann gegeben ist, wenn sie in Frequenz und Spin mit jenen der entsprechenden Bezugspunkte im Körper übereinstimmen. Nur in diesem Fall ist die Entstehung von Resonanz und die damit verbundene Energieübertragung möglich.
Diese Voraussetzung ist - bis auf die besonderen Verhältnisse beim Rübenzucker - in der Regel dann erfüllt, wenn die Wirkstoffe natürlichen und nicht synthetischen Ursprungs sind.

Vitamine - Zucker - Mineralstoffe

Überfluß und Mangel zugleich

Gerd Ebeling

Vitamine sind lebensnotwendig

Nicht nur Enzyme und Mineralstoffe, sondern auch Vitamine sind für den Ablauf der Stoffwechselvorgänge im Körper dringend erforderlich. In freier Form oder als Bestandteil von Enzymen steuern sie die Energiegewinnung und den Zellaufbau. Alle drei Wirkstoffe sind an der Bildung von Hormonen beteiligt und erhalten die Aktivität unseres Abwehrsystems aufrecht. Sie zeichnen sich dadurch aus, daß zwischen ihnen ausgeprägte Wechselbeziehungen bestehen. Eine Gruppe kann ohne die andere ihre Aufgaben nicht erfüllen.
Voraussetzung für die Bildung bestimmter Vitamine bzw. deren Teilumwandlungen ist ein gesunder Stoffwechsel. Damit Stoffwechselvorgänge richtig ablaufen können, ist ein entsprechendes Milieu erforderlich. Das bedeutet, es darf vor allem kein Überschuß an Säuren vorhanden sein.
Für alle Wirkstoffgruppen gilt das gleiche. Ein Teil von ihnen kann vom übersäuerten Körper (pH-Wert unter 7,5) nicht aufgenommen werden. Deshalb nützt auch der wohlgemeinte Hinweis - man solle Vitamine in größeren Mengen zu sich nehmen - nichts, wenn nicht gleichzeitig ein Säuren-Basen-Ausgleich durchgeführt wird.
Außerdem möchte ich ganz besonders darauf hinweisen, daß es bei Vitaminen wie auch bei Mineralstoffen zwei Arten gibt:

A. Anorganische Vitamine

Bei anorganischen Vitaminen handelt es sich um solche, die in der Retorte, d. h. chemisch bzw. künstlich hergestellt werden. Ausgenommen sind solche, die man mit Hilfe von Bakterien im Labor züchtet.

B. Organische Vitamine

Organische Vitamine werden aus Pflanzen, also natürlichen Grundstoffen, besonders aus Früchten hergestellt.

Unter welchen Bedingungen werden Wirkstoffe in gesunder Weise vom Körper verarbeitet?

Um diese Zusammenhänge zu erklären, können die Erkenntnisse der modernen Physik zu Rate gezogen werden. Hier wird definiert: Jegliche Existenz ist Energie plus Information. Oder auf eine Formel gebracht

Sein = Energie + Information.

Diese Information ist an eine Frequenz gebunden, d. h., jede Information wird in einer bestimmten Frequenz ausgedrückt.
Das bedeutet letztlich, daß alles, was dem menschlichen Körper nützen soll - zum Beispiel, um Defizite auszugleichen oder Krankheiten zu heilen - ein ganz bestimmtes, für den Körper passendes Frequenzmuster haben muß. Das ist bei "organischen" Mineralien der Fall. Wenn bei dem Einsatz von "anorganischen" Mineralen dennoch Krankheitssymptome vorübergehend verschwinden, so ist dies dadurch erklärbar, daß die "anorganischen" Stoffe sehr ähnliche Schwingungsmuster aufweisen wie die organischen Stoffe gleichen Namens.
Die zwischen beiden Stoffen bestehende Schwingungsdifferenz, vor allem aber die unterschiedliche Drehrichtung (linksdrehend bei "anorganischen" Stoffen) sind dafür verantwortlich, daß die anorganischen Stoffe vom Körper nicht assimiliert werden und sich als Schlacken ablagern.

Verwertbarkeit *anorganischer* Vitamine im Körper

Anorganische Vitamine können vom Körper nicht assimiliert werden, weil sie linksdrehend sind. Der im gesamten Körper vorherrschende Spin (RECHTSDRALL) läßt eine volle Verwertung nicht zu. Das Frequenzmuster der anorganischen Vitamine ist ähnlich dem der organischen Vitamine und wird teilverwertet. Der Körper verweigert die Substanz und lagert sie deshalb mit anderen Stoffwechselschlacken in den verschiedensten Strukturen ab.

Verwertbarkeit *organischer* Vitamine im Körper

Organische Vitamine können vom Körper voll verwertet und auch aufgenommen werden. Das Frequenzbild bzw. -muster entspricht ganz dem Spiegelbild des Körpers, dort wo die Zufuhr notwendig ist. Beide, organische Vitamine und Körper, befinden sich in Bezug auf den Drall, in diesem Falle im Uhrzeigersinn (rechtsdrehend), in Übereinstimmung. Es ist deshalb von großer Bedeutung, daß die Aufmerksamkeit auf die Beschaffung von organischen Vitaminen gelegt wird. Eines ist in diesem Zusammenhang noch besonders wichtig zu erwähnen. Jeder Leser kann unschwer erkennen, daß die Versorgung des Körpers mit den richtigen Vitaminen eine verantwortungsvolle Aufgabe ist. Deshalb sollte man es nicht der Lebensmittel- und Getränkeindustrie überlassen, uns mit den, wie sie meint, wichtigen Vitaminen zu versorgen.

Die Industrie tut das werbewirksam zum Zwecke der Verkaufsförderung. Dabei verwendet man in den meisten Fällen die preiswerteren künstlichen Vitamine.

Dem Verbraucher kann es aber nicht gleichgültig sein, wenn er ungeeignete Vitamine in unkontrollierter Menge zu sich nimmt.

Um einen Vitaminmangel auszugleichen, sollte man auch nicht Multivitamin-Präparate verwenden, sondern ganz gezielt das fehlende Vitamin ersetzen.

Vitaminmangel

Es fällt auf, daß bei vielen Menschen immer wieder die gleichen Vitamindefizite in ungewöhnlich starker Form vorkommen.

Das Vitamin C (Ascorbinsäure) wird im allgemeinen dem Körper in ausreichender Menge zugeführt. Die meisten Menschen sind inzwischen über die Wichtigkeit einer ausreichenden Versorgung mit Vitamin C unterrichtet und so bemüht man sich auch um die richtige Auswahl vitaminreicher Speisen und Getränke.

Deshalb haben nicht nur Hotels, sondern auch viele Privathaushalte die Angewohnheit der Amerikaner übernommen, den Tag mit einem Glas Orangen- oder Grapefruitsaft zu beginnen.

Wer sich in dieser Weise versorgt, könnte nun annehmen, bei ihm sei ein Vitamin-C-Mangel nicht möglich. Deshalb scheint es sehr schwer verständlich, daß so viele Menschen dennoch mit einem Mangel von etwa 40 % leben müssen. Wie läßt sich dieses Defizit trotz ausreichender Versorgung erklären?

Ausschlaggebend für die ungehinderte Aufnahme ist das Milieu im Körper. Das Vitamin C benötigt für die vollständige Verstoffwechselung einen Körperstoffwechsel im Säuren-Basen-Gleichgewicht. Da diese Voraussetzung in den wenigsten Fällen gegeben ist, werden nur ca. 50 % verwertet.

Im Laufe der Zeit entsteht also ein hohes Defizit, das fortlaufend bestehen bleibt, wie man bereits bei Kindern beobachten kann.

Bei den nachfolgend aufgeführten Vitaminen bestehen im allgemeinen ebenfalls sehr hohe Defizite:

Vitamin A (Retinol): durchschnittliches Defizit 15 % - maximal 30 %
Vom zugeführten Vitamin werden nur 70 % verwertet.

Vitamin B3 (Pantothensäure): durchschnittl. Defizit 30 % - maximal 60 %
Vom zugeführten Vitamin werden nur 30 % verwertet. B3 ist trotz gegenteiliger Aussage in der Nahrung nicht in ausreichenden Mengen vorhanden.

Vitamin Bc oder 11 (Folsäure): durchschnittl. Defizit 20 % - maximal 40%
Vom zugeführten Vitamin werden nur 20 % verwertet.

Vitamin B/T (Carnitin): durchschnittliches Defizit 25 % - maximal 60 %
Vom zugeführten Vitamin werden nur 30 % verwertet.

Vitamin C (Ascorbinsäure): durchschnittl. Defizit 40 % - maximal 60 %
Vom zugeführten Vitamin werden nur 50 % verwertet.

Die übliche Versorgung mit Vitaminen ist also unbefriedigend und unzureichend, dies jedoch vor allem wegen der ungünstigen pH-Werte im Körper. Bei einem pH-Wert von 7,5 könnten alle vorgenannten Vitamine zu 100 Prozent verstoffwechselt werden. Deshalb ist die ausreichende Vitaminzufuhr allein nicht das Gebot.
Der Stoffwechsel muß vielmehr so beeinflußt werden, daß die Wirkstoffe auch möglichst vollständig vom Organismus aufgenommen werden können. Um dies bei den beschriebenen Vitaminen zu erreichen, ist der Säuren-Basen-Ausgleich im Körper anzustreben.

Die Wirkungen der Vitamine

Es handelt sich dabei nur um die in dieser Arbeit besprochenen Vitamine, bei denen nach meiner Erfahrung die größten Mängel auftreten.

Vitamin A (Retinol) ist das Augen-Vitamin und erhält die Sehkraft. Es ist wichtig für den Aufbau des Knochengerüstes, des Zahnschmelzes und für Haut und Schleimhäute.

Vitamin B3 (Pantothensäure) sorgt für die Funktion des Fettstoffwechsels, Aminosäuren und Kohlehydrat-Stoffwechsel, ist wichtig für Antikörperbildung und den Schleimhautschutz, Hormonbildung für Schilddrüse und Nebenschilddrüsen, Nebennieren und Keimdrüsen.

Vitamin Bc oder 11 (Folsäure) ist beteiligt an der Bildung roter Blutkörperchen und wichtig für die Gehirnfunktion, den Aufbau von Zellkerneiweiß und für die Nukleinsäure sowie für die Aminosäuresynthese.

Vitamin B T (Carnitin) ist beteiligt an Fettsäurentransport, mitochondrialer Fettsäureoxydation, Transmethylierung und Thyroxinwirkung, wirkt appetit- und gewichtsfördernd.

Vitamin C (Ascorbinsäure) ist verantwortlich für den Aufbau von Hormonen wie Adrenalin und Cortison, steigert die Infektionsabwehr, verhindert Zahnfleischbluten, bildet und kräftigt das Bindegewebe, ermöglicht die Eisenaufnahme und -verwertung, erhält Collagen und fördert die Wundheilung.

Die hier nicht aufgeführten Vitamine werden vom Körper auch im sauren Milieu assimiliert. Deshalb sind bei diesen auch nicht so große Mangelzustände festzustellen.

Oft fühlen sich Menschen unwohl, wissen aber nicht, was ihnen fehlt. Sie wissen zwar, daß sie nicht direkt krank sind, können sich aber auch nicht als vollkommen gesund bezeichnen.
Der Inhalt dieses Artikels soll zum Nachdenken anregen, und eine Analyse kann möglicherweise den zu beschreitenden Weg aufzeigen.

Anmerkung des Arbeitskreises

Wir fanden auf dem Markt einige Präparate, die zwar teilweise chemische Grundstoffe enthalten, aber vor allem aufgrund geeigneter Herstellungsverfahren über die geforderten körperfreundlichen Eigenschaften (Schwingung und Spin) verfügen. Das gilt nicht für die als Vitamin C angebotene Ascorbinsäure. Für Vitamin C gibt es keine Alternative. Auch dem Pflanzenpräparat sollte keine chemische Ascorbinsäure zugesetzt sein (siehe Firmenverzeichnis im Anhang).
Nach der Einnahme des Vitamin B3 (Wirkstoff Nicotinamid), an dem die meisten Menschen Mangel leiden, machten sich oft starke Reaktionen bemerkbar. Ziehende Schmerzen im Bereich der Kiefer, der Zähne, den Knochen, in der Muskulatur usw. zeigen an, wo der größte Mangel herrscht. Die Schmerzen hörten erst dann auf, als der Mangel ausgeglichen war. Bei MS-Kranken macht sich das Defizit oft sehr drastisch bemerkbar, so daß der Ausgleich besonders schmerzhaft sein kann. Die im Beipackzettel angegebene Dosierung ist dann zu hoch. Wer mit 2 Tbl. täglich begann, mußte die Dosis oft auf eine oder gar 1/2 Tbl. verringern.

Ist wirklich der Zucker an allem schuld?

Zucker ist ein Energielieferant und Baustein allerhöchster Priorität. Deshalb darf er bei der Betrachtung der wichtigsten Wirkstoffe des Körpers nicht fehlen.
Um die Aufklärung über Industriezucker, seine katastrophalen Wirkungen nicht nur auf die Zähne, sondern auf den gesamten Körper, hat sich Dr. med. Bruker verdient gemacht. Er hat ausführliche Forschungen durchgeführt und in diesem Zusammenhang mutige Arbeiten veröffentlicht. Auf Einzelheiten kann hier nicht eingegangen werden, weshalb ich auf seine Publikationen hinweise.
Der Biochemiker Hubert Decamps sagt, daß ein weißes Blutkörperchen 14 Bakterien zu töten vermag. Nach der Einnahme von 18 Kaffeelöffeln Haushaltszucker ist das Blutkörperchen gerade noch in der Lage, 2 Bakterien unschädlich zu machen.
Diese Zuckermenge ist sehr schnell erreicht, wenn man Säfte, Cola, Marmelade oder andere, besonders bei Kindern so beliebte süße Brotaufstriche zu sich nimmt.

Mangel trotz Überangebot - ein Widerspruch?

In den Industrienationen verbrauchen die Menschen im allgemeinen sehr viel Zucker. Welche Mengen der einzelne seinen Speisen hinzufügt, kann er selbst leicht regulieren. Den Zuckeranteil in gekauften Lebensmitteln, Gebäck, Süßigkeiten, Industriegetränken usw. kann er nicht unmittelbar feststellen. Man kann aber davon ausgehen, daß jedermann ausreichend mit Zucker versorgt ist. Viele Menschen nehmen aber zu viel Zucker zu sich.
Im suchtartigen Verlangen nach Süßigkeiten kann sich ein Zuckermangel ausdrücken. Einerseits wird zu viel Zucker konsumiert und andererseits bleibt der Heißhunger.
Während meiner Untersuchungen kam ich zu einem überraschenden Ergebnis. Die Körper der Menschen in den Industriestaaten leiden in 95 % der Fälle an Zuckermangel. Das Defizit kann in Einzelfällen zwischen n % und 60 % betragen.

Nicht die Fertigungsmethode ist entscheidend

Die weiteren Untersuchungen zeigten, daß die Ursache für diesen Mangel in der Frucht liegt, aus der man hierzulande Zucker gewinnt. Der sogenannte Haushaltszucker wird aus Zuckerrüben gewonnen.
Ein elementares Ordnungsprinzip im Körper ist die Ausrichtung des Dralls im Uhrzeigersinn (Rechtsdrehung). Ausgehend vom Zellkern umfaßt er alle Körperbereiche und gilt für alle Körperflüssigkeiten und Stoffwechselvorgänge. Aus diesem Grunde benötigt man Lebensmittel, die ebenfalls diese körperfreundlichen Eigenschaften aufweisen. Bekanntlich verweist Dr. Bruker

auf die krankmachende Wirkung grundsätzlich aller industriell hergestellten Zuckerarten. In diesem Punkt irrt Dr. Bruker. Nicht die Fertigungsmethode (industriell) ist ausschlaggebend, sondern Wert und Eigenschaften des Produkts hängen vom Ausgangsmaterial ab.
Alle Zuckerarten, auch der industriell hergestellte Fruchtzucker sowie die Zuckerrohrprodukte sind wegen ihrer Rechtsdrehung körperfreundlich. Deshalb können sie vom Körper aufgenommen werden. Die Zuckerrübe ist eines der wenigen Gewächse, deren Drehrichtung entgegen dem Uhrzeiger verläuft. Dadurch ist auch der aus ihr gefertigte Haushaltszucker und Sirup linksdrehend und somit dem Körper unzuträglich. Die Abbauprodukte werden unter anderem an den Zellmembranen abgelagert.

Zuckermangel

Ein akuter Zuckermangel kann sich infolge des abgesunkenen Blutzuckerspiegels z. B. in Schwindelgefühl sowie in Kreislaufschwierigkeiten zeigen.
Ein Zuckermangel stellt sich bei länger andauerndem Gebrauch ungeeigneten Haushaltszuckers ein. Der Wirkungsgrad dieses Rübenzuckers (Sacherose) liegt bei etwa 33 %. Dadurch kann es zu Energielosigkeit, Leistungsschwäche, eingeschränkter Denkfunktion und allgemeinem Unwohlsein kommen. Fehlt dem Stoffwechsel die richtige Zuckerart in ausreichender Menge, beeinträchtigt das unter Umständen auch Aufbau und Funktion der Muskulatur sowie die Nervenkraft und die Sehfähigkeit der Augen.

Eine weitere Folge des Zuckermangels

Der Genuß des Rübenzuckers (Haushaltszucker) ruft bei den meisten Menschen eine Kohlehydrat-Stoffwechselstörung hervor. Wählt man allerdings künftig Fruchtzucker (Fruktose), Fruchtsirup, Fruchtdicksäfte, Palmzucker sowie die Produkte aus dem Zuckerrohr, z. B. auch die schwarze Zuckerrohr-Melasse, kann sich der Stoffwechsel durchaus wieder erholen.
Diese Zuckerarten werden in den Lehrbüchern etwas irreführend "Zuckeraustauschstoffe" genannt. Die älteste Naturheilkunde empfiehlt die Aufnahme ausreichender Mengen an Zucker zur Stabilisierung des Nervensystems. So enthält beispielsweise die wichtigste ayur-vedische Nahrungsergänzung einen hohen Anteil an Palmzucker.
Außerdem gilt es zu bedenken, daß zum reibungslosen Ablauf aller Stoffwechselvorgänge ein ausgeglichenes Säuren-Basen-Verhältnis erforderlich ist.

Diese Ausführungen sollen aber keineswegs als Freibrief verstanden werden, die hier angegebenen alternativen Zuckerarten in unkontrollierter Weise, das heißt in zu großen Mengen zu verwenden.

Nach Abbau des Zuckermangels wird es auch dem Zuckersüchtigen leichter fallen, dieses Nahrungsmittel statt im Übermaß in sinnvollen Mengen zu sich zu nehmen.

Die Verträglichkeit reinen Fruchtzuckers

Einige Menschen stellen fest, daß sie reinen Fruchtzucker nicht gut vertragen. Anfängliche Durchfälle verschwinden zwar bald, aber dennoch kommt es manchmal zu länger andauernder Unverträglichkeit. Das spricht aber keineswegs gegen den Fruchtzucker an sich, sondern es sagt einiges über den Gesundheitszustand des Betroffenen aus. So wenig die Erdbeere an einer Erdbeerallergie die Schuld trägt, so unsinnig wäre es, diese dem Fruchtzucker zuzuschreiben, wenn er in Einzelfällen nicht gut vertragen wird.

Es ist aber sehr wichtig, daß Fruchtzucker in sehr reiner Form genommen wird. Ich machte die Probe auf's Exempel und untersuchte die Billig-Produkte aus den Lebensmittelabteilungen der Märkte. Sie wiesen die gleichen unerwünschten Eigenschaften auf wie der übliche Haushaltszucker. Bis auf eine Ausnahme fanden wir nur in Reformhäusern, Apotheken und Dritte-Welt-Läden solche Fruchtzucker, die über den körperfreundlichen RECHTSDRALL verfügen (siehe Bezugsquellen im Anhang).

Auf den Ordnungsdrall nach Ebeling soll in einer späteren Veröffentlichung noch genauer eingegangen werden.

Die Verwertbarkeit der Mineralstoffe

Ingeborg Oetinger

Was sind Mineralstoffe?

Als Minerale bezeichnet man chemisch und physikalisch einheitliche Bestandteile der Erdkruste. Sie können auch als Meteoriten auf die Erde gelangen. Andere Minerale entstehen aus Resten abgestorbener Lebewesen oder als Neubildungen bei Bränden.
Mineralstoffe sind nicht nur die Grundlage der Knochen, Zähne und anderer Strukturen, sondern auch alle Körperflüssigkeiten enthalten sowohl Mengenminerale (Natrium, Kalium, Kalzium und Magnesium) als auch Spurenelemente (z. B. Eisen, Kupfer, Zink, Selen usw.).
Sie nehmen elektrische Ladungen auf und geben sie wieder ab. Im Zellstoffwechsel spielen sie eine bedeutende Rolle beim Ladungsaustausch und sind auch entscheidend für die Aktivität bestimmter Enzyme. Außerdem benötigt sie der Körper als Elektrolyte zur Aufrechterhaltung und Regulierung des Säuren-Basen-Haushalts.
Über die Anzahl der lebensnotwendigen Mineralstoffe besteht unter den Wissenschaftlern keineswegs Einigkeit. Sie schätzen die benötigte Anzahl auf über 25.
"Wie außen, so innen" heißt es seit alters her in der vedischen Wissenschaft. Jeder Stoff, den man auf Erden, d. h. im Makrokosmos vorfindet, muß auch an der Bildung des menschlichen Körpers (Mikrokosmos) beteiligt sein. Selbst kaum meßbare oder noch gar nicht entdeckte Stoffe sind am Erhalt körperlicher wie seelischer Funktionen und Harmonie beteiligt.

Einem unabänderlichen Naturgesetz folgend ist der menschliche wie der tierische Körper darum bemüht, die Menge seines mineralischen Anteils stets gleichzuhalten. Stehen ihm nicht genug wertvolle Stoffe (Na, K, Ca, Mg, Fe usw.) zur Verfügung, so nimmt er statt dessen andere, oft giftige Substanzen auf, welche die gleiche elektrische Ladung haben. Das sind vor allem Blei, Cadmium, Cäsium usw.
Eine weitere Unterscheidung ergibt sich aus dem Nutzen, den der Körper aus ihnen gewinnen kann.

1. verwertbare Mineralstoffe - wir bezeichnen sie in diesem Zusammenhang als "organische" Minerale
2. nichtverwertbare Mineralstoffe - wir nennen sie hier "anorganische" Minerale

Natürlich wird bereits jeder Chemiestudent Einspruch einlegen, wenn er mit einer solchen Unterscheidung zwischen organischen bzw. anorganischen Mineralstoffen konfrontiert wird. Aber nur so scheint es möglich, das zu verdeutlichen, was hier erklärt werden soll.

1. "Organische" Minerale (biologisch inaktive Stoffe)

Der menschliche Körper kann nur "organische" Minerale vollständig aufnehmen, d. h. verstoffwechseln und in sinnvoller Weise in den Körper einbauen.
Einer der Grundbausteine der Pflanzennahrung sind die anorganischen mineralischen Bestandteile des Bodens. Sie nehmen mit ihren Wurzeln das tote Material auf und formen es in "lebendige organische" Minerale um.
Weil der Mensch auf fertige, also organische Nahrungsmittel angewiesen ist, sollte er seinen Mineral- und Vitaminbedarf aus pflanzlicher Nahrung gewinnen. Für weitere Ergänzungen hält die Natur einen reichlich gedeckten Tisch bereit. Damit sind die durch Tiere und Pflanzen erzeugten Stoffe gemeint.
"*Organische*" Mineralien enthält z. B. das Sedimentgestein, denn es hat sich aus Pflanzenresten, Blütenpollen und Schalentieren wie Muscheln, Korallen usw. unter großem Druck in Jahrtausenden gebildet. Ausgetrocknete Bäche, Flüsse sowie das zurückweichende Meerwasser hinterließen uns dieses wertvolle Material.
Die Wissenschaft nennt sie "*organogene* Sedimente" und meint damit alle Abscheidungen von Kalk und Kieselsäure von Tieren und Pflanzen.
Wenn es in diesem Aufsatz "*organische*" *Mineralien* heißt, dann soll das die biologische Aktivität und lebensspendende Reaktionsfähigkeit dieses Materials unterstreichen. Gemeint sind zunächst solche Stoffe, die sich in der lebenden Pflanze befinden und außerdem das erwähnte, lebensnotwendige Sedimentgestein.

Sowohl das Verhalten der Tiere als auch das unserer sich noch natürlicher ernährenden Vorfahren zeigt, daß unter bestimmten Umständen oder besonderen Situationen die zusätzliche Aufnahme von Mineralstoffen notwendig sein kann.
Bereits die Steinzeitmenschen, so fanden in jüngster Zeit die Archäologen heraus, gewannen eine willkommene Ergänzung zur täglichen Nahrung in Form eines Gesteinsstaubes. Sie bohrten Löcher in Steine und schliffen ihre Oberflächen an. Diese von wissenden Medizinmännern ausgewählten Steine bestanden ebenfalls aus organischem Material.
Selbst heute noch wissen natürlich lebende Völker in der Südsee die Überlieferungen ihrer Vorfahren zu schätzen. Sie zerstoßen Eierschalen und die Schalen der Meerestiere wie Austern usw. und fügen dieses *Mineralpulver* ihrer Nahrung hinzu.
Ebenso sind die Tiere darauf angewiesen, ihren Speisezettel regelmäßig durch Minerale zu ergänzen, um gesund zu bleiben. Manche Tiere decken ihren Bedarf, indem sie mineralstoffreiche Erde fressen. In Ostafrika, in einem Gebiet, das nicht über die geeignete salzhaltige Erde verfügt, wurden Elefanten und andere Tiere beobachtet, die gewagte

Klettertouren unternehmen, um in ganz bestimmte Höhlen zu gelangen, welche die wichtigen organischen Salze enthalten.

2. Anorganische Minerale (biologisch inaktive Stoffe)

Auch die *an*organischen Minerale kommen in der Natur vor. Soweit man bisher weiß, handelt es sich dabei um solche, die sich bei der Entstehung der Erde bildeten, also um das sog. Urgestein.

Wie gelangen diese anorganischen Stoffe in den Boden?

Erde entsteht vor allem durch die Verwitterung des Gesteins, das sich nahe der Erdoberfläche befindet. Es zersetzt sich durch äußere Einflüsse:

1. Auf mechanischem Wege, wie etwa durch Spaltenfrost. Dabei sprengt das in Spalten und Fugen eindringende Wasser den Stein, wenn es gefriert. Auch durch Wind und Regen wird das Material angegriffen und ausgewaschen.
2. Chemische Einflüsse können das Gestein zerbröseln. Das geschieht einerseits durch die oxydierende Wirkung des Sauerstoffs und andererseits durch die teilweise sauren, zersetzenden Stoffwechselprodukte der Pflanzen.
   Weil dieses Gestein nur von Pflanzen verwertet werden kann, meiden nicht nur Tiere, sondern auch die mit entsprechenden Erfahrungen und Wissen ausgestatteten Naturvölker solches schlackenbildende Material.

Neue Gesteinsformationen

In Tropfsteinhöhlen bilden sich eiszapfenähnliche Gebilde, wenn kalkhaltiges ablaufendes Wasser verdunstet. Verdunstet der Tropfen, bevor er auf den Boden fällt, dann wächst der Zapfen nach unten und man nennt ihn *Stalaktit*. Fallen die Tropfen auf den Boden und verdunsten erst dort, so wachsen die Gebilde nach oben und man nennt sie *Stalagmiten*. An diesen Neuaufbau von Strukturen aus anorganischem Kalk, den Flüssigkeiten mit sich führen, wird man im Verlauf der weiteren Ausführungen nochmals erinnert.

Das Wasser

In dem Buch "Wasser - das größte Gesundheitsgeheimnis"* gehen die Autoren Paul und Patricia Bragg davon aus, daß prinzipiell jedes Mineralwasser oder Leitungswasser, wie es zur Zubereitung der Nahrung verwendet wird, wegen seiner anorganischen mineralischen Bestandteile gesundheitsschädlich ist. Sie loben deshalb die Vorzüge von Regen- und Schneewasser. Außerdem wird die Verwendung reiner Säfte wie etwa Melonensaft bzw. dampfdestilliertes Wassers empfohlen. Säfte verfügen über wertvolle Bestandteile, während dampfdestilliertes Wasser ein völlig totes Material darstellt.

---

* Siehe Bezugsquellenverzeichnis im Anhang

Ich muß annehmen, daß die Autoren sich noch nicht eingehender mit der Möglichkeit gelöster organogener Mineralstoffe beschäftigt haben.

Die Vorzüge unreinen Wassers

Hierzulande beurteilt man die Qualität eines guten Trinkwassers, neben anderen Anforderungen, nach geschmacklicher Neutralität und vor allem seiner Klarheit, also Durchsichtigkeit. Dagegen glauben die Menschen gerade in den Gegenden, in denen es die meisten Langlebigen gibt, daß sie ihre gute Gesundheit vor allem einem Trinkwasser verdanken, das eher milchig trüb aussieht. Ein zunächst mineralfreies Gletscherwasser schlängelt sich durch Gesteinsformationen und Erdschichten. Auf diese Weise reichert es sich hauptsächlich mit organischem Material an.

Mangel und Überfluß zugleich

In vielen Gebieten der Erde ist das Trinkwasser ganz besonders kalkhaltig. Außerdem werden nicht nur große Mengen an Mineralwässern in Deutschland verbraucht, sondern auch die ärztliche Verordnung von Kalktabletten während der Schwangerschaft und im Alter steigt ständig. Man sollte also annehmen, daß der moderne Mensch ausreichend mit Mineralstoffen versorgt ist.
Aber in vielen Wässern befinden sich gerade jene anorganischen Mineralstoffe, die der Körper nicht gesund verarbeiten kann. Wie wäre es sonst zu erklären, daß auch diese "gut versorgten" Menschen an Kalk*mangel* und oftmals den daraus entstehenden Krankheiten wie Osteoporose und anderen Abbauvorgängen leiden?
Allerdings treten keineswegs nur Mangelkrankheiten auf, sondern man muß sich fragen, wo eigentlich der im Überfluß aufgenommene anorganische Kalk verbleibt.

Die krankmachenden Wirkungen anorganischer Mineralstoffe

Das überflüssige, vom menschlichen Körper nicht völlig aufschließbare Kalzium bildet im Verbund mit Cholesterin und anderen Stoffen Ablagerungen in den Wänden großer wie kleinster Gefäße. Die Adern werden nicht nur starr und brüchig, sondern es können sich mit zunehmendem Alter allgemeine Durchblutungsstörungen entwickeln. Die Folgen sind den meisten Menschen hinreichend bekannt. In dem erwähnten Buch von Bragg machen die Autoren unter der Kapitelüberschrift "Gehirne, die sich in Stein verwandeln" schockierende Aussagen: "Was ist vorzeitiges Altern und Senilität anderes, als daß das Gehirn langsam versteinert?" Es wird ausführlich auf die schwerwiegenden Folgen nicht verwertbarer anorganischer Mineralstoffe im Körper hingewiesen, wie sie beispielsweise im Wasser vorkommen.

Die Ursache von Rheumatismus, Schäden an der Wirbelsäule Nierenerkrankungen usw. werden dem Verzehr anorganischem Kalziums zugeordnet. Oftmals treten auch Knochenwucherungen, wie etwa die an der Außenkante der Gelenke an den Großen Zehen (Hallux Valgus) auf. Bei Betrachtung dieser Kalkgebilde fühlt man sich an den zugegebenermaßen etwas hinkenden Vergleich mit den Gesteinsneubildungen in Tropfsteinhöhlen erinnert. Außerdem können auch Einlagerungen in den Weichteilen und in allen Gelenken die Beweglichkeit behindern.
Ein Teil des "toten" Kalziums führt zu Steinleiden. Dort, wo der Fluß der Drüsensäfte nicht mehr ausreichend gegeben ist, kommen diese überflüssigen Bestandteile zum Vorschein. Im Falle der Speicheldrüsen finden wir den Kalk sichtbar als Zahnstein wieder.
Sogar der Embryo im Mutterleib erleidet Schaden durch anorganische Mineralstoff- und Vitaminpräparate. Mütter nehmen diese in der guten Absicht, dem Nachwuchs und auch sich selbst die bestmögliche Versorgung mit diesen Stoffen angedeihen zu lassen. Aber man hat festgestellt, daß sich bereits in der Plazenta (Mutterkuchen) kalkhaltige Inseln bilden können.

Werden "organische" Minerale durch Erhitzen anorganisch?

Kurz gesagt: Nein, es sei denn, sie werden regelrecht zu Asche verbrannt. Bei Temperaturen unterhalb von 120 °C ist eine derartige Wandlung mineralischer Stoffe nicht möglich.
Als ein Argument für ihre extreme Ernährungsweise behaupten Vollrohköstler, daß Mineralstoffe nach dem Kochen nicht mehr vom Körper aufgenommen werden.
Der hervorragende Biochemiker und Lehrer Hubert Decamps stellte fest, daß Mineralstoffe durch den Kochvorgang eine Dynamisierung erfahren, d. h., die Ionen werden aus ihrer Bindung befreit und dadurch besser verwertbar. Die meisten Menschen, die ohne Mineralmangelkrankheiten über 100 Jahre alt wurden, haben stets Rohes und Gekochtes in vernünftiger Weise gemischt.
Der Wunsch nach mineralischer Nahrungsaufwertung ist bei den meisten Menschen groß und die Umsätze der Mineralwasserindustrie sind noch immer im Zunehmen begriffen. Leider enthalten die meisten Produkte nicht die geeigneten und damit gut verstoffwechselbaren Minerale.

Laborminerale

Die moderne analytische Wissenschaft geht in der Beurteilung von Substanzen von deren chemischer Zusammensetzung und molekularer Struktur aus. In Bezug auf die biologische Wertigkeit bzw. die *Bioverfügbarkeit* steht man heute wieder am Anfang des Wissens, weil die Erfahrungen der alten Medizintraditionen verlorengingen.

Nur so ist es erklärbar, daß Mineralstoffe, Vitamine und fast alle anderen im Labor synthetisierten biologischen Substanzen, in der Annahme verabreicht werden, sie hätten die gleiche biologische Wertigkeit wie der Naturstoff.

Fachleute aus Biologie und Medizin sind der Ansicht, man müsse Labormineralе nur an Aminosäuren binden, um sie verwertbar zu machen. Sicher werden die Stoffe dann leichter über den Darm in den Körper eingeschleust, aber trotzdem bleiben sie anorganisches Material.

Selbst ***Lebensmittel*** wie Fertiggerichte, Süßigkeiten, Obstsäfte und andere Getränke werden mit Mineralstoffen und Vitaminen angereichert. Die zur "Aufwertung" des Lebensmittels zugesetzten Stoffe sind in den meisten Fällen künstliche Produkte, weil sie preiswerter zu haben sind. Der Käufer muß sehr genau die Packungsbeilage lesen, um sich vor künstlichen Mineralstoffen und Vitaminen zu schützen.
Selbstverständlich läßt sich nachweisen, daß das Blut die zugeführten Stoffe enthält. Das bedeutet aber keineswegs, daß diese später auch Knochen, Zähnen, Zellen, dem Stoffwechsel, der Aktivierung der Enzymtätigkeit und anderen Aufgaben zur Verfügung stehen.
Trotzdem verwendet die Schulmedizin seit vielen Jahrzehnten "Labormineralе" und hat damit unbezweifelbare Erfolge bei der Behandlung verschiedener *Symptome*. So entwickelte beispielsweise Friedrich Sander in den dreißiger Jahren eine solche Mineralmischung zur Verbesserung des Säuren-Basen-Haushalts. Weil bis heute keine nachteiligen Wirkungen erkannt oder bekannt wurden, verwendet man auch jetzt noch gelegentlich diese Mischung. Als ich die Rolle der biologisch inaktiven Minerale erkannte, zog ich sofort die Konsequenz daraus, konnte aber angesichts der (oberflächlichen) Erfolge noch nicht vollständig erfassen, wie derart verschiedene Wirkungen zustande kommen.
Eine Nachfrage bei dem Forscher G. Ebeling kann nun Licht in das Dunkel bringen.

Frequenzmuster und Drehung

Um diese Zusammenhänge zu verstehen, müssen die grundlegenden Eigenschaften der Materie beleuchtet werden. G. Ebeling zieht dafür die Erkenntnisse der modernen Physik zu Rate.
Die ganze Schöpfung wird bestimmt von Energie und Intelligenz. Intelligenz bedeutet Information.
Ebeling sagt dazu: "Jede Information ist an eine Frequenz gebunden, d. h., jede Information wird in einer bestimmten Frequenz ausgedrückt. Das bedeutet letztlich, daß alles, was dem menschlichen Körper nutzen soll, ein ganz bestimmtes, für ihn passendes Frequenzmuster haben muß".
Diese Regel gilt in jedem Fall, ganz gleich, ob ein Mangel ausgeglichen oder Krankheiten geheilt werden sollen.

Über dieses passende Frequenzmuster verfügen nur die biologisch aktiven Stoffe.
Ebeling: "Wenn durch den Einsatz von *an*organischen Mineralstoffen dennoch Krankheits*symptome* verschwinden, so beruht das auf der Ähnlichkeit der Schwingungsmuster *organischer* und *an*organischer Stoffe.
Neben den Schwingungsmustern verfügt jeder Stoff außerdem über einen Drall (Drehung, Spin). Bei den *an*organischen Mineralien handelt es sich um eine Linksdrehung, während organische Stoffe eine Rechtsdrehung aufweisen. Anorganische Substanzen werden zwar ebenso wie organische aufgenommen, aber die zwischen beiden Stoffen bestehende Schwingungsdifferenz und die unterschiedliche Drehrichtung sind dafür verantwortlich, daß die *anorganischen* Mineralstoffe vom Körper nicht sinnvoll verarbeitet werden können".
Alles, was nicht völlig verwertet werden kann, lagert der Körper als Schlacken in verschiedenen Bereichen des Körpers ab.
Auch künstlich erzeugte Vitamine, wie z. B. die handelsübliche Ascorbinsäure, können vom Körper nicht verwertet werden. Aus ihnen entstehen ebenfalls Schlacken, die den Körper belasten und seine Funktionen stören.

Es gibt auch Ausnahmen

Diese Ausnahmen beziehen sich auf

1. Natriumbicarbonat (Natriumhydrogencarbonat, Haushaltsnatron), aber auch hier gibt es unterschiedliche Qualitäten. Alle in Deutschland hergestellten Präparate verfügen, ebenso wie das im Körper selbst erzeugte Natron, über die geforderte Rechtsdrehung. Es wird deshalb oft während der Entsäuerungstherapie* eingesetzt. Neben einem aus den USA importierten Natron gibt es auch in unseren Nachbarländern Mittel, die nicht geeignet sind.

2. Minerale in Citratform (je nach Herstellungsverfahren auch Orotate), soweit keine anderen Laborminerale, mit Ausnahme des Natron, beigemischt werden. Überraschenderweise verfügen auch sie über eine Rechtsdrehung, obwohl sie im Labor erzeugt wurden.

Widerstände regen sich

Davon sind nicht nur mehrere Industriezweige betroffen, sondern vor allem die schulmedizinische Lehre. Damit werden Meinungsverschiedenheiten - manchmal auch nur aus Bequemlichkeit - geradezu vorhersehbar. Naturärzte und informierte Heilpraktiker verzichten aber zunehmend auf den Einsatz anorganischer Präparate.
Auch ich gehörte zu denen, sie sich zunächst von den Erfolgen der "anorganischen" Mineralpräparate faszinieren ließen und sie verwendet haben.

In meinem Lehrbuch* gab ich ursprünglich ein Entsäuerungspulver auf der Basis von "Labormineralen" an. Es hatte hervorragende entsäuernde Eigenschaften und die richtigen Schwingungen, aber leider nicht die von Ebeling geforderte Rechtsdrehung. Glücklicherweise verhinderte einer der Bestandteile in dieser Mischung die Ablagerung der Kalkschlacken im Körper. Die erwünschte aufbauende Wirkung der Mineralstoffe blieb aber, zumindest bez. des Kalziums, weitgehend aus. Bis heute konnte ich unter den handelsüblichen Mitteln kein besseres Entsäuerungspulver finden. Bald erkannte ich durch die Zusammenarbeit mit Therapeuten, daß trotz der guten Erfolge durch Laborminerale unbedingt die biologisch reaktionsfähigen und damit vom Körper voll verwertbaren Präparate eingesetzt werden sollten. Bisher fanden wir nur 3 wirklich geeignete Mittel. Um diese Erkenntnisse in die Tat umzusetzen, war es zuerst nötig, sich von einem Mitarbeiter, einem "Schul"-Heilpraktiker zu trennen. Obwohl *sofort* Rundschreiben versandt wurden, um die neuen Einsichten und den besseren Weg bekannt zu machen, bestehen viele Ärzte und Heilpraktiker auch heute noch auf der, wie sie meinen, leichter anzuwendenden Mineralmischung oder auf handelsüblichen "Labormineral-Kombinationen". Viele Therapeuten glauben, die Hauptsache sei die gute Wirksamkeit, d. h. das Verschwinden der *Symptome*.

In diesem Falle ist der Satz "Wer heilt hat recht" tatsächlich fehl am Platz.

Keine Angst vor organischem Kalzium

Die medizinische Wissenschaft warnt vor regelmäßiger Einnahme von Kalziumpräparaten. Es heißt, dabei entstünden Kalkeinlagerungen in Gefäßwänden und Geweben, der Körper vergreise vorzeitig.
Aus dem bisher Gesagten läßt sich diese Beobachtung leicht erklären. Bei der Verwendung der üblichen, ungeeigneten Laborminerale bzw. solcher mit LINKSDRALL sind diese nachteiligen Wirkungen vorstellbar.
Zur Vergreisung durch Milch, Milchprodukte oder Präparate aus organogenen Grundstoffen wird es deshalb nicht kommen, weil ein Überschuß nach vollständiger Verstoffwechselung wieder leicht ausgeschieden werden kann.

Ist mineralarmes Wasser schädlich?

Unter Umständen kann ein Körper, dem ständig nur mineralarmes Wasser angeboten wird, Mangel leiden. Dem muß selbstverständlich durch sinnvolle Ergänzung vorgebeugt werden.
Die meisten Fragen, die gestellt werden, beziehen sich aber auf Entschlakkungskuren, bei denen man ganz gezielt mineralarmes Wasser verwendet.

---

* "Durch Entsäuerung zu seelischer und körperlicher Gesundheit" (siehe Buchbesprechung im Anhang) Wer noch alte, ungeeignete Vorräte an Mineralpräparaten besitzt, könnte seine Gemüsepflanzen damit düngen und wird auf diesem Umweg doch noch wertvolle Stoffe erhalten.

Man fürchtet, auch organisch gebundene Minerale könnten aus Knochen, Zähnen usw. ausgeschwemmt werden.
Das mineralisch ungesättigte Wasser vermag, wenn im übrigen genug pflanzliche Lebensmittel genossen werden, nur die anorganische Ablagerung aus Gefäßwänden, Zellwänden usw. aufzunehmen und abzutransportieren. Diese Gefahr besteht nicht für die biologisch aktiven, natürlichen Stoffe, die auf der atomaren Ebene mit den biologischen Strukturen verbunden sind. Um es aber nochmals zu betonen: Echte Mangelzustände müssen durch sinnvolle Ernährung oder Ergänzungen und vor allem die Sorge um einen gesunden Stoffwechsel, also den ausgeglichenen Säuren-Basen-Haushalt, ausgeschlossen werden.

Im Artikel "Wasser ein neutrales Trägerelement" wird auf ein Wasser hingewiesen, welches weitgehend dafür sorgt, daß Bestandteile, die nicht über körperfreundliche Eigenschaften verfügen, schnell wieder ausgeschieden werden.

Homöopathische Arzneimittel

Diese feinstofflichen Präparate sind besonders sorgfältig zu behandeln, denn die Wirkung beruht vor allem auf ihren Schwingungssmustern. Natürlicherweise sind Frequenzen durch andere Schwingungsmuster leicht störbar oder sie können von diesen völlig überlagert und verändert werden. Deshalb sollten homöopathische Arzneimittel nicht in der Nähe künstlicher elektromagnetischer Felder abgelegt werden, wie etwa auf dem Fernsehapparat oder neben dem Radio, dem Computer oder ähnlichen Geräten.
Aber auch bei geeigneter Lagerung verlieren sie nach 2-3 Jahren ihre Wirksamkeit.

Flugreisen

Wer homöopathische Arzneimittel auf einer Flugreise mitnehmen möchte, sollte sie nicht im Handgepäck transportieren.
Diese Gepäckstücke müssen bei der Kontrolle durchleuchtet, das heißt, Röntgenstrahlen ausgesetzt werden. Die Koffer werden im allgemeinen nicht geröntgt.
Will man seine Medikamente vor der Zerstörung durch die Bestrahlung bewahren, ist der Streit mit dem Bodenpersonal oft genug schon programmiert. Die zuständigen Beamten wurden von ihrem Dienstherren dahingehend aufgeklärt, daß die Harmlosigkeit der geringen, weichen Röntgenstrahlendosis, von Physikern nachgewiesen sei. Man wird darüber aufgeklärt, daß die Strahlenbelastung, welcher der Fluggast in großer Höhe ausgesetzt ist, viel größer wäre, als diejenige der verwendeten Kontrollgeräte.

Wollte man sich auf einen Disput mit den "unschuldigen" Beamten einlassen, müßte man fragen, wie Wissenschaftler eine solche Schädigung feststellen können, wenn sie doch nicht einmal in der Lage sind die Wirksamkeit eines homöopathischen Mittels zu messen und es aus dem gleichen Grund für unwirksam halten, aus dem sie den Röntgenstrahlen keine negative Wirkung beimessen. Sie wissen nicht zu unterscheiden zwischen künstlich erzeugter und der natürlichen, Strahlung des Kosmos.

Ebenso schwer ist es, die Medikamente vor der Einwirkung eines Magnetfeldes zu schützen. Manchmal gelingt es, die Dame mit der Magnet-Kelle, die den Reisenden auf Metallgegenstände untersucht, davon zu überzeugen, daß man das Medikament hoch über den Kopf halten möchte. Aber es gibt auf Flughäfen auch andere, türrahmenähnliche Meßstellen, bei denen man das Mittel zu dessen Schutz außen herum reichen muß. Viel mehr Verständnis haben die Beamten dann, wenn es sich um eine Computer-Diskette handelt...!

Ätherische Öle machen homöopathische Arzneimittel teilweise unwirksam

Werden homöopathische Mittel gleichzeitig mit ätherischen Ölen eingenommen, so muß man damit rechnen, daß derartige Öle die Wirkung der Homöopathika aufheben können. Es sind aber auch Beispiele dafür bekannt, bei denen diese ungünstige Wirkung nicht eintrat. Je höher das homöopathische Mittel potenziert ist, desto sicherer kann es von anderen Substanzen beeinflußt werden.
Zu den ätherischen Ölen zählen unter anderen: Minze, Eukalyptus, Myrrhe, Melisse, Thymian, Kamillenöl usw.

Gerade Anhänger der Naturheilmedizin neigen dazu, als Mittel gegen Erkältungskrankheiten konzentriertes Pfefferminzöl einzunehmen oder den Amrita-Tropfen*, der in der indischen Medizin als besonders wirksamen gilt, und gleichzeitig Homöopathika. Der Betroffene kann natürlich nicht genau feststellen, welches Mittel es war, das ihm bei der Überwindung seiner Krankheit geholfen hat.

Hochpotenzen haben auch nachteilige Wirkungen

Während eine niedrige Potenz nachweisbar, gute Ergebnisse im Körper vollbringen kann, greifen Hochpotenzen in geistige Bereiche bzw. den Bereich das Bewußtseins ein. Zweifellos entfalten sie oftmals die gewünschte, heilende Wirkung. Es ist aber ebenso unbestreitbar, daß der Arzt keine Möglichkeit hat, mit Hilfe seines Intellektes Feinheit, Umfang und Wirkungsweise des göttlichen Bewußtseins, welches durch das Nervensystem im Menschen aufrecht erhalten wird, zu kennen oder gar in seiner umfassenden Funktionsweise zu durchschauen. Ein Patient muß selbst unter Abwägung aller Vor- und Nachteile darüber entscheiden, ob er sich diesem "Eingriff" aussetzen möchte. Menschen, die sich zielbewußt auf den Weg zur Höherentwicklung ihres Bewußtseins begeben, werden andere Wege zur Erreichung ihrer Gesundheit vorziehen. Dabei ist vor allen an den Maharishi-Ayur-Veda zu denken, der von sich sagt, er könne auch als unheilbar geltende Krankheiten erfolgreich behandeln.

---

* Rezept aus dem Lehrbuch "Durch Entsäuerung zu seelischer und körperlicher Gesundheit" siehe Bezugsquellenverzeichnis

Zahnmedizin im Wandel der Zeit

C. H. Becker, Mannheim

Von den medizinischen Erkenntnissen der alten Griechen über Paracelsus bis zur Neuzeit war es ein weiter Weg der medizinischen Entwicklung. Die moderne Medizin, die mit Hilfe vieler Apparate und labortechnischer Verfahrensweisen auf einen enormen Fortschritt zurückblicken kann, ist jedoch frei von Erfahrungswerten. Der einzelne Mediziner muß sie sich im Laufe der Jahre selbst erarbeiten.

Gerade in der Zahnmedizin wurden große Fortschritte gemacht. Noch vor Jahren maß man den Erkrankungen der Milchzähne keine große Bedeutung bei, weil sie ja doch nur eine vorübergehende Funktion, etwa bis zum 6. Lebensjahr, haben. Heute dagegen bemüht man sich schon im Kindergarten und in der Schule um eine frühzeitige Erkennung und um die vorbeugende Behandlung der Frühschäden. Zahn- und Kieferanomalien können sowohl im frühen Kindesalter beeinflußt als auch später beim Erwachsenen noch erfolgversprechend behandelt werden. Dabei ist es besonders wichtig, das vorzeitige Ziehen von Zähnen nach Möglichkeit zu vermeiden. Man weiß heute, daß jeder Zahn einen Bezug zu inneren Organen hat. Dieser kann durch das Entfernen bleibender Zähne im Kindesalter nachhaltig gestört werden, woraus sich Verzögerungen in der Kieferentwicklung oder auch im Bereich der inneren Organe ergeben können. Durch Bionator- und Crozat-Behandlung sind in der Kieferorthopädie deutliche Impulse gesetzt worden, die zu einer wesentlich günstigeren Entwicklung des Kauorganes geführt haben.
Auf dem Gebiet der konservierenden Zahnheilkunde, speziell in der Füllungstechnik, ist es durch die Entwicklung neuer Verfahren und Materialien möglich geworden, nach Abdruck im zahntechnischen Labor nahezu unsichtbare Füllungen herzustellen. Das vielumstrittene giftige quecksilberhaltige Amalgam hat dadurch heute seine Berechtigung verloren. Der Zahnerhaltung sind damit weit größere Möglichkeiten eröffnet worden.

Bisher galt der Zahnverlust bei fortgeschrittener Parodontose als unausweichliches Schicksal. Durch Ablagerungen von Zahnstein bilden sich Entzündungen, die im Laufe der Zeit zur Auflösung des Kieferknochens führen. Statt dessen bildet sich Fremdgewebe (Granulationsgewebe), das den eigentlichen Knochen ersetzt. Dieses Fremdgewebe neigt dazu, sich immer wieder zu entzünden, wodurch der Abbau ständig weiter fortschreitet. Es bilden sich immer größere sog. Knochentaschen, in denen die Zähne ihren festen Halt verlieren.
Durch ein völlig neues Verfahren eröffnen sich auch hier wesentlich bessere Behandlungsmöglichkeiten. Während einer ambulant durchzuführenden operativen Hilfe wird das Granulationsgewebe aus den Knochentaschen entfernt und mit Knochenersatzmaterial ausgefüllt. Das aufbauende Mate-

rial besteht aus den gleichen Stoffen wie der Knochen selbst, weshalb man es als biologisches Mittel bezeichnet. (Hydroxylapatit und Tricalciumphosphat). Nach etwa 6-12 Monaten ist es restlos in den Kieferknochen eingewachsen. Das eine (Tricalciumphosphat) verbindet sich mit dem Knochen, wird aufgelöst, regeneriert den Knochen und das andere (Hydroxylapatit) wird in den Knochen eingebaut. Durch Knochentaschen leicht gelockerte Zähne können durch ein solches Verfahren nach einigen Wochen wieder gefestigt werden. Diese neugebildete Knochensubstanz ist so stabil, daß man dahinein sogar Implantate setzen kann.

Mit dem gleichen Knochenersatzmaterial lassen sich auch die nach Zahnverlust verbleibenden "Knochenkrater" ausfüllen und damit das schnelle Absinken des Kieferkammes weitgehend verhindern.

Ist einmal im fortgeschrittenen Alter oder durch Unfall der Zahnverlust unvermeidbar geworden, so bietet heute das Gebiet der Implantologie ein weites Feld zur Wiederherstellung des ursprünglichen Kauvermögens. Bei günstigen Kieferverhältnissen und ausreichender Knochenstärke ist es ohne weiteres möglich, auch bei einem völlig zahnlosen Kiefer mit Hilfe von Implantaten wieder einen fest sitzenden Zahnersatz einzugliedern. Hierbei haben Pfeiler aus Titan und Keramik in Form von Schrauben oder Blättern in tausenden von Fällen ihre Gewebeverträglichkeit unter Beweis gestellt. Selbst im 8. oder 9. Lebensjahrzehnt ist es keine Seltenheit, daß einem Patienten, der sich jahrelang mit seinem wackeligen Gebiß geplagt hatte, wieder feste Zähne eingesetzt werden.

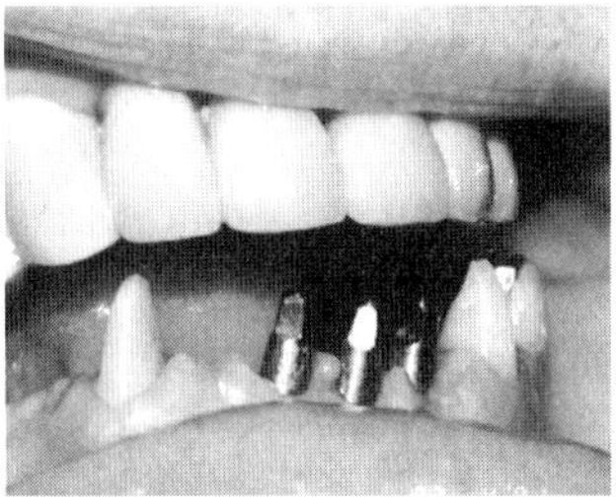

Damit hat die Zahnheilkunde einmal durch den technischen Fortschritt und darüber hinaus durch die in der Praxis entwickelten moderneren Methoden und Materialien ganz wesentliche Impulse erhalten im Bezug auf die biologische Funktion des Kauorganes zur Nahrungsaufnahme und - zerkleinerung als gesunde "Eingangspforte" für den gesamten Körper.

Die sach- und fachgerechte Betreuung vom Kindesalter bis zur Spätsanierung des Gebisses bei älteren Menschen ist heute für den Zahnarzt zu einer umfangreichen, aber auch dankbaren Aufgabe geworden.

Wird die Zahnregulierung durch Schrauben oder durch die Entfernung gesunder Zähne überflüssig?

Institut für ganzheitliche Kieferorthopädie

Bis 1946 lehrte Professor Wilhelm Balters an der Universität Bonn Zahnmedizin. Danach leitete er ein eigenes Institut und lehrte viele interessierte Zahnärzte die Grundlagen der "biologischen Zahnmedizin". Balters verdanken wir eine ganz neue Betrachtungsweise des Mundraumes, seiner Funktionen und die Notwendigkeit einer ganzheitlichen, harmonischen Entwicklung dieses Organes. Zu diesem Zweck entwickelte er ein kleines Gerät, den BIONATOR. Seine Wirkung beruht auf einer wachstumsfördernden Eigenschwingung.
Nach Prof. Balters Tod hatte ich als sein vertrauter Schüler das Glück, seinen geistigen Besitz - Schriften, Zeichnungen, Modelle - zu erben. Seitdem bemühe ich mich, sowohl in meiner eigenen Praxis als auch durch Vorträge und Weiterbildung von Zahnärzten, dieses wunderbare Wissen anzuwenden und zu verbreiten.

Der Mund - ein wichtiges Organ

Der Mundraum ist ein Teil des Raumes, in dem sich Artikulation vollzieht, also die geistige, seelische und körperliche Auseinandersetzung zwischen Innen und Außen. Auf diese Zusammenhänge haben wir unsere Aufmerksamkeit bisher kaum gerichtet. Wir gaben uns damit zufrieden, von einer Kauebene zu sprechen. Tatsächlich aber handelt es sich beim Ausdruck durch Sprache, ebenso wie beim Kauen, nicht nur um einen mechanischen Vorgang. Eine Vielzahl von Faktoren spielten bei der Auseinandersetzung mit Nahrungsaufnahme und Umwelt eine Rolle: Riechen, Schmecken, Schlucken und die Vorverdauung im Munde. In der harmonischen Entwicklung der Mundhöhle und des Gebisses drückt sich nicht nur die harmonische Entwicklung sämtlicher Körperhöhlen, sondern auch des gesamten Körpers aus.

Der gesunde Mundraum

Der Mundraum hat unter gesunden Bedingungen die Form eines Eies, wobei der stumpfe Pol vorne liegt. Alle Zähne haben genügend Platz zur Verfügung, um harmonisch ausgerichtet zu stehen, so daß sich ein Gebiß entwickelt, in dem die einzelnen Zähne nicht überlastet sind. Die Wölbung des oberen Gaumens ist deutlich ausgeprägt, wodurch auch die Nebenhöhlen gut ausgeformt und frei sind. Das ist unerläßlich für ihre gute Durchlüftung und damit für die Gesundheit.

Nach den Bewegungsgesetzen von Körpern auf elliptischen Bahnen *nach Kepler* sind die Geschwindigkeiten in Brennpunktnähe höher als auf brennpunktfernen Bahnen. Übertragen auf den Mundraum heißt das: Die Strömungsgeschwindigkeit am stumpfen Eipol ist höher als am spitzen Pol. D. h., am spitzen Pol kommt es zu Ablagerungen von Stoffwechselschlakken. Bei gesunder Mundraumfunktion werden diese Stoffe im hinteren Bereich der Mundhöhle abgelagert, wo sie über den lymphatischen

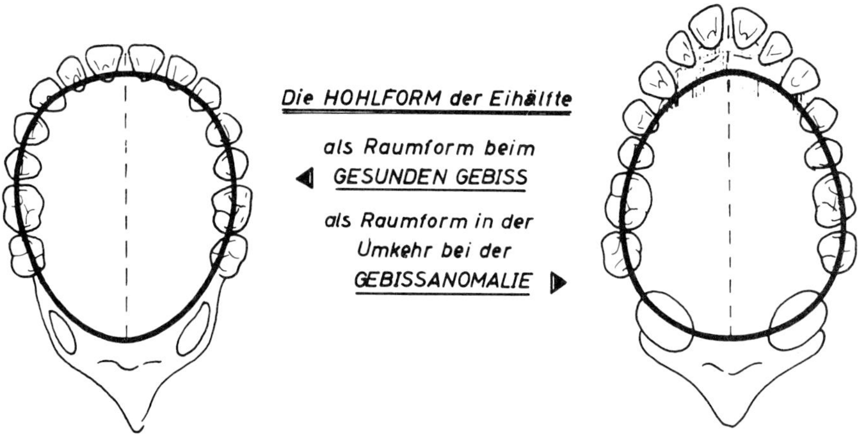

Rachenring abtransportiert werden sollen. Wenn nun, aufgrund einer Fehlbildung, der spitze Pol im vorderen Bereich, also lippenwärts, liegt, können diese Abfallstoffe nicht abtransportiert werden. Das wiederum führt zu Störungen im Zellstoffwechsel und damit zur Wachstums- und Entwicklungsstörung.

Wie entstehen Mißbildungen?

Es gibt eine Reihe von Gründen, weshalb sich bei einem Kind der Mund nicht zur vollen Reife entwickelt. Meist wird angenommen, Kiefermißbildungen, Vor- oder Rückbiß seien angeboren. In den meisten Fällen ist dies aber nicht der Fall. Bekannterweise beeinflussen seelische Fehlhaltungen auch die Körperhaltung. Dabei kommt dem Spiel der Zunge, der Wirkung der mimischen Muskulatur und der Kaumuskulatur eine wichtige Rolle zu. So kann der ständige leichte Druck der Zunge gegen die Schneidezähne deren Schiefstellung verursachen. Ein Lippenschluß ist dann in vielen Fällen gar nicht mehr möglich. Es kommt oft vor, daß sich die Zunge zwischen die Zähne legt, ohne daß es der Betroffene weiß, obwohl er sich ständig beißt. Die Folge ist, daß sich Kiefer und Zahnreihen falsch entwickeln und der Gaumen verformt. D. h., die Zunge berührt den Gaumen nicht. Gleichzeitig vermindert sich das Längenwachstum der Kieferfortsätze.
Prof. Balters sieht Fehlbildungen im Kieferbereich als Ausdruck von psychischen Störungen, die als solche erkannt und behandelt werden müssen.

Sind die Verformungen ererbt?

Gehäuftes Vorkommen in einer Familie deutet noch nicht auf Vererbung hin. Es kann aber oft Ausdruck bestimmter Verhaltensweisen, Ansichten, Erziehung und Umgebung sein. Balters nennt hier: Beibehaltung von Gewohnheiten, mangelnde Ausbildung des Schmeckens bei Fehlernährung und unsachgemäßer Speisenfolge, frühkindliche Überbeanspruchung durch Reizsetzung, Annahme und Duldung von Verhaltensweisen bei Umgehung der Auseinandersetzung mit Naturgesetzen, Speisenauswahl allein nach dem Geschmack, was zum Schlingen anregt.
Seelische Spannungen drücken sich häufig in nächtlichem Knirschen und Zusammenbeißen der Zähne aus. Seltener kommt dies während des Tages vor, wo eine bewußte Kontrolle eher gegeben ist. Zum Beispiel kann die Gewohnheit, sich durch das Leben beißen zu müssen, auch ein Grund für Pressen und Knirschen sein.

Die Folgen der Kiefermißbildungen

Bei jedem Menschen, der z. B. einen zurückliegenden Unterkiefer hat, zeigt sich das sowohl an der Verkrümmung der Halswirbelsäule, als auch aus Gleichgewichtsgründen an einer Veränderung der Lendenwirbel. Dies beeinflußt ebenso die Lage des Beckens. Daraus ergibt sich eine falsche Stellung von Händen und Füßen. Zwangsläufig ändern auch die Bauchorgane ihre Lage, was sie in ihrer Tätigkeit behindert. Die Verdauung leidet, das Zwerchfell wird in seiner Funktion gestört.
Ein Bein kann kürzer sein als das andere. Oder auch umgekehrt: Ein verkürztes Bein führt zu Beckenschiefstand und dadurch letztlich zum Fehlbiß. Zusätzlich könnte sich u. a. ein Kreuzbiß entwickeln, weil die Kauebene einseitig überlastet ist.
Bei unnatürlicher Haltung der Halswirbelsäule findet sich auch immer ein Stau im hinteren Gaumenbereich. Dieser führt seinerseits zum Stau im Nasenboden und dieser behindert die Atmung. Zunehmender Druck auf die Halswirbel kann hier Abbauprozesse hervorrufen. Durch die Beeinträchtigung der Bandscheiben und der Zwischenwirbelgelenke werden vielfach die Halsnerven in Mitleidenschaft gezogen. Manchmal treten migräneartige oder gar herzneurotische Beschwerden auf.
Im gesamten, von der Schädigung eingeschlossenen Wirbelsäulenbereich kann die Zirkulation der Rückenmarksflüssigkeit wie des Blutes behindert sein. Auswirkungen auf das Zentralnervensystem sind nicht selten.

Die Luft strömt wirbelnd in die Bronchien. Daraus erfolgt ein Sog auf die sie umgebenden Lymphgefäße mit gleichzeitiger Entstauung. Sind nun aber die Atemwege eingeengt, wird die Luftbewegung und damit der Lymphabfluß behindert. Ständige Beeinträchtigungen der Bronchien bis hin zum Asthma können die Folge sein.

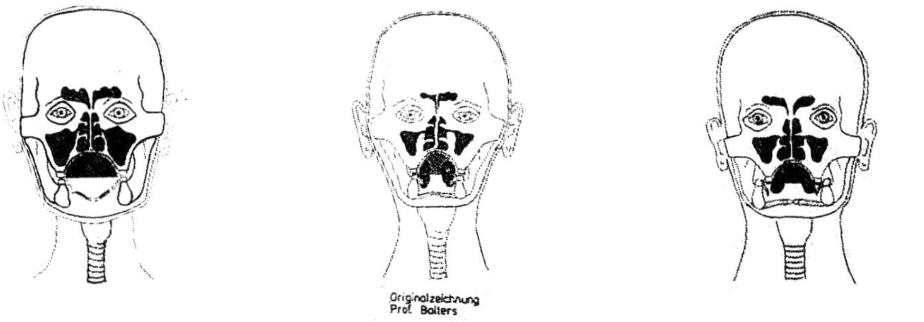

Es wurde schon gesagt, daß zwischen der Mundhöhle und allen anderen Bereichen des Körpers enge Verbindungen und Wechselwirkungen bestehen. Ist der Mundraum eng, sind es auch die Kieferhöhlen. Diese können nicht richtig belüftet werden. Es entstehen oft erhebliche Einschränkungen des Lymphflusses. Als Folge führt jeder kleine Schnupfen zu einer langwierigen Infektion. Hören, Riechen und Schmecken werden beeinträchtigt. Die Lymphgefäße im Halsbereich stauen sich, und die Mandeln werden groß und sind entzündet. Der Hals ist dick und gestaut.

Was sagt die Wissenschaft?

Nach gängiger wissenschaftlicher Auffassung ist nach dem 16. Lebensjahr Wachstum nicht mehr möglich. Die Behandlungserfolge mit dem BIONATOR widerlegen dieses Dogma. Nur bei jüngeren Menschen, so wird behauptet, kann eine Änderung der Zahnstellung und des knöchernen Teiles der Kieferknochen erwartet werden. Tatsache ist aber, daß sich der Kiefer, ebenso wie alle anderen Knochen des Körpers, im Alter auch krankhaft verformen kann. Die Vorstellung daß eine Formänderung in positiver Weise durch geeignete Hilfsmittel ausgeschlossen sein sollte, entbehrt jeglicher Logik. Meine älteste Patientin war immerhin 70 Jahre alt. Auch hier wurden noch befriedigende Ergebnisse erzielt. Im Prinzip kann man in jedem Alter kieferorthopädisch behandeln. Es kommt auf die Art der Behandlung an. Viele Patienten beginnen mit 8 Jahren die Behandlung, wobei die Behandlungsdauer von der Reaktionsfähigkeit des Betreffenden abhängt. Mag die Behandlung Erwachsener ein wenig länger dauern, so ist dies in jedem Fall sinnvoll. Einsatzfreude und Bereitschaft zur Wandlung sind entsprechend groß.

Das Prinzip der BIONATOR-Therapie

Da man das Geschehen im Mundraum nicht von dem des übrigen Körpers trennen kann, sind lokale kieferorthopädische Maßnahmen als reine Symptombehandlung anzusehen. Dagegen setzt die BIONATOR-Behandlung

gerade am Ursprung der Mißbildung an. Sie versucht, Staus zu lösen, Starre in Bewegung zu bringen, Ge- und Bedrücktes wieder aufzurichten, Disharmonie in Harmonie zu überführen, kurz: Sie will den Menschen seiner ihm eigenen Persönlichkeit zuführen.
Somit kann es bei dieser Behandlungsweise keine in Zahlen oder Winkeln ausgedrückte Normen, sondern nur eine sich ständig in Form haltende Persönlichkeit geben. Die Eigenschwingung des Zahnes wie auch die des ihn tragenden Knochens - eine Naturgegebenheit - darf nicht beeinträchtigt werden. Der Hauptvorteil der "BIONATOR-Methode" besteht darin, daß die Eigenbeweglichkeit der Zähne erhalten bleibt. Dadurch wird auch die gute Durchblutung der Zähne und des Zahnhalteapparates (Zahnfach mit Faseraufhängung) gewährleistet, während sie durch zwanghaftes Einschrauben meßbar zurückginge.

Der BIONATOR soll vor allem Einfluß nehmen auf:

- die Strömungsverhältnisse im Mund-Hals-Bereich und im Prinzip auf den ganzen Menschen
- die Schwingungseigenschaften bzw. die Elastizität des Protoplasmas des gesamten Gewebes

Somit beruht die Wirkung des BIONATORS auf einer Einflußnahme in die Dynamik des Lebendigen. Sie ist nicht hauptsächlich auf die "Dehnung" oder einseitig auf Bewegung von Zahnreihen oder einzelnen Zähnen ausgerichtet. Die Formung der Kiefer und Zahnreihen ist vielmehr eine Nebenwirkung, die sich bei der Genesung des Patienten wie von selbst einstellt.
Hier liegt der Erkenntnisbereich, der den meisten, bisher mechanisch tätigen Kollegen, am schwersten fällt. Man möchte Gebisse regulieren und müßte eigentlich ganz woanders beginnen.

Das strömende Formschaffen

Im Prinzip gibt es keine festen Formen. Alles bringt und hält sich in Form. Die Formen in der belebten und unbelebten Natur entstehen durch Bewegung, z. B. durch das Strömen von Flüssigkeiten oder Gasen. Auch Schwingungen können zu Umformungen führen.

Der BIONATOR

Er besteht aus einem Zungenbügel und einem Lippen-Wangen-Bogen aus Edelstahldraht. Beide Drahtelemente sind durch einen körperfreundlichen Kunststoffbügel verbunden. Man fertigt das kleine Gerät nach den jeweiligen Gebiß- und Gaumenabdrücken an. Die Zähne werden nur leicht berührt, denn es liegt schwebend zwischen der Zunge und den Kiefern. Besonderes Augenmerk gilt der Lage und der Funktion der Zunge. Spitzer

Gaumen, enge Kiefer, schiefe Zähne, offenstehender Mund usw. sind auf eine unharmonische Zungenlage und -bewegung zurückzuführen. Aber auch "Lispeln" und "Näseln" sind deutliche Merkmale einer gestörten Zungen-Mund-Funktion. Das kann man ohne Röntgenaufnahme feststellen, da durch ungenügende Resonanzkörperfunktion (minder ausgebildete Nasennebenhöhlen) die Sprache undeutlich und gestört erscheint.
Schon kurze Zeit nach Eingliederung des BIONATORS sucht die Zunge von sich aus ihren Bezugspunkt, ganz ähnlich, wie man beispielsweise mit der Zunge an einer Gaumenschrunde herumtastet.
Die zurückgefallene oder schiefliegende Zunge kommt so in die richtige Lage.

Der BIONATOR wird so gestaltet, daß

* Sogräume entstehen
* die Kopfhaltung sich ändert, damit es zu einer Änderung der Beziehung zwischen dem 7. Halswirbel (Dreher/Nicker), dem Kopf und dem Gebiß kommt. Das führt zur Aufrichtung der Halswirbelsäule und des Mundraumes.
* eine Änderung der Zungenlage bewirkt wird, damit es zu einer Entlastung des Lymphsystems des Halses und des lymphatischen Rachenringes kommt.
* die ungesunde Mundatmung in Nasenatmung überführt wird.
* der Speichelfluß angeregt wird, was Sog und Schlucken aktiviert.
* durch Lockerung des Gewebes (vor allem der Zunge und der Gesichts- und Halsmuskulatur) der Stoffwechsel verbessert wird.
* letztlich hierdurch die Arbeit der Zellen durch Änderung der Zellmembranfunktion verbessert wird.

Der BIONATOR bewirkt durch die Regulation der Strömungen z. B. ein Verwirbeln des Speichels und der Gewebsflüssigkeiten, der Luft und des Blutes. Man kann ihn deshalb als Strömungs- oder Schwingungswandler bezeichnen.
Bei Bedarf werden die Lymphbahnen durch Lymphdrainage, Gelosen-, Magnetfeld-, MORA- und andere Therapien entlastet. Wenn sich die oft erheblichen Stauungen auflösen, dann wird ein dicker Hals sichtbar schlanker. Auch die Mandeln können sich verkleinern. Es werden Ausscheidungen über Nase und Ohren sowie Abhusten von Verschleimungen aus Lunge und Luftwegen beobachtet.
Sichtbar vergrößerte Lymphknoten beiderseits des Halses verschwinden, eine Entfernung der Mandeln kann überflüssig werden.

Beim Aufeinanderbeißen der Schneidezähne kann sich gleichzeitig die Haltung der Wirbelsäule ändern, wobei sich der Kopf aufrichtet. Nacken- und Halsmuskulatur erfahren dabei eine merkliche Entlastung. Enge Kiefer werden breiter, schiefe Zähne richten sich auf oder finden erst jetzt Platz für den Durchbruch (z. B. Weisheitszähne). Häufig hilft die BIONATOR-Methode auch gegen das Schnarchen.

Die übliche Behandlung fehlerhafter Zahnstellungen

Die Neuordnung gestörter Mundraum-Funktionen ist im wesentlichen über die Anregung körpereigener Kräfte möglich. Bis heute werden in der Kieferorthopädie meist körperfremde Kräfte zur Umformung angewandt. Wenn nicht alle Zähne im Kiefer Platz finden, werden oft gesunde Zähne entfernt. Man beachtet dabei nicht, daß jeder Zahn wichtige Beziehungen zu bestimmten Organen hat (siehe Kapitel Öl).
Kieferorthopädie heißt übersetzt: Erziehung zum normalen Kiefer. Kieferanomalien aber werden heute vorwiegend mit mechanisch wirkenden Apparaten lokal behandelt. Im Prinzip kommt dies einer Symptombehandlung gleich. Es ist eine Behandlungsweise, die in der Regel den z. Z. geübten ärztlichen Maßnahmen entspricht. Das fordern auch die Krankenkassen.
Was hier beschrieben wurde, hat wenig mit Heilung zu tun. Es wurden nur die Krankheitszeichen behoben. Krankes aber kann nur vom noch Gesunden her überwunden werden. Dabei kommt es darauf an, die Bedingungen für die Gesundung des Menschen zu schaffen. Nur mit Schrauben und Federn ist eine Heilung mißgestalteter Kiefer nicht zu erreichen.

Welche Folgen können diese Gewaltmaßnahmen haben?

Druck erzeugt immer Gegendruck. Das ist auch bei den kieferorthopädischen Apparaten so; mechanische Hindernisse stauen Gewebsflüssigkeit, Lymphe, Kapillare und nicht zuletzt den normalen Energiefluß.
Symptome dieser Stauung sind mangelhafter Speichelfluß, immer wiederkehrende Kopfschmerzen, Konzentrationsmangel, Gereiztheit, bis zu allgemein erhöhter Krankheitsanfälligkeit.
Die Erfolge der ganzheitlichen BIONATOR-Therapie können nicht bestritten werden, und dennoch werden solche Behandlungen von den Krankenkassen nicht immer genehmigt.

Welche Folgerungen ergeben sich für den Patienten?

Erstens muß sich der Patient die Frage stellen: "Wünsche ich eine nur auf die Zähne bezogene Behandlung oder eine auf den ganzen Menschen bezogene Heilung, wobei die Zähne mit inbegriffen sind".
Entscheidet sich der Patient für die ganzheitlich ausgerichtete Therapie, dann gehört an erste Stelle die Bereitschaft zur Umstellung seiner Lebensgewohnheiten wie z. B. gesunde Ernährung, richtiges Atmen, ausreichende Bewegung und seelische Ausgeglichenheit.
Eine gewissenhafte Befolgung der vorgeschlagenen Heilmaßnahmen beinhaltet das bewußte Tragen des BIONATORS.

Normen für die Behandlungsdauer können nicht gegeben werden. Es kann sich um Monate, aber auch um Jahre handeln - je nach Reaktionslage und Wandlungsbereitschaft des Patienten.

Nähere Auskünfte erteilt das Institut für ganzheitliche Kieferorthopädie (GKO-Institut), Franz-Knauff-Str. 2-4, 6900 Heidelberg , Tel.: 06221-161133

Literaturhinweise für Fachkreise: "Ganzheitliche Zahnheilkunde in der Praxis" Dr. Becker, Köln, Spittaverlag GmbH, Wasserwiesenstr. 42, Balingen

Die Bedeutung der Lymphdrainage

Auszug aus einem einführenden Vortrag von Dr. Herrmann

Vor über 35 Jahren erkannte Dr. Vodder die Bedeutung der Lymphbehandlung und entwickelte in intensiver Forschungsarbeit eine Methode, die es erlaubt, den Lymphfluß des ganzen Körpers zu mobilisieren. Dem unermüdlichen Einsatz und den großen Behandlungserfolgen von Dr. Vodder und seiner verehrten Frau ist es zu verdanken, daß sich die manuelle Lymphdrainage allen Widerständen zum Trotz immer stärker durchsetzt. Seitdem haben sich auch andere Wissenschaftler, angeregt durch Dr. Vodder, mit dem Problem der Lymphdrainage befaßt. Zu ihnen gehört auch Prof. Dr. Dr. Balters.

Lymphstau durch schnelles Abnabeln nach der Geburt

Prof. Balters fand anläßlich seiner Studie über die Entwicklung des Menschen heraus, daß das Problem des Lymphstaus bereits bei der Geburt entsteht. In den meisten Fällen wird der Säugling zu früh abgenabelt. Gleichzeitig mit der Durchtrennung der Nabelschnur werden Lymphfluß und Blutstrom gedrosselt. Zu frühes Abnabeln ist unsinnig. Richtig wäre es, die Durchtrennung dann vorzunehmen, wenn sich die Gefäße der Nabelschnur von selbst verkleinert haben.*

Den Ort des ersten Lymphstaus kennen wir noch nicht. Sicher dagegen ist, daß sich der Lymphstau nach und nach über den ganzen Körper ausdehnt und schließlich von Kopf bis Fuß reicht.
Eine der Folgen dieses Staus ist die zunehmende Eßlust des Betroffenen. Dadurch entsteht ein Völlegefühl, das gleichzeitig der Ausdruck anderer Symptome ist.

1. Stuhlverstopfung

Die durch Lymphstau bedingte Verstopfung ist keine Stuhlverhaltung, sondern hat ihre Ursache in dem Unvermögen des Darms, die Nahrungsstoffe aufzunehmen.

2. Die Unfähigkeit des Stillens

Die vermeintlich fehlende Milch ist zwar vorhanden, aber kann aufgrund des Staus nicht abgegeben werden. Wird aber die Lymphdrainage durchgeführt, kann diese Unfähigkeit leicht abgebaut werden. 7monatiges Stillen ist dann eine Selbstverständlichkeit, wobei halb Muttermilch und halb Flaschennahrung verabreicht werden sollte.

---

* Siehe auch Artikel "Ebeling, Entbindungsfehler ..."

3. Anomalien

Eine große Anzahl der Fehlbildungen, die in den ersten Lebensjahren beginnen, sind auf die Lymphstauungen im ganzen Körper zurückzuführen. Behandeln Orthopäden und Kieferorthopäden diese Fehlbildungen ohne Berücksichtigung der Lymphstaus, stehen sie vor einer unsagbar schwierigen Aufgabe. Die Lymphdrainage dagegen vermag die Behandlung wesentlich zu erleichtern und manchmal können die Anomalien im Verlauf einiger Wochen oder Monate zum Verschwinden gebracht werden.

4. Andere Krankheiten

Dazu zählen die sonst kaum zu behandelnden Bein- und Unterschenkelgeschwüre, Krampfadern und die "dicken Beine". Dicke Beine sind die Folge von Stuhlverstopfung und diese wieder eine Folge der Stauung.

Wie ist der Zusammenhang zu erklären?
Durch einen Lymphstau wird der ganze Kreislauf stark in Mitleidenschaft gezogen. Dadurch bildet sich auch im Bereich der Bauchhöhle eine sehr starke Stauung der Venen. Der Venenstau bewirkt nun seinerseits einen örtlichen Lymphstau. Der notwendige Eiweißabtransport wird behindert oder kommt ganz zum Erliegen. Gerade diesen soll die Drainagebehandlung wieder in Gang setzen.
Bereits 1874 waren Sappey aus Paris die Zusammenhänge bekannt und sie konnten auch durch Bilder belegt werden. Die inzwischen vergessenen Erkenntnisse wurden erst von VODDER wiederentdeckt.
Eine anderes Krankheitsbild, die sog. lymphogene Encephalopathie, eine durch Lymphstau verursachte Erkrankung des Gehirns, entdeckte Prof. Dr. M. Földi, Freiburg.

Auch die *mesenchymale Entspannungsbehandlung nach BALTERS* ist eine ganzkörperliche Lymphdrainage im Vodderschen Sinn.

Gegenanzeigen

Nach Balters gibt es gegen die Anwendung der Lymphdrainage keine prinzipielle Gegenanzeige. Ein Grund, diese Methode nicht anzuwenden, könnte aber manchmal in der Persönlichkeit des Kranken begründet liegen.
Wie schon erwähnt, ist die Hauptaufgabe der Lymphdrainage der Eiweißabtransport. Bei zu großer "Mobilisierung" und einer sehr schlechten Gesamtsituation des Patienten kann es zu schockähnlichen Zuständen kommen. Das zeigt, wie bedeutsam eine physische und psychische Einstellung des Behandlers auf den Patienten ist. Deshalb sind nicht nur gute medizinische Grundkenntnisse unerläßlich, sondern es ist ein wichtiges Gebot, daß

während der Lymphdrainage absolutes Schweigen herrscht und der Patient die Augen schließt.
Unter keinen Umständen sollte ein Lymphtherapeut Krankheiten wie Krebs, Tuberkulose und ähnliche Leiden ohne ärztliche Anweisung angehen.

Der Lymphkreislauf, der durch die Behandlung angeregt wird, beginnt beim Ductus thoracicus (Brustmilchgang). Er ist entwicklungsgeschichtlich die Fortsetzung der Nabelschnur. Den Ductus thoracicus kann man auch das "Lymphherz" nennen. Er liegt im Bereich der Lungen, was seine Bedeutung für Atmung und Lympfkreislauf erklärbar macht.

So schließt sich der Kreis, wie ihn schon Hippokrates beschrieben hat: *"Alle Teile des Körperhaushalts bilden einen Kreis.* Jeder Teil ist daher zugleich Anfang und Ende."
Deshalb ist es wichtig, daß der Behandler sich auf den Atemrhythmus des Patienten einstellt. Der Atem ist das "Rad" des Lebens. Ohne Atmung gibt es keinen Kreislauf. Dabei ist besonders die Qualität des Luftstromes von Bedeutung, jedoch nicht so sehr die Menge. Richtig atmen heißt, in diesem Sinne tief und ruhig durch die Nase ein- und ausatmen. Die Luft soll so eingesogen werden, daß sie alle Nebenhöhlen, wie Kieferhöhlen, Stirnhöhle, Siebbeinzellen und Warzenfortsätze durchströmen kann. Das ist wichtig, weil in diesen Nebenhöhlen durch die Beatmung ein Stoff gebildet wird, ohne den eine Atmung chemisch und physikalisch unmöglich ist (Balters).
Die Bildung der Nebenhöhlen ist das Produkt der Strömungsqualität. Auf die richtige Atmung kommt es an, da durch die Strömung der Luft der Lymphfluß im Kopfbereich in vollem Umfang beeinflußt wird. Nur so ist der Lymph- und Blutkreislauf von Kopf bis Fuß harmonisch möglich. Beispielsweise kann die Amputation eine Armes oder Beines einen ausgeweiteten Lymphstau hervorrufen, wenn sie zu plötzlich durchgeführt wird. In diesem Zusammenhang weise ich nochmals auf die gleiche Problematik bei der Abnabelung hin. Durch den Stau werden sehr starke Schmerzen hervorgerufen, die sich nur durch Lymphdrainage beseitigen lassen.
Das Ganze macht deutlich, daß es sich um eine ganz fundamentale Behandlungsmethode handelt, mit der jede Therapie beginnen und beendet werden sollte. Das gilt besonders für die Behandlung von Kindern.

Sodabäder gegen Altern

Ein neuer Schritt im Kampf um die "ewige Jugend"

Über Methoden zur Altersbekämpfung wird gegenwärtig viel diskutiert. Eine Methode ist die Anwendung von Sodabädern nach dem Verfahren der russischen Ärztin Professor Olga B. Lepeschinskaja, worüber hier noch wenig bekannt ist.

Versuche an Blutzellen

Der Name Lepeschinskaja hat in der wissenschaftlichen Welt einen guten Klang. Diese Forscherin beschäftigt sich seit langem mit Untersuchungen über die Zelle. Von ihr stammen Arbeiten, die zeigen, daß sich Zellen auch aus einer lebendigen Substanz bilden können, die noch nicht die Zellform aufweist, zum Beispiel aus Eidotter. Das sind Versuche, die dem Laien nicht wichtig erscheinen, die aber von großer wissenschaftlicher Bedeutung sind, weil sie die alte Virchowsche Zellenlehre umstürzen. Ihre Zellforschungen fortsetzend, kam Professor Lepeschinskaja dann zu einem eingehenden Studium der Blutzellen, vor allem der roten Blutkörperchen. Diese sind von einem Häutchen eingefaßt, das verschieden dick ist. Das hängt mit dem Alter des betreffenden Organismus zusammen, bzw. mit dem Stoffwechsel. Bei einem jungen Frosch ist das Häutchen breit, bei einem ausgewachsenen Tier ist es dünn, und das gleiche läßt sich beim Huhn zeigen. Als Professor Lepeschinskaja einmal einem Blutstropfen eine 1 %ige Sodalösung hinzufügte, sah sie, daß sich das Häutchen verbreiterte, während es sich andererseits mit Methylenblau, dem zur Blutfärbung meistverwendeten Farbstoff, schlechter färben ließ.

Kaulquappen in Sodawasser

Was für Prozesse spielten sich in den roten Blutkörperchen ab, wenn man ihnen eine schwache Sodalösung zusetzte? Die Forscherin nahm fünfzehn Tropfen Froschblut, fügte drei Tropfen der Sodalösung hinzu und untersuchte nun alle zehn Minuten das Blut. Auf dem ersten Präparat, das einen Blutstropfen noch vor der Sodaeinwirkung zeigte, sah man das Häutchen deutlich umrissen, dünn, wie eben bei einem erwachsenen Tier. Das zweite Präparat, das einen Blutstropfen nach zehn Minuten Sodabehandlung zeigte, hatte schon ein etwas dickeres Häutchen, dieses war nicht mehr so voll, sondern etwas aufgelockert. Auf dem dritten Präparat, also zwanzig Minuten nach dem Sodazusatz, war die Verdickung und Auflockerung des Häutchens noch mehr fortgeschritten. Und dreißig Minuten nach dem Sodazu-

satz war das Häutchen schon ganz in Zerstreuung, das rote Blutkörperchen war von staubartigen kleinen Eiweißteilchen umgeben.
Nun sind es bekanntlich die Eiweißkörper, die in einer besonderen Existenzform das Leben ausmachen. Erfolgt eine Verdichtung der Eiweißkörper, die zugleich ein Wasserentzug ist, dann wird der ganze Stoffwechsel dadurch beeinträchtigt - und das ist eben beim Altern der Fall, die Lebenstätigkeit der Zellen verringert sich. Die Verdichtung der Zellen, die straffere Einschließung der roten Blutkörperchen durch ein schmäleres, aber festeres Häutchen, behindert den Stoffwechsel und bringt Alterserscheinungen mit sich.
Das nächste war, daß sie eine solche Lösung in den Lymphsack des Frosches brachte. Dann wurde alle zehn Minuten Blut aus dem Herzen des Tieres untersucht, und das Ergebnis war ungefähr dasselbe wie bei dem ersten Versuch, bei dem die Sodalösung direkt auf die Blutstropfen gegeben worden war.
Nun galt es, die Wirkung der Sodalösung nicht mehr auf die einzelne Zelle, sondern auf den ganzen Organismus zu erproben. Professor Lepeschinskaja setzte Kaulquappen, also die aus den Eiern in Larvenform schlüpfenden Tiere, in Wasser, und zwar einige in gewöhnliches Wasser, ebenso viele in Wasser, dem etwas Salzsäure, und wieder andere in Wasser, dem eine Sodalösung hinzugefügt war.
Die Kaulquappen der Gruppe eins entwickelten sich wie vorauszusehen war, normal, die der Gruppe zwei gingen sehr bald zugrunde, schon nach zwei oder drei Stunden; die der dritten Gruppe fielen durch ihre besondere Beweglichkeit auf, und ihre Umwandlung zum normalen Frosch, ihre Metamorphose vollzog sich rascher als bei den anderen, die sich in gewöhnlichem Wasser aufhielten; es war deutlich zu einer Beschleunigung der Entwicklung offenbar infolge eines erhöhten Stoffwechsels durch die Veränderung der Zellhäutchen gekommen.

Kücken mit gutem Appetit

Interessant waren ferner Versuche an Hühnereiern, die im Brutschrank ausgebrütet wurden. Der Versuch wurde an befruchteten Eiern von Leghornhühnern durchgeführt. Mit einer Injektionsspritze wurden in die Eier, etwas unterhalb der Luftblase, zehn Tage hindurch je zwei Tropfen einer 1 %igen Lösung von doppeltkohlensaurem Natron, also von Speisesoda, eingespritzt. Der Versuch wurde an vier Eiern vorgenommen, während vier andere Eier als Kontrolle dienten und keine Einspritzung erhielten. Die Bruttemperatur war bei allen gleich, nämlich 38 Grad. Am zwanzigsten Tage, also einen Tag vor der Normalzeit, schlüpften aus jenen Eiern, die Sodainjektionen erhalten hatten, die Kücken, während bei den vier anderen Eiern man noch einen Tag auf dieses Ereignis warten mußte. Die Sodakücken waren bedeutend kleiner als die anderen, aber sie waren gleich viel lebhafter, viel beweglicher und vor allem viel gefräßiger; sie fraßen nicht nur ihre eigenen Portionen, sondern rissen auch den anderen das Futter aus dem Schnabel, und in kurzer Zeit hatten sie ihren Rückstand im Wachstum eingeholt und die anderen Kücken sogar in ihrer Größe übertroffen. Sie zeigten ferner eine bessere Widerstandsfähigkeit.

Das erste Sodabad

Nun konnte man versuchen, auf die praktische Anwendung dieser Ergebnisse überzugehen, die ja sowohl für die Landwirtschaft als auch für die Heilkunde verwertbar schienen. Zuerst wurde Rübensamen vor der Aussaat 24 Stunden hindurch in einer 1%igen Sodalösung gehalten, wobei man wieder Kontrollsamen in gewöhnlichem Wasser quellen ließ. Die Wirkung war, daß der Samen, der in der Sodalösung gelegen war, sich üppiger entwickelte. Es stellte sich viel dichteres Kraut ein, das Gewicht der Rüben übertraf um 40 % die Rüben, die aus dem Kontrollsamen hervorgegangen waren.

Etwas Selbstverständliches war es nun, daß man jetzt an die Anwendung von Sodalösungen beim Menschen dachte. Professor Lepeschinskaja berichtet über einen solchen Selbstversuch. Sie gab in eine Badewanne voll Wasser etwa 50 Gramm kohlensaures oder doppeltkohlensaueres Natron, die Wassertemperatur betrug 34 bis 35 Grad, die Badedauer fünfzehn Minuten. Ein solches Bad wurde zweimal wöchentlich genommen. Gewisse Vorsichtsmaßregeln erwiesen sich dabei als notwendig. Es wäre falsch, diese Bäder als völlig harmlos hinzustellen und einfach statt der gewöhnlichen Wannenbäder nun Sodabäder zu nehmen. Vor allem muß das Blut vor den Sodabädern untersucht und nach einiger Zeit wieder untersucht werden. Nur wenn die Zahl der roten Blutkörperchen und der Blutfarbstoff normale Werte aufweisen, dürfen Sodabäder genommen werden, sonst können sich schädliche Wirkungen einstellen. Nach zehn Bädern ist abermals eine Blutuntersuchung erforderlich. Nimmt die Zahl der roten Blutkörperchen oder die Menge des Blutfarbstoffes, des Haemoglobin, ab, so sind diese Bäder einzustellen. Nach zehn Bädern ist jedenfalls eine Pause von wenigstens einem Monat einzuschalten, dann können die Sodabäder unter den genannten Voraussetzungen fortgesetzt werden.

Ein verblüffender Erfolg

Professor Lepeschinskaja teilt als Ergebnis dieses Selbstversuches mit, daß sie eine Herabsetzung des Harnsäuregehaltes feststellte, dann trat deutlich eine Abmagerung ein, ihr Allgemeinbefinden war sehr gut, die Muskelmüdigkeit verschwand nach den Bädern vollständig, wie sie annimmt, infolge einer Neutralisierung der Milchsäure, die sich als Ermüdungsprodukt in den Muskeln bildet. Noch etwas anderes entdeckte sie zufällig. Narben, die sich in der Lunge, wie röntgenologisch festgestellt wurde, nach einer tuber-

kulösen Erkrankung gebildet hatten, verringerten sich, wie sie annimmt, infolge eines erhöhten Zerstreuungsgrades der Eiweißstoffe im Narbengewebe und seiner Aufsaugung. Soweit ihre eigenen Feststellungen über die Einwirkung der Sodabäder auf den Organismus.
Natürlich nahmen dann auch andere Ärzte im Institut Lepeschinskaja solche Sodabäder, und sie fanden dieselbe gute Wirkung. Es ergibt sich nun die Frage, bei welchen Erkrankungen oder Zuständen man Sodabäder in der geschilderten Weise anwenden soll. Vor allem bei allen, bei denen eine Erhöhung des Stoffwechsels erwünscht ist, also auch zur Bekämpfung von Alterserscheinungen und zur Erhöhung der Widerstandskräfte des Organismus. Nun ist die Sodalösung aber auch imstande, Bakterien zu zerstören. Man hat Leuten, die an Blutvergiftung erkrankt waren, eine 2 %ige Sodalösung in die Vene eingespritzt und damit gute Resultate erzielt. Ferner hat man Wunden mit Sodavaseline behandelt, und zwar sowohl mit 1 %iger wie mit 2 %iger und 3 %iger, und auch das hat sich bewährt.

Was werden die Kritiker sagen?

Das alles ist sozusagen als erste Mitteilung einzuschätzen. Professor Lepeschinskaja sagt selbst, daß diese Angaben noch nicht ausreichen, um bestimmte und genaue Schlußfolgerungen abzuleiten. Man kann vorläufig nur sagen, daß Soda eine sehr starke und sehr positive Wirkung auf den Organismus ausübt - das übrige wird Sache der Biologen und der Kritiker sein.

Dieser Artikel erschien in "Welt am Sonntag" 1954. Der Artikel wurde leicht gekürzt.

Anmerkung des Arbeitskreises

Zur Stabilisierung des Kreislaufes nach einem Natron-Dauerbad läßt man, vor dem Verlassen der Wanne, kaltes Wasser (bis ca. 25 °C) einlaufen. In gleicher Weise beendet man eine heiße Dusche.

Es heißt, Frau Professor Lepeschinskaja sei eine ganz außerordentliche Frau gewesen, die man in Fachkreisen weit über die Grenzen ihrer russischen Heimat hinaus hoch schätzte. Als Mitglied der Akademie der Medizinischen Wissenschaften der ehemaligen UdSSR, war sie tonangebend im Ministerium für Gesundheitswesen. Noch im Alter von über 90 Jahren arbeitete sie unermüdlich auf dem Gebiet der Altersheilkunde und Verjüngungstherapie.

Weiterführende Literatur: "Durch Entsäuerung zu seelischer und körperlicher Gesundheit" (siehe Bezugsquellenverzeichnis)

Frühstücken wie ein Kaiser?

Ernährungstips von Dr. Hans Schäffler

Seit Generationen bestehen Mütter und Lehrer auf einer "soliden Grundlage", bevor man aus dem Haus geht. Das "Frühstücken wie ein Kaiser" ist zu einem festen Begriff in der Eßroutine geworden. Der Maharishi Ayur-Veda steht diesen Frühstücksgewohnheiten etwas differenzierter gegenüber.

In vielen Fällen kann man beobachten, daß ein ausgiebiges Frühstück zu einer unnötigen Verschlackung des Organismus führt. Morgens zwischen 6 und 10 Uhr herrscht nach dem Biorhythmus Kapha vor, das Prinzip der Struktur und Festigkeit. Praktisch bedeutet dies einen trägen Stoffwechsel, der besonders bei einem schwachen Verdauungssystem noch keine schwere Mahlzeit vertragen kann.

Ein Frühstück kann in diesen Fällen zu Verschleimung, Müdigkeit oder Anlaufproblemen führen. Mit Kaffee oder Tee wird diese Symptomatik jedoch oft verschleiert. Deshalb empfehlen wir, sich besonders morgens nach dem Hungergefühl zu richten. Allgemein gelten fürs Frühstück folgende Ratschläge.

* Essen Sie nur entsprechend Ihrem Hunger.
* Oft kommt es vor, daß man morgens noch keinen Hunger hat, sich jedoch ohne Essen nicht leistungsfähig fühlt. Hier empfiehlt es sich, einen frisch gepreßten Fruchtsaft oder heiße Milch mit Gelbwurz (Curcuma) zu trinken.
* Ein Glas warmes Wasser mit etwas frischem Zitronensaft und ca. einem Teelöffel Honig - vor dem Frühstück getrunken - hilft Ihnen, den Stoffwechsel anzuregen.
* Das Frühstück sollte insgesamt nicht zu schwer und vorzugsweise warm sein. Unsere Panchakarma-Gäste schätzen Haferflockenbrei, mit warmer Milch oder warmem Wasser angerührt.
* Ein Müsli aus eingeweichtem Getreideschrot ist dagegen nicht im Sinne des Ayur-Veda. In den meisten Fällen ist die Verdauungskraft damit überfordert. Wenn Sie auf das gemahlene Korn nicht verzichten wollen, sollten Sie es kurz aufkochen und nach Geschmack anrichten.
* Brot wird bekömmlicher, wenn es getoastet wird.
* Wenn Sie es einrichten können, nehmen Sie Ihr Frühstück erst gegen 9 oder 10 Uhr ein. Zu dieser Zeit wird die Stoffwechselkraft aktiver.

Wenn Sie einer schweren körperlichen Arbeit nachgehen, sind Sie mit einem "ordentlichen" Frühstück sicher gut beraten. Bei überwiegend sitzender Tätigkeit sollten Sie dagegen dem alten Sprichwort "Frühstücken wie ein Kaiser" eine neue Bedeutung geben:

Nicht die *Quantität*, sondern die *Qualität* sollte kaiserlich sein.

Vom Unsinn starrer Ernährungsregeln und Diätplänen

Ingeborg Oetinger

Fragen aus Leserbriefen:

Ich habe von Ihren Freunden gehört, heißt es in Briefen immer wieder, Ihr Körper sei in den letzten Jahren um einen Zentimeter gewachsen, die Gelenke hätten bei Drehbewegungen aufgehört zu knirschen und die Wirbelsäule sei endlich stabil geworden. Sogar die Knochendichte soll derjenigen eines 30-jährigen Menschen entsprechen.
Wie ist das möglich, obwohl doch "normalerweise" nach den Wechseljahre die Knochen beginnen Kalk zu verlieren.
Abnutzungserscheinungen seien etwas ganz "Natürliches", sagt mein Arzt. Die Zwischenwirbelscheiben schrumpfen, und deshalb ist es ganz normal, daß der Körper im Alter kleiner wird!
Bitte sagen Sie mir, was Sie für Ihre Gesundheit tun und vor allem: was essen sie - wie sieht ihr wöchentlicher Küchenzettel aus?
Es ist richtig, daß ich heute wahrscheinlich weitaus gesünder bin, als vor 30 Jahren. Ob die sog. Abnutzungserscheinungen etwas Natürliches sind, bedarf einer ausführlichen Antwort, die ich bereits in einer anderen Veröffentlichung* gegeben habe".

Das Ansinnen, seinen Speisezettel bekannt zu geben, wurde wohl schon an jeden Ernährungsberater gestellt, aber auch an Verfasser von Gesundheitsliteratur oder an Menschen, die sich ganz einfach guter Gesundheit erfreuen.
Mancher Suchende glaubt nun ein Vorbild gefunden zu haben, dessen Gewohnheiten er gern übernehmen würde.

Die folgende Begebenheit soll zeigen, daß ein Nachahmen der Lebensgewohnheiten anderer unsinnig, ja sogar schädlich ist:
Ein Jogi, den man weltweit als einen der größten, heute lebenden Weisen anerkennt, wurde von einem Schüler aufgesucht. Dieser beklagte sich darüber, daß er sich trotz regelmäßiger Meditation, nicht recht wohl fühle, ja sogar immer schwächer würde. Sein Lehrer betrachtete ihn eingehend und fragte dann, was er denn zu essen pflege. Der Schüler, welcher Gelegenheit hatte den Lehrer längere Zeit zu beobachten, antwortete: "Na das Gleiche wie Du - einige Nüsse und Mandeln und noch ein wenig von diesem und jenem - eben das Gleiche wie Du ..."
Darauf sagte der Jogi: "Geh in die Küche und laß dir ein Stück Fleisch zubereiten". Der Jogi selbst war ein Mann der niemals Fleisch, Eier usw. anrührte.

---

* "Durch Entsäuerung zu seelischer und körperlicher Gesundheit" siehe Bezugsquellenverzeichnis

Zunächst sehen wir daran, daß prinzipiell jeder Stoff den die Natur uns zur Verfügung stellt, in bestimmten Situationen Arznei sein kann.
Jeder Mensch benötigt in jedem Alter, jeder Lebens- und Belastungssituation, zu jeder Jahreszeit, dem Klima, ja sogar der Tageszeit, entsprechend seinem Konstitutionstyp* die für ihn richtige Nahrung.
Aber damit nicht genug. Die Nahrung ist auch vom Bewußtseinszustand, d. h. dem Maß an Reinheit von Körper und Geist abhängig.

Viele Vegetarier, welche sich auf diesem Gebiet nicht umfassend gebildet haben, also auch nicht in der Lage sind, die geeignete Pflanzenkost auswählen, wirken vielfach saft- und kraftlos.

Ich selbst habe alle die Dinge getan, die mir nützlich erschienen und bin glücklicherweise davon verschont geblieben, auf die oft unsinnigen Ratschläge von Fachleuten wie Laien hereinzufallen.

Der Dank dafür gebührt allein der inneren Führung, der ich mich immer voll anvertraue.

Wer verantwortungsbewußt handelt, versucht nicht, jedermann von der Richtigkeit seiner eigenen Ernährungsweise zu überzeugen. Der Eine kann davon gesund werden während ein anderer daran zugrunde geht; denn es heißt: "Was dem Schmied frommt, zerreißt den Schneider".

Gegenseitigkeitshilfe

Die Autoren des Buches werden in der anfangs geschilderten Weise überschüttet mit Anrufen und schriftlichen Wünschen nach weiteren Erklärungen bzw. Hinweisen für ihre eigene Gesundheit. Der Gesetzgeber verbietet mittels Heilmittelwerbegesetz die Antwort auf diese Fragen. Das käme nur einem Arzt oder Heilpraktiker zu und auch diese dürfte keine Ferndiagnose stellen. Das aber müßte ich tun um feststellen zu können, was in Ihrem Fall die geeignete Nahrung wäre, oder welche Dinge Sie sonst noch für Ihre Gesundheit tun könnten. Wenn erst einmal der Maharishi-Ayur-Veda, das älteste ganzheitliche Gesundheitssystem in größerem Stil praktiziert wird und, wie ich hoffe, staatliche Unterstützung findet, wird jede Hausfrau die Vedische Pulsdiagnose erlernen und gemäß der gefundenen Ungleichgewichte in Körper und Geist bei den Familienangehörigen, das geeignete Essen bereiten und den Tagesablauf einrichten.

Damit Sie mit Ihren Fragen nicht ganz allein bleiben, ist während der Meditations-Seminare** ein Extratreffen, in einem anderen Raum meines Hauses möglich, wo die Teilnehmer ihr oft reichhaltiges Wissen und ihre Erfahrungen miteinander austauschen können. Auch ich werde bei diesen Treffen

---

* siehe "Dosha-Lehre" im (Teil III), bzw. "Rohkost" (Teil I in diesem Buch)

** Während des Meditationsseminares wird eine kleine Einführung in die Dosha-Lehre gegeben.

anwesend sein. Es muß nochmals betont werden, daß außerhalb dieser Kurse aus juristischen, zeitlichen und finanziellen Gründen keine persönlichen, brieflichen oder telefonischen Antworten möglich sind.
Den Versand jeder Art von Ärztelisten wurde mir vom Gesetzgeber, sowie die Standesvertretung der Ärzteschaft ausdrücklich verboten. Im Rahmen des Extratreffens ist es mir nicht verwehrt, Auskünfte über Therapeuten zu geben.
Bis dahin denken Sie daran: Der Geist schafft sich seinen Körper selber. Vor allem er bestimmt über Krankheit oder Gesundheit im persönlichen Bereich wie letztendlich auch den der ganzen Gesellschaft.

Ich lasse mich nicht verführen!

Immer wieder hält man mir entgegen, daß ja schließlich andere, hilfsbereite Menschen mündlich und schriftlich ansprechbar sind. Das ist natürlich richtig, denn nur wenige Menschen kennen das Heilmittelwerbegesetz (HWG). Das Risiko liegt darin, daß ein Autor angezeigt wird. Es fällt mir keineswegs leicht die Bitten gerade derjenigen abzuschlagen, die sich in seelischer und körperlicher Not befinden. Jeder einzelne versichert mir immer ganz ausdrücklich seiner Zuverlässigkeit, so daß es umso schwerer fällt, die Hilfe abzulehnen. Für solchen Situationen gewöhnte ich mir an, mich an das folgende Gedicht von Wilhelm Busch zu erinnern :

Der alte Narr

Ein Künstler auf dem hohen Seil,
Der alt geworden mittlerweil,
Stieg eines Tages vom Gerüst
Und sprach: Nun will ich unten bleiben
Und nur noch Hausgymnastik treiben,
Was zur Verdauung nötig ist.
Da riefen alle: "Oh wie schad!
Der Meister scheint doch allnachgrad
Zu schwach und steif zum Seilbesteigen!"
Ha! denkt er. Dieses wird sich zeigen!
Und richtig, eh der Markt geschlossen,
Treibt er aufs neu die alten Possen
Hoch in die Luft, und zwar mit Glück,
Bis auf ein kleines Mißgeschick.
Er fiel herab in großer Eile
Und knickte sich die Wirbelsäule.
"Der alte Narr! Jetzt bleibt er krumm!"
So äußert sich das Publikum.

Wilhelm Busch

Teil III

"Der Wissenschaftler hat die Berge der Unwissenheit mühsamst und fleißigst erklommen.
*Er ist dabei, den höchsten Gipfel zu erobern, doch als er sich über den letzten Grat hinwegzieht, wird er von einer Gruppe von Mystikern und Religionsstiftern begrüßt, die dort seit Jahrtausenden auf ihn warten"**

---

* Robert Jastrow (ein NASA-Physiker)

Guru - ein Schimpfwort?

Ingeborg Oetinger

In der Sprache der Natur, dem Sanskrit, bedeutet *gu* = Dunkelheit und *ru* = Licht. In dieser ältesten Sprache der Menschheit bezeichnet man einen Lehrer als *Guru*. Der Lehrer übernimmt die Aufgabe, Unwissenheit (Dunkelheit) durch Wissen (Licht) zu ersetzen. Überträgt man den Begriff in westliches Denken, dann wäre ein Lehrer der Mathematik ein Guru der Wissenschaften und ein Pfarrer der Guru, welcher Unterricht in Religion und Lebensweisheit erteilt. In Indien nennt man Jesus einen großen Guru.

Im folgenden soll versucht werden, einige fremdartig klingende Begriffe zu erklären:

Mahatma

Maha - groß
*Atma*n - Seele
Mahatma bedeutet also "große Seele".

Auch *Mahatma Gandhi* nannte man zu Recht *Guru*.

Der Titel *"Große Seele Gandhi"* geht uns nicht so leicht über die Lippen wie das Fremdwort Mahatma. Dennoch sprachen die Engländer Gandhi, der sich seinen Titel wohl verdient hatte, seinerzeit oft auch einfach mit "Mister" an.

In Deutschland gilt es als Zeichen von Überlegenheit und Bildungsgrad, das Wort Guru zu verwenden, wenn man eine Person oder Sache lächerlich machen oder als unseriös erscheinen lassen möchte.
Man stelle sich vor, eine Person, die nicht unserem Kulturkreis angehört, würde deshalb die Worte "Christus" oder "Heiland" als Schimpfworte verwenden. Ein Empfinden für Würde verbietet dies den meisten Menschen auch dann, wenn sie Christen, zu Recht oder Unrecht, als aggressiv und intolerant einschätzen.
Oft mag es nur Gedankenlosigkeit sein, daß der westliche Mensch sich der Symbole anderer Kulturen bemächtigt, und in lächerlichmachender Weise damit umgeht. Wie viele deutsche Kaminsimse "schmückt" eine dicke, fette Buddhafigur, ohne daß der Besitzer weiß, daß der ursprüngliche Buddha einen makellosen, athletischen Körper hatte. Der Wissende betrachtet die Figur des Buddha mit Ehrfurcht. Welchem Buddhisten fiele es ein, eine Jesusfigur als Rauchverzehrer oder Aschenbecher zu verwenden?

Maharishi

Maha bedeutet groß, und *Rishi* heißt Weiser oder Seher - genauer: "der es in die Welt bringt. Ein *Maharishi* ist demzufolge ein großer Weiser, der gleichzeitig den Auftrag des Lehrens übernimmt.

Yoga heißt Joch, und Joch ist eine Verbindung. Also bedeutet *Yoga* Verbindung mit Gott.

Ein vollendeter Yogi ist ein Mensch, der sich mit Gott, d. h. dem Absoluten, in Einheit befindet.

"Einheitsbewußtsein" ermöglicht die Wahrnehmung der äußeren und inneren Wirklichkeit. Die Grenze zwischen Selbst und Nicht-Selbst ist damit überbrückt. Es entsteht das Gefühl völliger Verbundenheit und Verantwortlichkeit für das Ganze. Die wissenschaftlichen Messungen am Gehirn zeigen, daß bei solchen Menschen mehrere EEG-Potentiale im Gleichtakt schwingen.

Maharishi Mahesh Yogi

Mahesh ist der Teil des Namens, den wir als Vornamen bezeichnen würden. Er stellt die gewählte Aufgabe dar. In diesem Fall: "Der große Zerstörer der Unwissenheit".
Ein Mann namens Mahesh hat Einheit erlangt, bzw. wie in diesem Fall, den höchsten Bewußtseinszustand. Er gilt als einer der größten und bekanntesten heute lebenden Weisen. Obwohl es eine große Anzahl von Sehern auf der Erde gibt, ist er der einzige, dem es gelang, einen Teil der Veden, der jahrhundertelang verloren war, wiederzusehen und zu erkennen (siehe Veden). Maharishi, wie ihn seine Schüler kurz nennen, wird im allgemeinen nicht Guru genannt, obwohl er natürlich ein Lehrer ist. Ausschließlich Kirche und Presse haben es sich angewöhnt, ihn als Guru zu bezeichnen. Meistens geschieht das in abwertender Weise.

Transzendieren heißt Überschreiten. Die allgemein bekannten Bewußtseinszustände: Wachen, Schlafen und Träumen werden so weit überschritten, daß der innere Arzt ungehindert arbeiten kann. Um dahin zu gelangen, verwendet man die Transzendentale Meditation, wodurch erstaunliche, verjüngende Wirkungen entstehen.

Erleuchtung

Mit dem Begriff *Erleuchtung* verbinden viele Menschen etwas Mystisches und zudem Unerreichbares. Personen mit diesem Bewußtseinszustand besitzen ein völlig reines, also blockadefreies Nervensystem. Das Hirnstrombild (EEG) zeigt Muster, die Anlaß zu interessanten Forschungen geben.
Man kann sich leicht vorstellen, daß in einem derart sauberen Körper auch der Geist dazu in der Lage ist, frei und unbegrenzt zu wirken. Dem gerei-

nigten Nervensystem ist es möglich, nicht nur einen größeren Ausschnitt der Wirklichkeit, sondern den gesamten Umfang der Schöpfung wahrzunehmen.
In dem oben beschriebenen Sinn kann man geringes Wahrnehmen und Wissen als Dunkelheit und das voll entfaltete Bewußtsein als Helligkeit bezeichnen.
Hier schließt sich der Kreis zum Begriff "Guru". Er ist der Lehrer, der Menschen hilft, Dunkelheit, also Unwissenheit, durch immer mehr Licht des Wissens zu ersetzen.

Heiligkeit

Einen Menschen, dessen Nervensystem, d. h., dessen Geist und Körper ganz gesund ist, kann man als *heil* bezeichnen. Der Zustand wird kenntlich an besonders geordneten Hirnstrommustern, wie sie bereits unter dem Begriff *Erleuchtung* genannt wurden. Im Englischen nennt man ihn Heilsein oder *Wholeness*, was *Ganzheit* bedeutet. Der ganzheitlich entwickelte Mensch, also ein Erleuchteter, der Einheitsbewußtsein erreicht hat, erhält in allen alten Hochkulturen den Titel *"Heiligkeit"*. Heiligkeit ist also kein religiöser Titel. In Indien, so hat Maharishi einmal berichtet, gibt es sehr viele "Heiligkeiten", weshalb der Titel dort auch jedermann geläufig ist.
Im Westen verbinden wir mit diesem Wort etwas Religiöses und nur dem Papst kommt dieser Titel zu. Dagegen wird vom Papst nicht verlangt, daß er tatsächlich heil sein muß, um sein wichtiges Amt auszuüben.

Veda

Veda heißt *Wissen. Der Veda* ist der *Bauplan* des Universums und damit auch Plan und Weg des Menschen - das ganzheitliche Wissen über die Funktionsweise der Welt. Damit stellt er nichts kulturspezifisches, sondern etwas allgemein gültiges dar. Es ist also nicht typisch indisch, sondern in jedes Menschen Bewußtsein enthalten. Also handelt es sich um "gesehenes" Wissen, das über Jahrtausende mündlich weitergegeben wurde. Der Sohn lernte es vom Vater in der Form von Hymnen und vermittelte diese wieder seinem männlichen Nachkommen. Die verschiedenen Familienclane waren jeweils für die Reinhaltung und Übermittlung bestimmter Teile des Veda verantwortlich. Erst vor etwa 5 000 Jahren begann man damit, den Text schriftlich niederzulegen. Im Westen war man sehr überrascht, als man feststellte, daß in den Veden auch der genetische Code der Lebewesen vorzufinden ist, dessen Entdeckung westlichen Wissenschaftlern erst in den 50- er Jahren gelang. Die Entdecker erhielten dafür den Nobelpreis.
Ein Teil der Veden ging im Laufe der Jahrtausende verloren. Wie oben erwähnt war es Maharishi, der das Vergessene wieder aktivierte (21 Samhitas des Rig Veda und 1000 Samhitas des Sama Veda). Damit steht uns nun der Veda wieder in seiner Vollständigkeit zur Verfügung. Maharishi hat damit

etwas vollbracht, das jeder vedische Wissenschaftler als größte, geistige Leistung dieses Jahrtausends versteht.
Ein echter Seher ist in der Lage, ebenso wie der Architekt den Bauplan eines Hauses lesen kann, auch im Veda den Bauplan des Universums zu erkennen.

Am 12. Januar 1992 sprach Maharishi erstmals darüber, daß im Veda die **Verfassung der Natur** enthalten ist. Nun besteht der Plan für die Zukunft darin, daß jedes Land die ihm gemäße Verfassung entwickelt. Diese wird dann in völliger Übereinstimmung mit dem göttlichen Willen stehen.

Rig Veda

Im Rig Veda fand man u. a. die "vereinheitlichten Feldtheorien". In den darauf folgenden Textstellen kommentiert der Veda dieses Vereinheitlichte Feld (VF). Es wurde von westlichen Wissenschaftlern 1985 im Kernforschungszentrum Cern in Luzern/Schweiz entdeckt. Um das VF experimentell nachzuweisen, würde man eine Halle benötigen, die so groß ist wie das Universum. Aber jeder Mensch kann im Zentrum seines Geistes das reine Bewußtsein, was ebenfalls das VF darstellt, *wahrnehmen.*
Das ist der eigentliche Bereich der Schöpfung. Hier schafft sich der Mensch seinen eigenen Körper.

Ayur-Veda

Ayur = Leben oder langes Leben; *Veda* = Wissen
Ayur-Veda = Wissen oder Wissenschaft von langem Leben

Maharishi-Ayur-Ved (MAV)

ist das älteste überlieferte ganzheitliche Gesundheitssystem. 1980 wurde die Maharishi-Ayur-Ved-Gesundheitsorganisation und 1985 der Weltbund für Maharishi-Ayur-Ved mit einem Weltplan für vollkommene Gesundheit gegründet.

"Maharishi" bedeutet in diesem Zusammenhang *großer Seher, der die Gesamtschau der Veden hatte.*

Es wurde bereits gesagt, daß der Guru als Vermittler von Wissen ganz einfach ein Lehrer ist. Gute Erziehung, Anstand und Achtung vor den Gefühlen Anderer verbieten es glücklicherweise den meisten Menschen, den Begriff *Guru* als Schimpfwort zu mißbrauchen.

Maharishi Ayur-Ved

Vortrag von ***Dr. Deepak Chopra*** im Capital Hilton Hotel Washington D.C.

6. März 1986 (Simultanübersetzung)

Ich gebe Ihnen jetzt einen Überblick über Maharishi Ayur-Ved und werde auch etwas über die Körper-Geist-Verbindung sprechen sowie über den Rahmen, aus dem diese Wissenschaft kommt.

Wir beginnen mit dem grundlegendsten Lehrsatz des Ayur-Veda, der besagt, daß *Bewußtsein primär, Materie sekundär ist.* Ich werde das alles sehr eingehend erklären.

1. Bewußtsein ist primär, Materie ist sekundär.
2. Die Natur ist intelligent und diese Intelligenz, welche die ganze Natur durchdringt, durchdringt ebenso den Körper des Menschen.
3. Die Intelligenz der Natur ist ein Feld unendlicher Wechselbeziehungen.

Bewußtsein ist das erste, das Übergeordnete, Materie kommt an zweiter Stelle. Bewußtsein ist die letzte Ursache, aus der Gedanken entstehen. Jetzt im Augenblick, wo ich zu Ihnen spreche, erzeugt mein Bewußtsein Gedanken, die in Moleküle umgewandelt werden, die dann Materie, also meinen ganzen Körper, gestalten. Diese Gedanken sind Wellenbewegungen in meinem Bewußtsein. Ich erzeuge sie und das bewirkt bestimmte biochemische Veränderungen in meinem Gehirn. Diese biochemischen Veränderungen setzen sich z. B. in Neurotransmitter (chem. Botenmoleküle) und elektrophysiologische Erscheinungen um. Aus der Schwingung meiner Stimmbänder entstehen Laute, also Energie und schließlich Materie. Die Laute nehmen Sie als Zuhörer auf und wandeln sie wieder in Bewußtsein um, in Intelligenz. Sie verarbeiten, "verstoffwechseln" diese Information und nehmen Sie in Ihr Nervensystem und damit in ihr Sein auf. Das ist ein einfaches Beispiel dafür, wie Bewußtsein zu Materie wird.
Wer ist die Person, die sich entscheidet, einen Schritt von hier nach da zu tun? Ich bin es, also mein Bewußtsein. Die Intelligenz läßt den Impuls zu dem Schritt entstehen. Man kann es weder anfassen noch riechen, hören oder schmecken. Es ist einfach eine vorübergehende Sache, ein Gedanke. Doch der Gedanke setzt sich in eine biologische Handlung um. Diese biologische Reaktion besteht z. B. in der Erzeugung von ATP-Molekülen[+1 *], Muskelzusammenziehung usw. Ich habe also eine Absicht in eine körperliche Reaktion umgewandelt. Das tun wir die ganze Zeit, ständig. So erschaffen wir die Materie unseres Körpers. Wenn Sie einmal Feindseligkeit, Angst o. ä. erfuhren und als Folge davon Sodbrennen hatten, dann ist auch das die Umsetzung eines Gedankens oder eines Gefühls in Salzsäure des Magens. Auch hier wurde Intelligenz oder eine Wellenbewegung im Bewußtsein zur

[* +1] ATP = Adenosintriphosphat - wichtige energiereiche Verbindung des Zellstoffwechsels (zur "Energiespeicherung")

Materie Salzsäure. Vielleicht hatten Sie einmal ein Angsterlebnis, das Herzklopfen verursachte. Auch das ist wieder die Umsetzung dieses Gefühls in die Freisetzung von Adrenalin oder Cortison aus Ihren Nebennieren. Diese Hormone lassen das Herz schneller schlagen, den Blutdruck ansteigen usw. Wenn Sie beispielsweise Liebe erfahren, dann setzt sich das Gefühl in eine körperliche Reaktion um. Es kann keinen Gedanken oder Intelligenzimpuls in unserem Bewußtsein geben, der sich nicht als biochemische oder körperliche Reaktion auswirkt. Man kann nicht denken, ohne Gehirnchemie auszuüben. So erschaffen wir unseren Körper. Wenn wir das einmal verstanden haben, können wir tatsächlich jede Art körperlicher Wirkungen hervorbringen.

Wenn jemand seine Blase entleert, eine gewöhnliche körperliche Verrichtung um Schlackenstoffe aus dem Körper zu entfernen, so ist auch das die Umsetzung eines Gedankens. In diesem Fall geschieht das bewußt, d. h. willkürlich und wird über die entsprechenden Rückenmarkszentren gesteuert. Wenn wir dies unbewußt tun, geschieht es über das vegetative oder unwillkürliche Nervensystem. Wir setzen dabei Impulse von Intelligenz, Gefühlen, Gedanken, Wünschen, Instinkten, Trieben, Neigungen, Abneigungen, Vorurteilen usw. um. Sie alle lassen bestimmte körperliche Abläufe entstehen. Das ist also die Bedeutung des Satzes, daß Bewußtsein primär und Materie sekundär ist. Das Bewußtsein ersinnt, beherrscht, formt und wird schließlich sichtbare Materie.

Wir haben nun über den Körper gesprochen, aber ebenso wird gemäß der vedischen Wissenschaft das gesamte Universum geschaffen. Die uralte Weisheit der vedischen Wissenschaft wurde von Maharishi Mahesh Yogi im Sinne der westlichen Wissenschaft in eine Sprache umgesetzt, mit der wir vertraut sind.

Als zweites sagten wir, die Natur sei intelligent und ein Feld unendlicher Wechselbeziehungen und dieselbe Intelligenz, die die Natur durchdringt, durchdringt auch alle Abläufe im Körper des Menschen.

In der Tat gibt es einen entsprechenden Vers im Veda, der sagt:

"Wie das Atom ist, ist das Universum. Wie der Mikrokosmos, so ist der Makrokosmos. Wie der menschliche Körper ist, so ist der kosmische Körpers." Der Mensch wird wie andere Dinge im Universum betrachtet, als eine Zelle im großen Körper des Universums. So ist der menschliche Körper ein Teil des Körpers des Universums und der menschliche Geist ein Teil des Geistes des Universums.

Wir haben weiter gesagt, Bewußtsein und Intelligenz seien ein Feld unendlicher Wechselbeziehungen.

Bei dem Versuch, dies einer jungen Frau zu erklären, sagte ich ihr: "Ihr Körper kann unendlich viele Dinge gleichzeitig tun und sie alle miteinander in Beziehung setzen. Das meinen wir mit einem Feld unendlicher Wechselbeziehungen. Ihr Körper kann Gedanken denken, kann Musik machen, Keime töten, Blut pumpen, kann Sauerstoff einatmen, T-Lymphozyten erzeugen, ein Baby heranbilden und Schlackstoffe ausscheiden. Das tut er alles gleichzeitig. Er kann all diese Aktivitäten aufeinander abstimmen und aufeinander beziehen. Das ist die Natur. Die Natur ist ein Feld unendlicher Wechselbeziehungen und deshalb ist auch der menschliche Körper von vornherein vollkommen, absolut vollkommen. Wer könnte das noch verbessern?"

Der dritte Lehrsatz besagt, daß wir diese Intelligenz der Natur in uns nutzen müssen, um unseren körperlichen Zustand zu vervollkommnen, wenn er krank wird.

Betrachten wir nun, was die moderne Medizin diesbezüglich entdeckte:

Auch die moderne Medizin erkennt, eine "Geist-Körper-Verbindung" an. Natürlich geht die Vedische Wissenschaft weit darüber hinaus. Sie sagt: Es gibt keine Körper-Geist-Verbindung, denn der Körper ist sekundär. Er entsteht aus dem Geist. Der Geist erschafft den Körper. Stellt man eine Verbindung her, dann ist das eine künstliche, willkürliche Verbindung.

Der Geist erschafft also den Körper. Sie erinnern sich an die Beispiele, die ich Ihnen dafür gab, wie Gedanken sich in Moleküle umwandeln und daß man beim Denken Gehirnchemie betreibt. Natürlich befaßt man sich hierzulande in akademischen Kreisen recht eingehend mit dieser "Geist-Körper-Beziehung".

Die interessanteste Entdeckung war vor einigen Jahren der *Placeboeffekt*. Das *Placebo* war ursprünglich eine nichtaktive Pille. Sie enthielt überhaupt keinen Wirkstoff. Den Patienten wurde nur gesagt, daß diese Pille ihre Schmerzen lindern wird. In vielen Fällen, vor allem dann, wenn der Patient unschuldig und einfach war, dann hatte er nach Einnahme dieser eigentlich unwirksamen Pille eine Schmerzlinderung.

Das Wort *Placebo* kommt vom Lateinischen "placere" und bedeutet "gefallen" *("Ich werde gefallen").* Der Patient wurde also dadurch vom Schmerz befreit, daß er eine wirkstofflose Pille einnahm, die er für schmerzstillend hielt. Das war sehr viele Jahre lang völlig unverständlich.

Später entdeckte jemand, daß, wenn man Patienten Narcon (ein Narcotika--Gegenmittel) gibt, also etwas, von dem man weiß, daß es die Reaktion auf Endorphin blockiert, dieser Placeboeffekt bezüglich Schmerz verhindert wird. Endorphine sind morphinähnlich wirkende Stoffe (Peptide), die in unserem Körper gebildet werden, d. h. so etwas wie "körpereigene Opiate". Mit anderen Worten, der Patient, der diese unwirksamen Pillen einnahm, erzeugte selber "körpereigene Opiate". Ihre Wirksamkeit ist eine Milliarde mal stärker als die des Heroins, dem Opiat, das Süchtige nehmen. Der Patient, der also glaubt, daß er von seinem Schmerz befreit wird, faßt den Gedanken: "Ich werde meine Schmerzen lindern". Natürlich legt er seinen Glauben in die biologisch unwirksame Pille. Dabei sollte dieser Glaube doch eigentlich *ihm selbst* gelten. Er erschafft dieses Endorphin, dieses starke, schmerzstillende Mittel.

Später entdeckte man, daß Placebos nicht nur bei Schmerzanfällen wirksam sind. Kontrollierte Studien mit Medikamenten sind nicht durchführbar, ohne daß man den Placeboeffekt berücksichtigt. Das gilt immer, ob man eine Arbeitsstudie über säurebindende Mittel bei Magengeschwüren, über blutdrucksenkende Mittel, Herzstärkungsmittel, einen neuen chemotherapeutischen Wirkstoff gegen Krebs oder eine neue Form von Strahlentherapie gegen Krebs durchführt. Selbst dann, wenn man einen Herzkranz-Umgehungskreislauf anlegt, tritt der Placeboeffekt auf. Man kann die Studie nicht einmal durchführen, ohne eine Kontrollgruppe einzurichten, die ähnlich aussieht, aber nicht ähnlich ist. Es gab bereits Scheinoperationen, bei denen eine Gruppe einen wirklichen Umgehungskreislauf erhielt. Bei der anderen Gruppe öffnete man nur den Brustkorb und nähte ihn wieder zu. Eine beträchtliche Zahl der scheinoperierten Menschen wurden auf diese Art von Brustenge-Schmerzen befreit. Ein sehr angesehener Professors in Yale glaubt, daß der Herzkranz-Umgehungskreislauf auch ein Placeboeffekt sein könnte. Natürlich wissen wir, daß diese Umgehungskreisläufe nicht zu einem längeren Leben des Patienten beitragen. Er befreit nur vom Schmerz. Möglicherweise handelt es sich *nur* um einen Placeboeffekt. Ich sage "nur" ein Placeboeffekt, obwohl es sich dabei doch um den eigentlichen Schöpfungsmechanismus handelt.

Sie sehen also, daß in all diesen Fällen ein bestimmter Gedanke, nennen wir ihn einen bestimmten Intelligenzimpuls, im Bewußtsein des Menschen eine ganz bestimmte körperliche Reaktion auslöst. Es entstehen verschiedene chemische Stoffe, die sich mit bestimmten Rezeptoren (Anbindungsstellen) des Körpers verbinden. Ich denke oder ich habe das Gefühl, daß ich mein Geschwür heile. Daraufhin stellt mein Körper etwas her, das sich an die Rezeptoren in meinem Magen anbindet oder ich habe den Placeboeffekt aufgrund eines Medikaments, das meinen Blutdruck senken oder gefäßerweiternd wirken soll. Wenn sich Krebs spontan bessert, dann muß der Körper unter anderem Eiweißkörper (z. B. Immunglobuline und andere Komponenten der körpereigenen Abwehr) erzeugt haben, welche diese Besserung bewirkten.

Die Tatsache, daß spontane Besserungen auftreten, wird auch von den konservativsten Fachleuten im akademischen Bereich anerkannt. Es gibt jetzt sogar eine Meldestelle für spontane Besserungen, bei der Ärzte über solche Fälle Bericht erstatten. Obwohl dies ein medizinisches Kuriosum ist, sollten wir darauf unsere ganze Aufmerksamkeit richten, denn dort ist der Mechanismus des Heilens vollkommen.

Die Fachleute meinen, daß die geringe Zahl (1 % bis 2 %) spontaner Besserungen nicht ernst zu nehmen sei. Aber, wenn sie nur in einem von 10 Milliarden Fällen aufträten, ist dies wichtig. Selbst wenn das auch nur einmal vorkäme, dann muß es dafür einen Mechanismus geben. Wir sollten all unsere Mittel darauf verwenden, diesen Mechanismus zu finden, anstatt Gelder für neue chemotherapeutische Wirkstoffe zu vergeuden. Dieser Mechanismus existiert. In all diesen Fällen geschieht die Umwandlung von Bewußtsein in Materie.

Mit einem Mal haben wir ein neues Bild vom menschlichen Körper. Die akademische Medizin ist noch nicht bereit, dies anzuerkennen. Die neuen Erkenntnisse besagen, daß Bewußtsein der Materie übergeordnet ist. Es gibt keine Geist-Körper-Verbindung. Es gibt nur Geist, und aus ihm entsteht der Körper. Dies ist der Standpunkt des Ayur-Veda. Betrachtet man den Körper aus dieser Sicht, dann kommt man zu einem völlig neuen Blickwinkel. Man sieht ihn nicht mehr als eine isolierte Größe oder gar als "gefrorene Skulptur", wie jemand es ausdrückte. Man betrachtet ihn nicht als isolierte, bruchstückhafte Größe da draußen. Man sieht ihn als ein Feld unendlicher Möglichkeiten, ein Feld unendlicher Wechselbeziehungen. Der Körper ist eher als eine begrenzte Form von Energie in einem umfassenden Feld von Energie zu verstehen. In der Physik bezeichnet man es als das "vereinheitlichte Feld".

Der menschliche Körper ist also ein begrenzter Teil der gesamten Natur. Dieses Feld der Intelligenz ist ein Bereich unendlicher Möglichkeiten, unendlicher Wechselbeziehungen. Heraklid, der große griechische Philosoph, beschrieb den Körper wie einen Fluß, der immer derselbe bleibt, und doch in jedem Moment neu ist. Er befindet sich immer und ewig im lebendigen Austausch mit dem Rest des Universums. Der menschliche Körper ist durch die Vorgänge der Nahrungsaufnahme, des Einatmens, der Ausscheidung, des Stoffwechsels usw. ständig im Austausch mit dem Rest des Universums. Was wir essen, kommt aus dem Universum und wir werden es wieder ins Universum ausscheiden. Ein Teil des Aufgenommenen wird ein Teil unseres Lebens werden. Damit ist es auch ein Teil des universalen Körpers, der sich ständig erneuert. Der Körper ist kein ungeordneter Zusammenschluß von Stoffen oder Materie. Wir müssen ihn als organisierten Zusammenschluß von untrennbar miteinander verbundenen Mustern des gesamten Universums erkennen. Der Körper wird also von einem starren Gefüge zu etwas sehr Beweglichem und Anpassungsfähigem. Mit Hilfe von Radioisotopenstudien könnten wir sogar feststellen, daß die meisten Atome, aus denen unser Körper besteht, vor einem Jahr noch nicht vorhanden waren. Die Gehirnzellen, mit denen Sie gerade denken, gab es in Ihrem Körper vor 2 Jahren noch nicht. Deren Atome, der Kohlenstoff, der Wasserstoff usw. waren vor drei Jahren noch nicht da. Selbst die Knochenzellen erneuern sich in weniger als 2 Jahren. 98 % Ihres Körpers werden alle 2 Jahre ausgewechselt. Ich weise Ihnen nach, daß in 5 Jahren jedes Atom Ihres Körpers neu ist. Der Körper ist also nichts Festes, er ist ein Feld von Intelligenz. Bewußtsein und Intelligenz sind dauerhaft. Die Materie dagegen ist in Wirklichkeit etwas sehr Veränderliches und Vergängliches.

Es zeugt von tiefer Einsicht und großem Wissen der vedischen Rishis in Indien, wenn sie schon vor Jahrtausenden sagten, daß die Materie dem Bewußtsein untergeordnet ist.

Wir sprachen gerade über den Placeboeffekt.
Ich möchte Ihnen heute einen neuen Begriff vorstellen. Wir werden ihn *Noceboeffekt* nennen (lat. noceo, "schaden"). Er ist das Gegenteil des Placeboeffekts. Er ist die Anerkennung uralter Mythen und Vorurteile und anderer Dinge, die wir uns angeeignet haben. Diese Vorstellungen werden zu Vorhersagen mit Eigendynamik, d. h. dem Zwang, sich zu erfüllen.
Eine dieser Vorstellungen besteht darin, daß es unheilbare Krankheiten gibt und daß Altern unausweichlich sei. Die meisten Menschen glauben, daß Krankheit Teil des Lebens ist. Gerade heute erhielt ich einen Artikel über Superimmunität von einem Bestseller-Autor. Er sagt, Krankheit sei notwendig. Sie müsse hin und wieder vorkommen. Diese Vorhersage, entwickelt eine eigene Kraft. Jede unserer Vorstellungen wird diesbezüglich zum *Nocebo,* dem Gegenteil von *Placebo,* d. h., sie schadet uns.

Frau Johns kommt in meine Praxis. Sie hat Brustkrebs und Tochtergeschwülste in der Wirbelsäule. Ich sage ihr: "Frau Johns, die Statistik zeigt, daß es nur eine 10 %ige Überlebensquote für die nächsten 3 Jahre gibt." Wenn sie eine Glücksspielerin ist, dann schafft sie es vielleicht, aber eine Börsenmaklerin wäre bestimmt verloren. Sie setzt diese Vorstellung in eine körperliche Reaktion um. Das tun wir ständig. Einige dieser Vorstellungen tragen wir unbewußt in uns, weil sie Teil unserer Kultur sind. Sie sind Teil dessen, was man als "kulturelle Indoktrination" bezeichnet. Sie ist also Teil der automatischen Gehirnwäsche, die in jeder Kultur ständig abläuft. Aufgrund der heutigen schnellen Informationsvermittlung durch die Medien geschieht das natürlich noch schneller. Den Noceboeffekt kann man wohl als das *kollektive Bewußtsein* unserer verehrten gelehrten Mediziner bezeichnen. Wir stellen Statistiken auf und dann verstärken wir diese Statistiken, indem wir sie nicht nur in unser Bewußtsein einprogrammieren, sondern auch im Bewußtsein unserer Patienten.
Das ist ein Teil der seelisch-körperlichen Verbindung, die unsere Schulmediziner meines Erachtens unbedingt beachten sollten.
Manchmal erscheint eine Studie, die dann durch eine weitere Studie bekräftigt wird. Besonders dann, wenn diese zufällig von der Harvard-Universität oder einer ähnlichen Stelle stammt, erzeugen wir krankmachende Stoffe. So lassen wir selbst die Dinge Wirklichkeit werden.

Der Ayur-Ved erkennt das nicht an.
Er sagt: *"Das Feld der Möglichkeiten ist unendlich."*
Wenn es einen Mechanismus für die Störung der im Körper wirkenden Intelligenz gibt, dann gibt es auch einen Mechanismus für das Gegenteil. So etwas wie eine unabänderliche Krankheit gibt es nicht. Da Materie das untergeordnete Prinzip ist, braucht man nur die Schablone auszuwechseln. Man braucht nur die Intelligenz zu verändern, die den Strukturen zugrunde liegt. Zu diesem Zweck haben wir Techniken. Sie kommen aus der uralten Tradition Indiens.

Die wichtigste Methode wurde im Westen zuerst von Maharishi Mahesh Yogi als Transzendentale Meditation vor 30 Jahren bekannt gemacht. Seitdem haben wir natürlich viel Wissen im Umgang mit Streß gewonnen und darüber, wie sich Streß auf zahlreiche Krankheiten auswirkt.
Bewußtsein ist absolut primär. Es ist die Grundlage, aus der alles entsteht. Natürlich ist die Technik der Transzendentalen Meditation nicht nur eine Technik zur Streßbewältigung. Dies ist eher eine gute Nebenerscheinung.
Da fällt mir ein Scherz von Maharishi ein. Als er das erste mal vor ungefähr 25 Jahren nach Los Angeles kam, und TM für die Leute etwas Neues war, hieß es in einem Zeitungsbericht, TM wirkt schlaffördernd. Maharishi sagte darauf, er glaubte, eine Technik vorzustellen, um die Menschen wachzumachen, aber sie fassen es als Schlafmittel auf.
Die Technik der TM ermöglicht dem Menschen, feinere und mehr abstrakte Ebenen des Denkvorgangs zu erfahren und dann die Grenzen des Denkens zu transzendieren, also zu überschreiten und Bewußtsein ohne Gedankeninhalte zu erfahren.
Das versuche ich den Akademikern verständlich zu machen. Ich kann diese Wahrheit nicht beweisen, weil wir es auf der Ebene des Verstandes nicht verstehen können. Man kann es nur aus der Erfahrung verstehen.
Alles Denken dreht sich entweder um die Vergangenheit oder um die Zukunft. Man hat eine Erinnerung an Vergangenes oder erwartet etwas Zukünftiges. Wenn man völlig in der Gegenwart lebt, wenn man jetzt in dieser Sekunde in diesem Augenblick im Unveränderlichen ist, dann ist kein Gedanke da. Das bedeutet Transzendenz der Gedanken. Das ist die Erfahrung der eigenen wirklichen Identität, die Erfahrung der Unsterblichkeit, des Ewigen. Das Jetzt, die ewige Gegenwart, ist die einzige Wirklichkeit. Sie ist Bewußtsein, das Feld aller Möglichkeiten. Von hier aus erzeugen wir alle Impulse der Intelligenz. Hier strukturieren wir Gefühle und Emotionen, Wünsche, Instinkte, Triebe, Sehnsüchte, Neigungen, Abneigungen, Gedanken. Wie wir nun wissen, bilden diese unseren Körper.
TM ist also eine gut wirksame Technik zum Umgang mit dem Streß. Das sage ich aus der Erfahrung, aus dem Selbsttest.
Es ist die Erfahrung meiner selbst, die nicht Dr. Deepak Chopra ist. Das ist nur der Name, den mir jemand gegeben hat. Nicht einmal diese körperlichen Merkmale sind gemeint, denn ich kann sie verändern, wenn ich meine Gedanken verändere. Es ist die Person, die diese Gedanken entstehen läßt. Gemeint ist die Person, die den Impuls der Intelligenz entstehen läßt von hier nach dort zu gehen oder einen Gedanken auszusprechen.
Es ist die Technik der TM, die es erlaubt, einen Gedanken zu transzendieren. Jeder hat einige Momente der Transzendenz erfahren. Tennisspieler empfanden es, als sie einen Punkt gewannen. Auch Schwimmer und Wettkämpfer bemerken manchmal einen Moment der Transzendenz. Da war nichts anderes als sie selbst und das was sie gerade taten. Beide waren eins. Ebenso kann der Wissende, der Gegenstand des Wissens und der Vorgang

des Lernens völlig eins sein. Bei Tänzern gibt es einen Augenblick, wo der Tanz, der Tänzer und die Musik eins sind. Das ist Transzendenz.
Ebenso können wir die Gedanken transzendieren und damit absolut im Augenblick leben. Das ist eine sehr erfolgreiche Methode aus der vedischen Wissenschaft.
Der menschliche Körper ist ein Teil des Körpers des Universums und der Geist ein Teil des Geistes des Universums. Im Moment der Transzendenz ist der eigene Geist und der Geist des Universums ein und derselbe. Dazu kommt die Intelligenz der Natur, denn die eigenen körperlichen Abläufe sind unbehindert und absolut, der Zustand der Vollkommenheit.
Maharishi sprach davon, daß diese Transzendenzerfahrung sich nicht nur auf die Meditation beschränkt. Sie wird auch außerhalb der Meditation beibehalten, wo sie sich auf den Wach-, den Traum- und den Schlafzustand des Bewußtseins überträgt. Dann wird man das Leben in Harmonie mit den Naturgesetzen leben.

Was versteht man unter Naturgesetzen?

Sie sind ein aktives Feld unendlicher Wechselbeziehungen. Leben im Einklang mit den Naturgesetzen bedeutet, daß wir dem Bereich unendlicher Wechselbeziehungen erlauben, ungehindert zu wirken.
Bei den Wissenschaftlern besteht bereits großes Interesse an der Geist-Körper-Verbindung. Dr. Specta, ein bedeutender Arzt hier am nationalen Gesundheitsinstitut, führte einige sehr interessante Untersuchungen im Bereich der Psychoimmunmodulation durch.

1. Versuch: Ratten wird eine Substanz mit der Bezeichnung Poly-IC gespritzt. Poly-IC ist ein chemischer Stoff, der eine Immunreaktion hervorruft. Er erzeugt T-Lymphozyten und Immunglobuline. Sie sind hochwirksam bei der Bekämpfung von Krebs, Infektionskrankheiten usw. Nach der 5. oder 6. Spritze läßt er die Ratten Kampfer riechen. Nach der 8. Injektion erhält das Tier keine weitere Spritze mehr. Statt dessen läßt er sie nur den Kampfer riechen. Durch das bloße Riechen des Kampfers erzeugen die Ratten die richtigen Immunkörper.

2. Versuch: Ratten erhalten statt der Spritzen Elektroschocks. Diese lösten einen solchen Angstzustand aus, daß ihr Immunsystem zerstört wurde. Läßt man die Ratten später statt des Schocks nur noch Kampfer riechen, zerstören sie ihr Immunsystem.
Beim zweiten Versuch haben wir das Gegenteil des ersten Experiments. Obwohl die Tiere den Kampfer nur riechen, zerstören sie ihr Immunsystem. Eine Gruppe von Ratten kann also Krebs, AIDS und all diese schrecklichen Dinge entwickeln, und die andere Gruppe von Ratten kann sehr gesund sein. Beide wurden darauf konditioniert geschult. Sie sehen also, hier spielt sich die Psychoneuroimmunmodulation ab. In einem Fall riechen sie Kamp-

fer und zerstören ihr Immunsystem. Im anderen Fall riechen sie ebenfalls Kampfer und es entsteht ein ausgezeichnetes Immunsystem.
Ratten tun das. Menschen sollten die Einsicht haben, daß dieser Mechanismus nicht nur die Immunreaktion betrifft, sondern auch für die innersekretorischen Reaktionen gilt, d. h. für den Vorgang der Erschaffung des menschlichen Körpers.
Wir haben nun plötzlich ein neues Modell vom menschlichen Körper. Ich betrachte den Körper als den Computerausdruck und das Gehirn als die Hardware. Ich betrachte die Biochemie innerhalb des Gehirns als die Software, also das Programm. Das Programm sind Gedanken, Haltungen, Intelligenzimpulse, Instinkte, Triebe usw. Ich sehe und betrachte das alles selbst als Programmierer. Das Selbst ist also der Programmierer. Es läßt diese Intelligenzimpulse, d. h. das Programm, entstehen.
Diese Intelligenzimpulse werden Biochemie. Sie sind die Software. Die Hardware ist also das Gehirn und der Körper ist der Ausdruck. Weil das Selbst der Programmierer ist, hat das Selbst die Freiheit, jedes Programm zu schreiben, das es möchte. Bewußt und unbewußt schreiben wir alle in diesem Augenblick das Programm für unseren Körper. Die Tatsache, daß wir einen Einblick in die Vorgänge erhalten, hilft uns, das Programm umzuschreiben. Erfahrung bietet die Transzendenz. Sie ist das Selbst, also der Programmierer.
Maharishi, der Begründer der TM, hat auch geist-körperliche Techniken eingeführt. Auch ich lehre diese Methoden. Es sind einfache geistige Techniken zur Hervorrufung körperlicher Reaktionen. Sie sind ein Teil der Tradition Indiens.
Vielleicht haben Sie irgendwann einmal gehört, daß es Menschen gibt, die ungewöhnliche Dinge mit ihrem vegetativen (dem Willen entzogenen) Nervensystem machen können. Man kann tatsächlich jeden körperlichen Vorgang hervorrufen, wenn man einmal einen Einblick in die Mechanismen der Erschaffung des menschlichen Körpers gewonnen hat.

Ich sagte bereits: *"Wie der menschliche Körper, so ist auch der kosmische Körper, wie die menschliche Physiologie ist, so ist die kosmische Physiologie".*
Nun kommen wir zu einem Bereich, der für die moderne Wissenschaft von großem Interesse ist. Ich meine damit den Bereich der Biorhythmen.
Der Ayur-Ved sagt: *Da der menschliche Körper Teil des kosmischen Körpers ist, müssen die Rhythmen, die im Universum wirksam sind, auch in den menschlichen körperlichen Funktionen wirksam sein.*
In unserem Teil der Milchstraße können wir bestimmte Rhythmen erkennen. Die Erde dreht sich um ihre eigene Achse, woraus sich der Kreislauf von Tag und Nacht, der zirkadiane Rhythmus ergibt. Das ist der Rhythmus der Erdumdrehung.
Die Erde bewegt sich um die Sonne. Das ist der jahreszeitliche Rhythmus oder der Rhythmus der Erdumlaufbahn. Die Schwerkraftwirkung von Son-

ne und Mond verursacht die Gezeiten. Das ist der reguläre Rhythmus, der unsere Erde beeinflußt. Und natürlich läßt die von vielen Faktoren beeinflußte Bewegung von Erde und Mond in Bezug auf Sonne den Mondmonat entstehen.

Interessanterweise sagt der Ayur-Ved, daß diese Rhythmen in der Erbstruktur eines jeden Lebewesens programmiert sind und sich auf Gesundheit und Krankheit auswirken. Das haben wir gerade jetzt erst durch die Einsichten der modernen Wissenschaft entdeckt.

Daß Störungen in Bezug zur Erdbewegung Probleme schaffen können, stellt man bei Flügen, die über verschiedene Kontinente hinwegführen, fest. Diese Zeitverschiebungen bemerkt der Körper. Die eigenen Rhythmen sind nicht im Einklang mit den Rhythmen des Universums und man fühlt sich nicht wohl. Man bemerkt, daß die innere Intelligenz des Körpers anders denkt als die Intelligenz des ganzen Universums. Und wenn sie dann wieder die Möglichkeit hat, sich auf den natürlichen Rhythmus einzustellen, dann verschwinden die Beschwerden.

Hier einige sehr interessante Einsichten der modernen Medizin: Herzanfälle treten vorwiegend morgens auf. Es gibt bestimmte Ereignisse, die einen Menschen krankheitsanfälliger machen. Das hat wahrscheinlich mit der Erzeugung von Catecholaminen+2 * zu tun und mit der Neigung der Blutplättchen, zu verklumpen. Die Klumpenbildung des Blutes kann beschleunigt werden, und das tritt mit größerer Wahrscheinlichkeit morgens auf. Aus demselben Grund sind z. B. manche Medikamente gegen Krebs nicht so wirksam, wenn sie nachmittags verabreicht werden. Diese neuen Erkenntnisse werden heute als Chronotherapie anerkannt. Man prüft sehr genau, zu welcher Zeit das Medikament verabreicht werden muß, damit es die besten Wirkungen hervorbringt. So weiß man, daß manche Störungen im Menstruationszyklus etwas mit dem Mondzyklus zu tun haben. Es gibt Veränderungen im Sekret- und Elektrolytgleichgewicht, die sowohl mit dem Mondzyklus, als auch mit den Gezeiten in Verbindung stehen. Außerdem kennt man jahreszeitlich bedingte Veränderungen der Körperchemie. Jeder Hormonforscher kennt die Beschwerden der jahreszeitlich bedingten hormonalen Störung oder Depressionen, die hauptsächlich im Winter auftreten. Man stellte fest, daß solche Menschen einen erhöhten Melatoninspiegel im Blut haben. Melatonin ist ein Hormon, das die Zirbeldrüse ausschüttet. Die Zirbeldrüse reagiert auf Licht, d. h., durch Licht wird dort die Melatoninproduktion gedrosselt. Wenn man diese Menschen mit Licht behandelt, löst sich ihre Depression auf. Es kann eine sehr schwere Körperdepression sein und sogar eine zerstörerische Form, die sich durch Lichteinwirkung erfolgreich behandeln läßt.

Weil wir ein Teil des Universums sind, sind dessen Rhythmen ein Teil des Rhythmus des menschlichen Körpers. Das gilt für jedes Lebewesen. Des-

---

* +2 Substanzen mit Hormoncharakter und Neurotransmitter

halb kommt das Murmeltier zur rechten Zeit, also im Frühling, aus der Erde heraus. Aus dem gleichen Grund haben die Feldfrüchte ihre bestimmten Wachstumszeiten.
Sowohl die heutige westliche Medizin als auch alle anderen Bereiche der Wissenschaft entstammen dem Newtonschen Weltbild. Hier wird die Welt als mechanistisches System betrachtet. Dieses Weltbild muß verändert werden und die Menschen müssen erkennen, daß Bewußtsein das Übergeordnete ist.
Das Newtonsche Weltbild ist veraltet. Es stellt eine eingefrorene Form dar, deren sich insbesondere Wissenschaftler sehr sicher sind. Sie betrachten ihr Experiment und ihre Wissenschaft als Außenstehende. Sie studieren die Natur von außen, obwohl sie Teil dieser Natur sind und schenken nur objektiven Feststellungen Glauben. Subjektive Erfahrungen werden völlig außer acht gelassen.
Aber alle Ärzte können bestätigen, daß 90 % der Patienten, die in ihre Praxis kommen, nur subjektive Beschwerden haben, für die es keine objektiven Entsprechungen gibt. Sie bezeichnen diese als seelische Beschwerden oder Neurose. Damit ist die Sache leicht abgetan. Wenn aber Bewußtsein übergeordnet ist und Materie daraus entsteht, dann sind alle Beschwerden eines Patienten, die Vorboten von etwas, das früher oder später auf der materiellen Ebene in Erscheinung treten wird. Die Newtonsche Weise, die Natur als etwas außerhalb unseres Selbst zu betrachten, ist ein veraltetes Denkmuster.
Das Gebiet der Biorhythmen ist für den Ayur-Ved von besonderem Interesse. Er schreibt sehr genau die Zeit der Einnahme eines Medikaments, eines Heilstoffs usw. vor. Es erfordert sehr viel Zeit, einem Patienten zu erklären, was es mit den Biorhythmen auf sich hat, weil dabei die Verschiedenheiten der biologischen Körpertypen zu beachten sind. Der Ayur-Ved teilt die Menschen in verschiedene Geist-Körper-Typen ein. Jeder Mensch hat eine einmalige Psyche und einen einmaligen Körper und diese sind auch noch individuell verschieden miteinander verbunden. Ein guter ayur-vedischer Arzt schaut sich beispielsweise Gesicht und Gesichtsausdruck eines Menschen an und ist dann in der Lage, alles über ihn auszusagen. Er erkennt alle möglichen Denkstrukturen und Verhaltensweisen und zu welchen Krankheiten der Patient neigt. Andererseits kann einem guten ayur-vedischen Spezialisten eine Krankengeschichte vorgelegt werden, woraufhin er in der Lage ist, Gesicht, Gesichtszüge, körperliche Merkmale und den Puls der Person zu beschreiben.
Wenn also ein Ayur-Veda-Arzt einen Patienten untersucht, stellt er ihm nicht nur ein Rezept aus, sondern betrachtet den Geist-Körper-Typ und bestimmt die Risikofaktoren. Er macht eine Vorhersage und rät zu bestimmten Verhaltensweisen, die ihm helfen, die zu erwartende Krankheit zu vermeiden. So schreibt er Tages- und Jahreszeitroutinen vor, die dem Körper-

typ dieses Menschen angemessen sind. Dabei werden besonders die Biorhythmen berücksichtigt.
Der Ayur-Veda befaßt sich u. a. mit der Nutzung von Kräutermischungen, Kräuterzusätzen und der Ernährung. Damit steigert man die Fähigkeit des Körpers, Krankheiten zu vermeiden und eine bessere Immunreaktion hervorzurufen.
Nebenbei bemerkt: Viele der Medikamente, die wir heute in der westlichen Medizin verwenden, stammen aus diesen Kräutern und Pflanzen. Aus der Rauwolfia z. B. wird ein blutdrucksenkendes Mittel gewonnen.
Digitalis ist Medizin fürs Herz. Der Grund dafür, daß diese Heilmittel überhaupt wirken, liegt darin, daß wir *Rezeptoren* (Bindungsstellen) im Körper haben, an die sich diese Mittel anbinden können. Warum haben wir diese Rezeptoren? Wenn Valium wirksam ist, muß es einen Rezeptor für Valium geben. Warum verfügen wir über diese Bindungsstellen für Valium und Digitalis? Wir haben deshalb Rezeptoren für solche Stoffe, weil die Intelligenz des Körpers über die Fähigkeit verfügt, diese Substanzen selbst herzustellen und sie an die Rezeptoren anzubinden. Außerdem gibt es auch in der freien Natur Zusammensetzungen, die sich dieser Bindungsstellen bedienen.
Da der Ayur-Veda-Arzt eine Heilpflanze als Teil desselben kosmischen Körpers betrachtet, würde er den sogenannten Wirkstoff nicht isolieren. Er hält die ganze Pflanze für nützlich. Würde man nur den Wirkstoff verwenden, dann wäre das sehr künstlich. Man entnähme der Pflanze zwar das *Wissen,* aber ihre *Weisheit* ließe man zurück.
Die *ganze* Pflanze hat eine *ganzheitliche* Wirkung auf den Körper.
Ayur-vedische Präparate beinhalten sehr wohl Wirkstoffe. Sie enthalten aber auch viele andere Bestandteile, welche die Aktivität des Wirkstoffs vergrößern. Gleichzeitig verringern sie die Giftigkeit an den nichtaktiven Rezeptoren.
An der medizinischen Hochschule lernten wir ständig etwas über die Nebenwirkungen von Präparaten. Bei Digitalis hörten wir von Nebenwirkungen wie Farbenfehlsichtigkeit, Übelkeit, Erbrechen usw., obwohl wir diese nie zu sehen bekamen. Kurz bevor man stirbt, tritt als letztes Anzeichen der Digitalisvergiftung eine Herzrhythmusstörung auf. Aus der Praxis kennt der moderne Arzt aber nur die Herzrhythmusstörungen. Der Grund liegt darin, daß wir nur den starken Wirkstoff der Pflanze verwenden, der dann zum Zielorgan wandert. Es ist durchaus möglich, eine Überdosis des Wirkstoffs Digoxin zu geben, aber man kann nicht zu viel von der Pflanze Digitalis, aus der das Digoxin stammt, einnehmen. Lange bevor man zu viel Digitalis gegessen hätte, träte der eingebaute Sicherheitsmechanismus, die Intelligenz der Natur, in Kraft. So beenden schon die ersten der bekannten Nebenwirkungen, Übelkeit und Erbrechen, die Einnahme natürlicher Mittel.
Es ist also fast unmöglich, eine Überdosis aus der Natur zu nehmen, während dies bei künstlichen Stoffen immer wieder vorkommt.

Dem Ayur-Veda geht es um die Weisheit der Pflanzen. Er legte ein umfangreiches Arzneibuch an, das mehr als 10 000 Heilmittelpflanzen beschreibt. Es gibt aber noch viel mehr.
Der Wirkungsmechanismus der Pflanzen bringt endogene Reaktionen hervor.

Kürzlich wurde dies durch ein Experiment von Dr. Neder von der Techn. Universität Massachussets (MIT) bestätigt. Er stellte Versuche mit einer der vielen Kräutermischungen (Rasajana) des Ayur-Ved an, die den Alterungsvorgang verzögern sollen.
Bei einem der Experimente gab er einer Gruppe von Ratten sehr hohe Dosen einer fetthaltigen Nahrung, die gleichzeitig arm an Cholin war. Cholin vermindert die Fettablagerungen im Körper. Es regt ein Enzym mit der Bezeichnung Lipocoproteinlipase an, das den Körper von Fett befreit. Wenn die Nahrung cholinarm ist, dann tritt beschleunigt Arterienverkalkung auf. Bei diesem Rattenmodell kann man also Arterienverkalkung ganz leicht hervorrufen, indem man cholinarme, hochfettige Nahrung verabreicht.
Im anderen Experiment konnte mit Hilfe eines ayur-vedischen Präparates das Auftreten von Arterienverkalkung verhindert werden.
Nun würde man natürlich vermuten, daß das Rasajana sicher cholinhaltig war, so daß nur das fehlende Cholin ersetzt wurde, was die Arterienverkalkung verhinderte. Das war es aber **nicht**. Als wir diese Substanz auf Cholin untersuchten, stellten wir fest, daß sie keines enthält. Der Ayur-Veda erklärt das damit, daß es die Zusammensetzung des Mittels ist, welche buchstäblich die innere Intelligenz des Körpers anregt. Wir können darüber in körperlichen Begriffen sprechen und sagen, daß endogene körperliche pharmakologische Reaktionen hervorgerufen werden. Vielleicht regen diese Zusammensetzungen einen Co-Faktor oder ein Co-Enzym an.
Wir könnten praktisch unser Leben lang den Ablauf der Vorgänge studieren, aber es läuft auf dasselbe hinaus, *sie regen die innere Intelligenz des Körpers an.* Viele der ayur-vedischen Präparate wirken vermutlich auf diese Weise.
An diesem Wissensgebiet haben wir großes Interesse. Unsere Vereinigung wird bei hoffentlich baldiger großer Mitgliederzahl wissenschaftliche Untersuchungen über Rasajanas finanzieren. Die Kräutermischungen sollen bezüglich ihrer Fähigkeit untersucht werden, verschiedene Typen von Immunreaktionen sowie andere körperliche Wirkungen hervorzurufen.
An der MIT hat Neder zwei weitere Experimente mit Rasajanas durchgeführt. Eines beschäftigt sich mit der Wiederherstellung der Gesundheit nach einem Schaden am Nervensystem. Das andere soll die Wirkung bestimmter Kräutermischungen, die krebshemmend sind, feststellen.
Dieser Teil der ayur-vedischen Tradition ist ein ganz neues und hochinteressantes Gebiet.
Ein weiterer Aspekt des Ayur-Ved ist Panchakarma. Panchakarma besteht aus einer Reihe von Verfahren, den Körper von Giftstoffen zu reinigen.

Auch hier entsteht wieder ein Konflikt. Dem modernen westlichen Mediziner ist die Vorstellung, das es körpereigene Gifte gibt, weitgehend fremd. Für ihn sind Gifte etwas, daß man von außen aufnimmt, z. B. Zigarettenrauch, krebserregende Substanzen in der Nahrung, Umweltverschmutzung usw. Sie denken nicht an die Möglichkeit innerer Giftstoffe. Dabei spricht man oft gegen eine Wand, denn solche Erfahrungen passen nicht in den Rahmen moderner Medizin.

Weil es für den Ayur-Ved natürlich kein Außen oder Innen gibt, sondern alles Teil des Ganzen ist, ist leicht einzusehen, daß Giftstoffe überall vorhanden sind.

Auch Streß erzeugt Giftstoffe im Körper. Wer Sodbrennen hat, wird erkennen, daß hier etwas entsteht, bei dem man sich nicht gerade wohlfühlt.

Diese körpereigenen Gifte können durch Kräuterdampfbäder beseitigt werden oder durch sanftes Abführen oder durch Basti. *Basti* sind Einläufe mit bestimmten Ölen und Kräutern. Man kann auch leichte Kost oder leichtes Fasten einsetzen. Außerdem gibt es sehr angenehme Verfahren wie spezielle, sanfte Massagen. Wir haben jetzt schon erste Meßwerte, die den Erfolg belegen. Natürlich fühlen sich die Menschen auch subjektiv sehr viel wohler. Sie schlafen besser, haben mehr Appetit, verspüren weniger Neigung zu Nikotin, Alkohol, Tabak und benötigen weniger Medikamente. Sie fühlen sich aber auch schwungvoller und jünger.

Der Schulmediziner würde sagen, das sei anekdotenhaft und wissenschaftlich überhaupt nicht von Belang. Von unserem Standpunkt betrachtet, ist Subjektivität jedoch wichtiger als Objektivität. Und wenn es Ihnen subjektiv besser geht, dann wird man bald objektive Verbesserungen nachweisen können. Diese objektiven Veränderungen sind z. B. Abnahme des Blutdrucks, sinkender Cholesterinspiegel, Verbesserung des Immunglobulinspiegels, Verbesserung der Aktivität der T-Killerzellen usw. Damit wäre dann auch der "Newtonsche" Wissenschaftler zufriedengestellt.

Es hängt nur vom eigenen Standpunkt ab, ob man die Veränderungen auf mikroskopischer Ebene betrachten möchte oder als Veränderung der Blutkonzentration oder einfach feststellt, wie der Patient sich fühlt. Diesem Aspekt des Ayur-Ved wird man umfangreiche Forschungen widmen.

Es gibt bereits Meßwerte zum Vergleich des biologischen und chronologischen Alters. Diese zeigen deutlich, daß Patienten, die mit Panchakarma behandelt werden und gleichzeitig TM ausüben, tatsächlich biologisch jünger werden. Die Verbindung der Ansätze ist mehr als die Summe beider Teile.

Der Ayur-Ved befaßt sich auch mit der Gruppendynamik des Bewußtseins. Das ist ein Gebiet, über das ich auf wissenschaftlichen Treffen zögere zu sprechen. Aber ich habe hier ein ganz gutes Gefühl, da eine Reihe von Ihnen TM praktiziert und damit einen Einfluß auf das kollektive Bewußtsein und die Umgebung haben.

Die gesamte Umwelt, in der wir leben, ist der Ausdruck unseres gemeinsamen Bewußtseins. Wenn es Atomwaffen gibt und wenn krebserregende

Substanzen in der Nahrung vorkommen, wenn Kriege entstehen oder wenn etwas anderes in der Umgebung passiert, dann haben wir es gemeinsam geschaffen. Auch ändern können wir es nur gemeinsam. Versuchen wir es aber nicht durch den Erlaß eines weiteren Umweltgesetzes Nr. 15 auf Seite soundsoviel! Verändern wir lieber das kollektive Bewußtsein, indem wir uns selbst ändern! Das wird sich dann automatisch auf die Umwelt auswirken.
Zur Anregung der Gruppendynamik des Bewußtseins gibt es Techniken, die ebenfalls aus der alten Tradition des Ayur-Veda kommen. Es geht dabei um die Gruppenmeditation, die *erwiesenermaßen* Veränderungen in der Umwelt hervorbringt.
Ich kann hier nicht auf die Einzelheiten aller Aspekte eingehen. Immer wenn ich dies in akademischen Kreisen tue, erlebe ich, wie ich von einem anerkannten Arzt zu einem suspekten Arzt werde. Ich denke, die Zeit wird kommen, wo man viel mehr darüber reden kann.
Heute möchte ich Ihnen noch sagen, daß die vedische Tradition und insbesondere Maharishi die Kraft der Gruppenmeditation auf das allgemeine Bewußtsein wissenschaftlich untersuchen ließ.

Es zeigte sich tatsächlich, daß sich die Umwelt einfach dadurch verändert, daß wir uns selbst ändern. Es gibt da draußen keine objektive Welt, sondern wir schaffen die Welt selbst.

Wir sind die Welt, wir sind das Universum. Die Techniken, die ich erwähnt habe, sind für unser Wohlbefinden von großer Wichtigkeit für jeden, für den Militäroffizier, der ständig im Streß ist, den Juristen, die Hausfrau.
Hier muß ich nun abbrechen. Ich möchte noch sagen:

Wir haben die Macht, Gesundheit zu schaffen und wir sind die Quelle dieser Macht.

Ich danke Ihnen.

Bearbeitung der deutschen Fassung: I. Oetinger, fachl. Beratung: Dr. rer. nat. Martin Epple

Ursprung und Entwicklung des Maharishi-Ayur-Veda

Ingeborg Oetinger

"Vollkommene Gesundheit" ist der Zustand des völligen körperlichen, geistigen und sozialen Wohlbefindens und nicht nur das Freisein von Krankheit und Gebrechen. Diese Beschreibung von Gesundheit, ausgesprochen von der Weltgesundheitsorganisation (WHO), signalisiert ein neuartiges ganzheitliches Denken, das zunehmend weltweit im Gesundheitsbereich anerkannt wird.

Das Gleichgewicht von Stoffwechsel, Verdauung, Körpergeweben und Ausscheidungen sowie Glückseligkeit von Bewußtsein, Geist und Sinnen sind die Voraussetzung für vollkommene Gesundheit.

Unter den bewährten ganzheitlichen Heilverfahren hat der Ayur-Veda eine besondere Stellung. Er ist das älteste und vollständig integrierte System der Menschheit für Gesundheit und Langlebigkeit. Er hat sich seit Jahrtausenden bewährt und gilt als Quelle aller naturheilkundlichen Überlieferungen. Wörtlich übersetzt heißt Ayur-Veda "Wissenschaft vom Leben". "Ayus" bedeutet Leben, während "Veda" für das ganzheitliche Wissen steht, das seit Jahrtausenden überliefert wird. Er befaßt sich mit dem Ursprung und der Entwicklung des Menschen und des Universums.

Praktisches Ziel des Veda ist letztlich die Selbstfindung des Menschen. Neben der natürlichen Heilung von Krankheiten liegt deshalb die Betonung des Ayur-Veda auf der Förderung körperlicher und geistiger Gesundheit.

Der Ayur-Veda weist traditionell eine große Offenheit für andere medizinische Systeme auf. So heißt es im Charaka Samhita sinngemäß: "Der Student soll nach Beendigung seiner Ausbildung vorurteilsfrei alle Heilweisen untersuchen, denen er begegnet. Stellen sie sich nach eingehender Prüfung gegenüber dem Erlernten als überlegen heraus, soll er sie ohne Zögern übernehmen." Denn alles Wissen über das Leben ist im wörtlichen Sinne Ayur-Veda.

Die ersten *schriftlichen* Aufzeichnungen sind ungefähr 2 500 bis 3 000 Jahre alt. Die klassischen Schriften stammen von den Autoren Maharishi Charaka, Begründer der inneren Medizin des alten Indiens, und Maharishi Sushruta, der mehr chirurgisch ausgerichtet war.

Während der Kolonialzeit unterstützte die britische Regierung den Ausbau der westlichen Medizin in Indien. Ein Teil des Ayur-Veda ging verloren. In den letzten Jahren haben sich führende ayur-vedische Ärzte auf Betreiben von Maharishi Mahesh Yogi zusammengeschlossen, um den Ayur-Veda in seiner interkulturellen Reichweite wiederzubeleben. Dazu gehöre ein führender Experte in der Pulsdiagnose (z. B. ein Vertreter des All-India Vaidya-Kongresses,) ein führender Fachmann der ayur-vedischen Pflanzenheilkunde und Berater der Regierung in Andra Pradesh sowie der ehemalige Präsident der ayur-vedischen Universität in Jamnagar. In Zusammenarbeit mit westlichen Wissenschaftlern und Medizinern entstand eine neue Formulierung des Ayur-Veda, in dem die klassischen ayur-vedischen Texte in einer modernen Sprache aufgearbeitet sind. Dieser neue Ayur-Veda ist auch unter dem Begriff Maharishi-Ayur-Veda (MAV) bekannt.

Empfehlungen zum Verhalten

Grundsätzlich ist der Maharishi-Ayur-Veda MAV in der Lage, sehr genau festzustellen, welche Wirkung jeder beliebige Umwelteinfluß auf die Doshas, d. h. die drei Grundkräfte im Körper ausübt. Das bezieht sich nicht nur auf die Ernährung. Es gehören die persönliche Lebensweise, die berufliche Tätigkeit, Tag- und Nachtrhythmus, sportliche Betätigung dazu. Klima und Jahreszeiten haben einen wesentlichen Einfluß auf die seelische und körperliche Gesundheit. Deshalb wird die Beratung jeweils auf die vorherrschenden klimatischen Bedingungen und entsprechend der Jahreszeit abgestimmt.
Hier sollte noch einmal betont werden, daß die Bemühungen des Maharishi-Ayur-Veda zunächst der *Erhaltung von Gesundheit* gelten. Um das lebendige Zusammenspiel aller Abläufe im körperlichen und seelischen Bereich zu erfassen, aber auch Krankheiten zu behandeln, setzt er eine Reihe weiterer Methoden ein.
Diese sind z. B. Entschlackungskuren (Panchakarma), die in mehreren Maharishi-Ayur-Veda-Gesundheitszentren in über 100 Ländern durchgeführt werden können. Dazu gehören auch Musik und Klänge (Gandharvaveda) sowie die mathematische Krankheitsvorhersage (aus dem Jyotish), Pflanzen- und Mineralprodukte, spezielle Teezubereitungen, Gewürzmischungen, Edelstein- und Aromatherapie. Leichte Körper- und Atemübungen können verordnet werden. Mehrmals im Jahr kommt ein indischer Arzt, der 2 Maharishi-Ayur-Ved-Kliniken in den USA leitet, nach Deutschland. Er vergibt sog. *Urklangtechniken* d. h., besondere Zusatzmeditationen gegen die verschiedensten Erkrankungen. Diese Techniken beruhen auf der Erkenntnis, daß jede Krankheit, aber auch Gesundheit, ihre eigene Schwingung, d. h., ihren eigenen, natürlich schwingenden Ton hat. Er entspricht dem singenden, klingenden und summenden Ton des ganzen Universums.
Das setzt natürlich voraus, daß man die *Transzendentale Meditation* (TM) schon erlernt hat.

Dosha-Lehre

Es wurde bereits gesagt, daß Ayur-Veda ganzheitlich denkt, also in seelisch-körperlichen Zusammenhängen. Darauf beruht sein Erfolg. Der Ayur-Veda spricht hier von körperlich-geistigen Wirkprinzipien oder Gesetzmäßigkeiten, welche alle Vorgänge steuern und ordnen. Er nennt sie die *drei* ***Doshas,*** nämlich ***Vata, Pitta und Kapha.***

VATA steht für Bewegung und Fluß. Der gesamte Halte- und Bewegungsapparat ist von ihm abhängig. Außerdem reguliert es Zellteilung, Herztätigkeit, Atmung, Blutkreislauf, Darmbewegung, bzw. die Bewegung aller innere Organe. Zusätzlich kontrolliert Vata alle Funktionen des Geistes und der Sinnesorgane.
Im geistigen Bereich: Aufnahmefähigkeit, Wachheit und Klarheit.

PITTA ist für alles verantwortlich, das mit Wärme im Körper zu tun hat. Damit ist nicht nur die Körperwärme, sondern auch die Verbrennung, d. h. Verdauung, der gesamte Stoffwechsel und Energieaustausch gemeint sowie alle Entzündungen (Feuer = rot und heiß).
Im geistigen Bereich reguliert es die Gemütsbewegungen und ist verantwortlich für einen wachen Geist und gute Intelligenz.

KAPHA ist die Grundlage für Kraft und Widerstandsfähigkeit. Alle Strukturen (z. B. Knochen und Muskulatur) und deren Zusammenhalt sowie die Körperflüssigkeiten werden von Kapha kontrolliert.
Im feineren Bereich betrifft dies u. a. Zellmembran und Bindegewebe. *Auf seelischem Gebiet* ist es für ein gesundes Gefühlsleben, Ausgeglichenheit sowie Gedächtnisleistung verantwortlich.

Über alle beschriebenen Funktionen verfügt prinzipiell jedes Lebewesen. Aber der Anteil der Elemente und damit der Doshas ist jeweils verschieden. Daraus ergeben sich unterschiedliche Konstitutionstypen, die bereits bei der Geburt festgelegt sind. Reine Vata-, Pitta-, oder Kapha-Typen sind selten. Durch die Mischung der 3 Prinzipien benennt der Ayur-Veda 7 Kombinationsmöglichkeiten. In der westlichen Medizin beschränkt man sich im Allgemeinen auf die Einteilung in A- und B-Typen, die den umfangreicheren Schöpfungsprinzipien nur ungenügend gerecht werden. Aus der Kenntnis, welchem der 10 Dosha-Typen ein Mensch angehört, entstehen Neigungen zu bestimmten Krankheiten. Auch Vorhersagen über Antworten des Körpers auf bestimmte Nahrungsmittel, Medikamente, Sinnesreize, Klima, Lebensführung usw. lassen sich treffen. Darauf stimmt der Ayur-Veda-Arzt seine Empfehlungen ab.
Maharishi-Ayur-Veda ist also keine "Hau-Ruck-Medizin". Im Gegenteil. Der Patient übt sich im langsamen Abbau anstrengenden und gesundheitsschädlichen Verhaltens zugunsten des Aufbaus neuer und lebenfördernder Gewohnheiten. So, wie bei allen Methoden des Maharishi-Ayur-Veda, geht man auch hier sehr liebevoll mit sich selbst um. Plötzliche und radikale Umstellungen verursachen neue seelische und körperliche Spannungen. Dagegen heißt es: "Mach in der nächsten Zeit ein Drittel weniger Fehler als bisher". Später rät er dann, nur noch halb bzw. ein Viertel so viele Fehler und nach und nach immer weniger Fehler zuzulassen.

Beschreibung der verschiedenen Typen

Der VATA-TYP hat einen leichten Körperbau und wenig Muskulatur, hat zarte Glieder und Gelenke, Sehnen und Venen sind deutlich sichtbar. Die Haut ist eher trocken. Sein Appetit ist wechselhaft und die Verdauung unregelmäßig. Vata-Menschen sind geistig rege, manchmal ruhelos, haben eine schnelle Auffassungsgabe und vergessen auch schnell wieder. Der Schlaf ist leicht und kurz. Sie neigen zu Ängstlichkeit, Nervosität und Vergeßlichkeit.

Der PITTA-TYP ist von mittlerer Statur, mit weichem, feinen, oft rötlichem Haar. Die Haut wird gut durchblutet. Sein Haar neigt zu vorzeitigem Ergrauen oder Glatzenbildung. Er hat guten Appetit und eine schnelle und starke Verdauung. Er ist sehr intelligent und ein ausgezeichneter Redner mit guter Ausstrahlung. Pitta-Typen sind leicht reizbar und können leicht ungeduldig und eifersüchtig werden.

Der KAPHA-TYP ist eher rundlich und hat kräftiges, oft dunkles Haar. Die Haut ist leicht fettig. Er hat einen wohlproportionierten, soliden Körperbau. Stoffwechsel und Verdauung sind träge. Er ist meist entspannt, kann tief und lange schlafen. Durchhaltevermögen und ein ausgezeichnetes Langzeitgedächtnis zeichnen ihn aus. Er ist bedächtig und neigt manchmal zu Trägheit.

Das funktionelle Gleichgewicht der drei Doshas ist die Voraussetzung für echte Gesundheit. Jedes Dosha kann sich im Ungleichgewicht befinden, wobei verschiedene typische Befindlichkeitsstörungen entstehen, die sich bei längerer Dauer als Krankheiten bemerkbar machen (80 % Vata-Störungen, 40 % Pitta- Störungen, 20 % Kapha-Störungen). Bei jedem Typ kann prinzipiell jedes Dosha beeinträchtigt sein.
Zu jeder Tageszeit, Jahreszeit, zu jedem Klimabereich und Lebensalter usw. ist ein Dosha am stärksten angeregt. Dann ist es auch besonders störanfällig. Man kann sich vorstellen, daß um die Mittagszeit Pitta sehr aktiv ist, so daß man zweckmäßigerweise gegen 12 ^{00} Uhr die Hauptmahlzeit einnehmen sollte, damit die Speisen so rückstandsfrei wie möglich verbrannt werden. Nach 22 ^{00} Uhr beginnt nochmals eine Pitta-Zeit. Jeder Nachtarbeiter oder "Langfernseher" weiß ein Lied davon zu singen, daß er nachts nochmals aktiv wird und Hunger bekommt. Trotzdem ist die Verstoffwechselung, wegen der verminderten Aktivität einiger Organe, nachts nicht so gut wie am Mittag. Also sind gesundheitliche Störungen, die der Nachtmahlzeit folgen, nicht selten.
Wer hätte nicht schon bemerkt, daß er sich nicht wohl fühlt, nachdem er am Sonntag lange geschlafen hat? Er begann seinen Tag nämlich erst dann, als Kaphazeit herrschte, also alle körperlichen und seelischen Vorgänge auf Trägheit eingerichtet waren.

Am Beispiel des Vata läßt sich das Folgende erklären:

Vata hat u. a. die Eigenschaft, sehr trocken zu sein. Die Vata-Jahreszeit ist Spätherbst und Winter, also bei kühlem, windigem, oft trockenem Wetter. Außerdem herrscht Vata ab dem 60. Lebensjahr vor. Würde man in dieser Zeit sehr trockene Lebensmittel wie Knäckebrot, Hirse usw. zu sich nehmen oder kalte Rohkost, die ja für den Menschen viel zu grob ist, käme es zu typischen Störungen. Leichte Störungen wären trockene und rauhe Haut, dunkle Augenränder, trockene Schleimhäute, die zu Stuhlverstopfung führen, Blähungen, brüchige Nägel und Haare, Müdigkeit, Schlafstörungen, aber auch Nervosität, Ängstlichkeit, Energielosigkeit, Flüchtigkeit bei der Arbeit. Sie verlieren an Liebenswürdigkeit und Einfühlungsvermögen, werden ängstlich und besorgt.
Bleiben diese Vata-Störungen lange Zeit unbeachtet, so entstehen Krankheiten wie etwa der größte Teil der degenerativen Gelenkerkrankungen, Rükkenschmerzen, Nervenentzündungen, alle Arten von Lähmungen, d. h. auch Halbseitenlähmungen nach Gehirnschlag, Zustandsbilder geistig-seelischer Störungen.

Zu den **Pitta**-Störungen gehören Augenerkrankungen, Augenbrennen und alles, was rot und heiß ist, also Entzündungen, aber auch Verdauungsstörungen, Sodbrennen, Magen-Darmgeschwüre

Typische **Kapha**-Störungen wären Antriebslosigkeit, Depressionen, aber auch der Schnupfen.

Bei manchen Krankheiten sind Ungleichgewichte in allen 3 Doshas vorhanden, so z. B. bei Krebs, AIDS usw.

Der Maharishi-Ayur-Veda (MAV) verwendet 20 Ansätze

Dabei würdigt er den persönlichen Hintergrund, die Eigenart und Einmaligkeit jeder Person und kann auf dieser Grundlage eine ganz persönliche Behandlung planen. Diese nutzt dann die Eigenheiten einer Persönlichkeit in gezielter Weise für den Heilerfolg.
Ernährung und die Qualität der Verdauung spielen im Ayur-Veda eine wesentliche Rolle für den Aufbau des Körpers. Dabei liegt es dem Maharishi-Ayur-Veda fern, komplizierte Ernährungs - und Diätpläne zu erstellen. Er geht vielmehr davon aus, daß der Körper jedes Menschen so intelligent ist, daß er nach denjenigen Nahrungsmitteln verlangt, welche zu diesem Zeitpunkt benötigt werden, damit er sich wohl fühlt und gesund bleibt. "Die Geschmäcker sind verschieden" heißt es im Volksmund. Aber die meisten Menschen verfügen nicht mehr über das erforderliche natürliche Gefühl für das, was ihr Körper in der jeweiligen Situation benötigt. Hier kann der MAV helfen, indem er zunächst die persönliche Konstitution des Menschen feststellt und dann entsprechende Ernährungs- und Verhaltensregeln empfiehlt.

Dabei können Nahrungsmittel und verschiedene Stadien des Verdauungsprozesses den 3 Doshas zugeordnet werden. Durch die Nahrung selbst sowie durch den Vorgang des Essens lassen sich die Doshas ausgleichen.
Es ist nicht damit getan, daß man etwa bei einer Vata-Störung der Hirse mehr Wasser zusetzt oder die Rohkost anwärmt. Das wäre ein zu geringer Ausgleich. Es ist so, daß bestimmte Lebensmittel sozusagen einen eigenen Charakter haben, d. h., die Doshas sind verschieden stark ausgeprägt.
Der Ayur-Veda unterscheidet 6 Geschmacksrichtungen: Süß, sauer, salzig, bitter, zusammenziehend und scharf. Jeder Geschmack hat einen anderen Einfluß auf die menschlichen Doshas. Deshalb sollte jede Mahlzeit möglichst jede Geschmacksrichtung enthalten. Diese lassen sich auch durch den Einsatz verschiedener Gewürze bzw. Gewürzmischungen (Churnas) in die Speisen einbringen.

Erkennen Sie Ihren persönlichen Konstitutionstyp*

Die Kenntnis Ihres ayur-vedischen Konstitutionstyps hilft Ihnen, Ihr körperlich-seelisches Gleichgewicht zu bewahren und damit Ihre Gesundheit zu erhalten.

Warum hat der Volksmund recht, wenn er sagt, die Geschmäcker seien verschieden? Nach dem folgenden Test werden Sie sich selbst und die Vorlieben anderer besser verstehen. Wie genau trifft jede der folgenden Aussagen im allgemeinen - also nicht nur für die letzten Wochen - auf Sie zu? Die Ziffer 0 bedeutet "nein, stimmt nicht", die Ziffer 6 "ja, stimmt genau". Die anderen Bewertungspunkte liegen dazwischen. Malen Sie einen Kreis um die zutreffende Ziffer.

Wie Sie Ihren Konstitutionstyp finden

Die drei Testabschnitte V, P und K stehen für die drei grundlegenden Funktionsprinzipien: **Vata** - *das Bewegungsprinzip*, **Pitta** - *das Stoffwechselprinzip*, und **Kapha** - *das Prinzip der Struktur und Festigkeit*. Vergleichen Sie die Summen der Bewertungspunkte V, P und K miteinander und stellen Sie fest, welcher Testabschnitt die höchste Punktzahl hat. Häufig sind zwei Prinzipien stark ausgeprägt, bei manchen Menschen sogar alle drei. Welche Summen welchen Typ ergeben, zeigen die folgenden **Beispiele:**

P 60, V 44, (K 26)	= Pitta-Vata-Typ.
V 66, (P 22, K 28)	= Vata-Typ.
V 45, P 49, K 44	= Vata-Pitta-Kapha-Typ.

* Quelle: Amrita Naturprodukte GmbH, 5144 Wegberg

Testabschnitt V	nein ← → ja
Ich bin lebhaft und begeisterungsfähig	0 1 2 3 4 5 6
Ich bin gesprächsbereit	0 1 2 3 4 5 6
Ich werde schnell aufgeregt	0 1 2 3 4 5 6
Ich werde leicht ängstlich oder besorgt	0 1 2 3 4 5 6
Es fällt mir schwer, Entscheidungen zu treffen	0 1 2 3 4 5 6
Ich handle schnell	0 1 2 3 4 5 6
Ich gehe schnell	0 1 2 3 4 5 6
Ich kann Neues schnell aufnehmen	0 1 2 3 4 5 6
Ich kann schlecht auswendig lernen und behalten	0 1 2 3 4 5 6
Ich schlafe schlecht ein und wache oft zwischendurch auf	0 1 2 3 4 5 6
Ich habe oft trockene Haut, besonders im Winter	0 1 2 3 4 5 6
Ich bekomme leicht kalte Hände und Füße	0 1 2 3 4 5 6
Kaltes Wetter ist mir ungemütlich	0 1 2 3 4 5 6
Ich neige zu Blähungen oder Verstopfung	0 1 2 3 4 5 6
Ich habe einen leichten Körperbau und nehme schwer zu	0 1 2 3 4 5 6
Summe der Bewertungspunkte V:	

Höchste Punktzahl bei V

Haben Sie bei "V" die größte Punktzahl, spielt Vata, das Bewegungsprinzip, die vorherrschende Rolle in Ihrer Konstitution. Ausgewogenes Vata bedeutet mehr Energie, Wachheit, Flinkheit und Kreativität. Zu viel Vata kann zu Angst, Unruhe, spröder Haut, Verstopfung und Schlaflosigkeit führen. Viel Bewegung, z. B. Reisen, erhöht Vata. Um zu viel Vata auszugleichen, empfiehlt der Maharishi-Ayur-Veda u. a. Vata-Gewürz (Churna), Vata-Tee und Vata-Aromaöl, die beruhigend und stabilisierend wirken, sowie ölige Speisen, regelmäßige Mahlzeiten, Mittagsruhe, einen regelmäßigen Tagesablauf, frühes Schlafengehen und nur mäßigen Sport.

Testabschnitt P	nein ← → ja
Ich habe einen scharfen Intellekt	0 1 2 3 4 5 6
Ich neige zu Perfektionismus	0 1 2 3 4 5 6
Ich neige zu präzisem und methodischem Arbeiten	0 1 2 3 4 5 6
Ich folge gern eigenen Vorstellungen, bin auch mal eigenwillig	0 1 2 3 4 5 6
Ich werde leicht ungeduldig	0 1 2 3 4 5 6
Ich werde ziemlich schnell gereizt oder ärgerlich	0 1 2 3 4 5 6
Ich brause leicht auf, beruhige mich aber schnell wieder	0 1 2 3 4 5 6
Mein Haar hat mindestens eines der folgenden Merkmale: dünn, seidig, blond, strohblond, rötlich, frühzeitig grau od. Haarausfall	0 1 2 3 4 5 6
Ich verdaue gut und kann essen, was ich will	0 1 2 3 4 5 6
Ich kann mehr essen als die meisten Menschen meiner Größe	0 1 2 3 4 5 6
Bei Verzögerung / Ausfall des Essens fühle ich mich unwohl und gereizt	0 1 2 3 4 5 6
Ich habe sehr regelmäßig Stuhlgang, selten Verstopfung	0 1 2 3 4 5 6
Ich schwitze leicht	0 1 2 3 4 5 6
Ich fühle mich unwohl bei heißem Wetter -lieber zu kalt als zu heiß	0 1 2 3 4 5 6
Ich liebe kalte Speisen, Eiscreme und gekühlte Getränke	0 1 2 3 4 5 6
Summe der Bewertungspunkte P:	

Höchste Punktzahl bei P

Haben Sie bei "P" die größte Punktzahl, spielt Pitta, das Stoffwechselprinzip, die vorherrschende Rolle in Ihrer Konstitution. Pitta ist für Hitze und Stoffwechsel verantwortlich. Ausgewogenes Pitta sorgt für gute Verdauung und Zufriedenheit. Zu viel Pitta kann überschüssige Hitze, Ärger, Ungeduld, Hautprobleme und Übersäuerung verursachen. Um erhöhtes Pitta auszugleichen, helfen u. a. Pitta-Gewürz (Churna), Pitta-Tee und Pitta-Aromaöl. Sie wirken kühlend und besänftigend. Etwas Ghee (Butterfett) ans Essen ist gut. Süße, bittere und herbe Speisen und Getränke bevorzugen. Nicht zu scharf würzen. Hitze, Sauna und extreme Sportarten besser meiden.

Testabschnitt K	nein ← → ja
Andere Leute empfinden meine Natur als angenehm	0 1 2 3 4 5 6
Es dauert lange, bis ich ärgerlich oder gereizt werde	0 1 2 3 4 5 6
Ich neige zu geruhsamem und gemütlichem Tun	0 1 2 3 4 5 6
Mein Gang ist langsam, fest und stabil	0 1 2 3 4 5 6
Ich habe ein ausgezeichnetes Langzeitgedächtnis	0 1 2 3 4 5 6
Kühles, feuchtes Wetter sagt mir am wenigsten zu	0 1 2 3 4 5 6
Meine Haut ist weich und sanft	0 1 2 3 4 5 6
Ich bin im Grunde ein friedlicher Mensch und schwer aus der Fassung zu bringen	0 1 2 3 4 5 6
Mein Schlaf ist tief und fest	0 1 2 3 4 5 6
Bei weniger als acht Stunden Schlaf fühle ich mich tagsüber unwohl	0 1 2 3 4 5 6
Ich neige zu starker Schleimbildung oder zu Völlegefühl	0 1 2 3 4 5 6
Ich neige seit jeher zur Molligkeit	0 1 2 3 4 5 6
Ich nehme sehr schnell zu	0 1 2 3 4 5 6
Wenn ich zu tun habe, kann ich leicht auf Malzeiten verzichten	0 1 2 3 4 5 6
Mein Körperbau ist eher athletisch	0 1 2 3 4 5 6
Summe der Bewertungspunkte K:	

Höchste Punktzahl bei K

Haben Sie bei "K" die größte Punktzahl, spielt Kapha die vorherrschende Rolle in Ihrer Konstitution. Kapha ist für Struktur und Festigkeit verantwortlich. Ausgewogenes Kapha verleiht Stärke, Ausdauer, gute Widerstandskraft, Stabilität und ein ausgeglichenes Temperament. Zu viel Kapha kann u. a. Trägheit, Depressionen und Übergewicht verursachen. Um erhöhtes Kapha auszugleichen, eigenen sich Kapha-Gewürz (Churna), Kapha-Tee und Kapha-Aromaöl. Sie wirken wärmend und vitalisierend. Auch helfen scharfe, kräftig gewürzte Speisen; Honig in kleinen Mengen. Das Frühstück darf öfter ausfallen. Sport und Bewegung tun gut.

Wie Sie den Einfluß von Klima und Witterung ausgleichen können

Die drei Funktionsprinzipien Vata, Pitta und Kapha werden auch durch das Wetter beeinflußt. Bei sehr kaltem, trockenem, windigem oder unbeständigem Wetter schnellt Vata in die Höhe. Die warme Jahreszeit erhöht Pitta. Und bei feucht-kalter Witterung mit Schnee oder Regen nimmt Kapha zu.

Zum Ausgleich eignen sich Vata-, Pitta- und Kapha-reduzierende Churnas (Gewürze), Gewürz-Tees und Aromaöle. Verwenden Sie die wohlschmekkenden Churnas zum Würzen Ihrer täglichen Mahlzeit, zum Anrichten der Salatsoße oder zwischendurch in heißer Milch. Die Gewürz-Tees haben einen unvergleichlichen Geschmack. Die Aromaöle werden in einer Duftlampe zum Verdampfen gebracht und wirken - selbst während des Schlafes - durch ihren zarten Duft.

Trauen Sie Ihrem Geschmack. Er weiß, was Ihnen gut tut. Auch die folgende Tabelle hilft Ihnen, zur jeweiligen Jahreszeit die richtigen Gewürze, Tees und Aromaöle zu finden. Weitere praktische Ratschläge erhalten Sie bei einer Maharishi Ayur-Veda-Konsultation.

Typ	Vatazeit	Pittazeit	Kaphazeit
Vata	V	V	V
Pitta	P	P	P
Kapha	V	K	K
VP, PV	V	P	V
VK, KV	V	V	K
PK, KP	V	P	K
VPK	V	P	K
	trockenkalt	warm	feuchtkalt

Einflüsse, welche die Doshas vermehren

Setzt man sich diesen Einflüssen im Übermaß aus, so daß sie aus dem Gleichgewicht geraten, führt das zu gesundheitlichen Störungen. Tages- und Jahreszeiten zeigen, wann die Doshas besonders leicht irritierbar sind.

VATA: Zu wenig Ruhe - Furcht - Kummer - Ärger - Erschöpfung - Erregung - Müdigkeit - nachts aufbleiben - ausgiebiges Reden - Unterdrückung von natürlichen Bedürfnissen - Reisen - Fasten - trockene, kalte Nahrung - bittere und zusammenziehende Speisen - Herbst - November - Februar - Kälte - früher Morgen - Nachmittag.

PITTA: Hitze - Sonne - Feuer - brennende Empfindungen - Eifersucht - Leidenschaft - Anstrengung - Fasten - heiße, saure und salzige Speisen - Leinsamen - Sesam - Yoghurt - Essig - Alkohol - Fisch - Rauchen - Ärger - Zorn - Haß - Mittag - Mitternacht - Herbst.

KAPHA: Am Tag schlafen - Schlafen nach den Mahlzeiten - Mangel an körperlicher Bewegung - Überessen - Frühstück - süße, saure und salzige Speisen - Milchprodukte - schwere, ölige, schleimige und kalte Speisen - Fleisch - Frühling.

Alterung

Zu diesem Thema soll vor allem der führende Experte der ayur-vedischen Medizin, Dr. Chopra, zu Wort kommen. In seinem Buch "Die heilende Kraft"* sagt er folgendes:

"Manche Menschen leben aufgrund außergewöhnlicher Erbanlagen, eines starken Immunsystems oder glücklicher Umstände länger als andere.

Es gibt jedoch keinen wissenschaftlichen Nachweis, daß der Alterungsprozeß normal ist - wir sind ihm lediglich alle unterworfen. Das "normale" Leben ist so vielen Belastungen ausgesetzt, daß man davon ausgehen kann, daß die Physiologie ständig unter überhöhtem Druck steht - durch Lärm, Umweltverschmutzung, negativen Gefühlen, falscher Ernährung, Rauchen, Trinken usw. Allein die allgegenwärtige Krankheit "des In-Eile-Seins" beschleunigt den Alterungsprozeß heutzutage bei fast jedem von uns. Wenn Meditation diesen Faktoren entgegenwirkt, so könnte sie völlig neue Erkenntnisse über den Alterungsprozeß zutage fördern. Wallace machte sich daran, eine Gruppe erwachsener Meditierender auf ihr sogenanntes biologisches Alter hin zu untersuchen. Das biologische Alter zeigt den körperlichen Zustand eines Menschen, verglichen mit dem statistischen Mittelwert der Gesamtbevölkerung. Es ist ein genaueres Maß als das chronologische Alter, denn keine zwei Menschen im Alter von 25 Jahren sind in derselben körperlichen Verfassung".

"Die Forschung von Wallace ging von der Annahme aus, daß Menschen nicht in ihren Einzelfunktionen altern, sondern als Gesamtwesen. Deshalb beinhaltet das Altern in seiner Sicht einen erheblichen Entscheidungsspielraum. Wenn alte Menschen ihre geistigen Fähigkeiten durch ständige Anwendung frisch halten konnten, so mußte die Ausübung einer meditativen Technik, die das Bewußtsein voll entfaltet, noch mehr bewirken. Das wichtigste Ergebnis von Wallace war, daß Langzeitmeditierende ihr biologisches Alter um fünf bis zwölf Jahre verringerten.

---

* Dr. Chopra "Die heilende Kraft" Lübbe Verlag

Dies weist darauf hin, daß der Alterungprozeß vom Bewußtsein her gesteuert wird. Bewegt sich unser Denken nur auf der üblichen Oberfläche, wo es hin und her geworfen wird, so beschleunigen wir das Altern unserer Zellen. Doch bewegen wir uns auf den stillen Bereich des Transzendenten zu, so kommt die gedankliche Aktivität zur Ruhe und damit offensichtlich auch die zelluläre. Wenn dem so ist, dann kann das Altern von verschiedenen Bewußtseinsebenen aus gesteuert werden."
"Wenn wir uns auf den Verfall programmieren, was in früheren Generationen der Fall war, so wird dies Wirklichkeit. Ein Programmieren dieser Art ist nicht als einfaches Denken oder Glauben zu verstehen. Positive Einstellungen, geistige Wachheit, Überlebenswille und andere seelische Eigenschaften, können das Altern angenehmer machen. Sie sind zweifelsohne hilfreich, die starre soziale Konditionierung zu durchbrechen, der ältere Menschen oft zum Opfer fallen. Aber die eigentliche Umkehrung des Alterungsprozesses muß auf einer anderen, tieferen Ebene vor sich gehen. Die Gerontologie (Wissenschaft vom Alter) erkennt offiziell keine Maßnahme an, die den Alterungsprozeß umkehrt oder verlangsamt. Diese Haltung ist recht unnachgiebig, zumal das Altern ja noch nicht einmal angemessen definiert worden ist. Die Rishis würden dem entgegenhalten, daß es der Naturwissenschaft nicht gelungen ist, jene Bewußtseinsebene zu erreichen, auf der das Altern besiegt werden kann."

Die Seele ist dem Körper übergeordnet

Wo spielen sich Krankwerden und Heilung ab ?

Dr. Chopra sagt in "Die heilende Kraft": Max Planck und anderen Physikern gelang um die Jahrhundertwende der Nachweis, daß Licht sowohl als Welle (Energie) als auch Materie (Photon) auftreten kann. Die Wandlung geschieht in einem Bereich, der uns nicht wahrnehmbar zu sein scheint". Das folgende Schaubild zeigt in einer Darstellung das Muster dieser verborgenen Umformung.

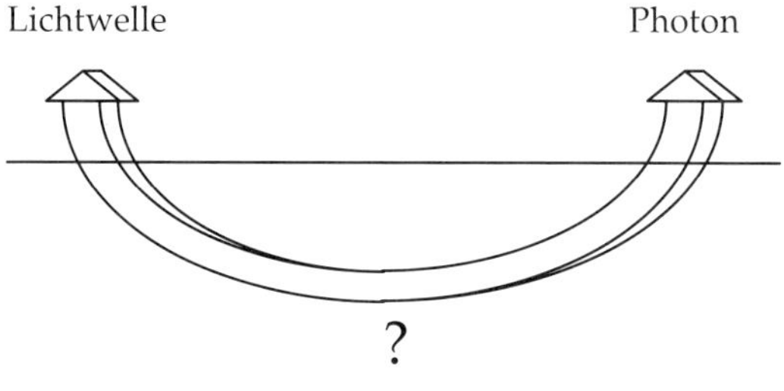

"Die rätselhafte Wandlung von Nicht-Materie in Materie, von Zeit in Raum, von Energie in Masse geht blitzschnell vor sich, anscheinend ohne eine Wegstrecke zurücklegen zu müssen."

Wie wir wissen erzeugt jeder Gedanke, jedes Gefühl, überhaupt jeder Einfluß von außen, nicht nur ganzkörperliche Anregungen, sondern es bilden sich auch die verschiedensten chemischen Stoffe.
So entstehen durch Angst, Unruhe, Aggressionen usw. giftige Chemikalien und durch Harmonie und Glücksgefühle, solche Stoffe, die Dr. Chopra "glückliche Moleküle" nennt. Sie bringen heilende Wirkungen hervor.

Die Wandlung

Gefühle haben, wie Lichtwellen, keine Masse. Und doch tauchen sie irgendwo ein und kommen als etwas anderes, materielles, wieder zum Vorschein. Mit dem einfachen, geradlinigen Newtonschen Weltbild ist das nicht zu erklären.
Chopra: "Gibt es *schwarze Löcher* in uns, in denen Materie und Energie auf immer verschwinden? Ja, und wir nennen das Vergessen.
Beschleunigen wir die Zeit und verlangsamen wir sie, so wie ein Weltraumreisender das mit seinem Raumschiff tut, wenn es fast Lichtgeschwindigkeit erreicht? Auch diese Frage können wir bejahen, denn ein Autor kann sich im Handumdrehen eine Geschichte ausdenken, deren Niederschrift dann viele Stunden normaler Zeit verbraucht. Umgekehrt kann man eine halbe Stunde damit verbringen, sich an den Vornamen eines Bekannten zu erinnern; kaum hat man jedoch diese zeitlose Zone der Erinnerung gefunden, aus der man ihn holen muß, so ist der Name sofort da." Er lag uns sozusagen "auf der Zunge". Natürlich sind die Begriffe aus Physik und Astronomie nur als Vergleiche zu verstehen."

Die folgenden Schaubilder mögen das anhand einiger Beispiele veranschaulichen. Oberhalb der Linie finden wir den körperlichen Bereich. Die linke Seite zeigt Gefühle bzw. äußere Einflüsse und rechts die materiellen Auswirkungen im Körper.

Streß	Adrenalinerzeugung
Angst	Unruhe
Wut	Erröten
Schreck	Schwitzen
Eifersucht	Herzklopfen
Haß	Blutdruckanstieg
Aggression	Muskelreaktionen

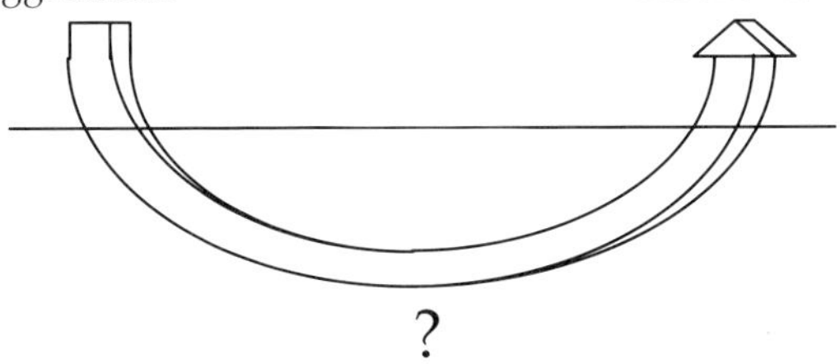

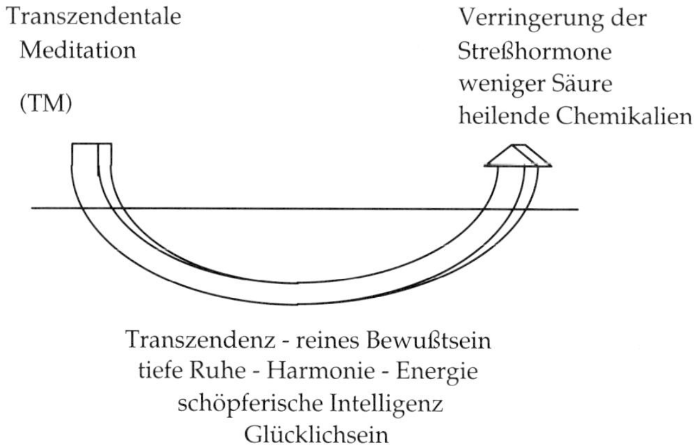

Jede Zelle ist in der Lage, prinzipiell jedes Molekül selbst herzustellen. Das heißt der ganze Körper muß ein "denkender Körper" und damit der Ausdruck von schöpferischer Intelligenz sein. Die Berührung der Transzendenz geschieht sicher und zuverlässig über den Weg, der bereits in jedem Menschen seit seiner Geburt angelegt ist, die Transzendentale Meditation (TM). Mit ihrer Hilfe kann jedermann tief im Zentrum seines Geistes den Bereich reinen Bewußtseins, also Bewußtsein *an sich*, erfahren und vor allem auch nutzen. Das ist der Bereich größtmöglicher Ruhe, Harmonie, Energie, die schöpferische Intelligenz und vor allem Glücklichsein. Diese Qualitäten werden zweimal täglich für etwa 15 Minuten berührt und in das aktive Leben eingebracht. In dem Bereich des reinen, ungebundenen Bewußtseins, der Transzendenz, geschieht die bisher unerklärliche *Umwandlung*. Man nennt diese Kraft auch den "inneren Arzt". Wichtig ist, daß der Weg völlig neutral, also nicht gebunden an bestimmte Religionen bzw. Konfessionen beschritten werden muß. Es funktioniert ebenso kultur- und religionsneutral wie der Schlaf.

Aus Wilhelm von Humboldt's Feder stammt die Aussage: "Der körperliche Zustand hängt wesentlich von der Seele ab." Man suche sich vor allem zu erheitern und von allen Seiten zu beruhigen.

Die Tatsache, daß durch reichlich Lachen und Gücklichsein sogar Krebs verschwinden kann, hat sich immer wieder gezeigt. Von mehreren Fällen wird berichtet, in denen sich ein Krebskranker, dem man nur noch wenige Monate Lebenszeit voraussagte, diese kurze Spanne voll den Freuden und Erlebnissen einer Weltreise oder ähnlichem hingab. Als er zurückkehrte, hatte er zwar kein Geld mehr, aber sein tödliches Leiden hatte er ebenfalls verloren.

Es wurde gesagt, daß im Ayur-Veda als Voraussetzung für stabile Gesundheit schon von alters her das seelisch-geistige Gleichgewicht gilt. Störende Einflüsse aus der Umwelt sind unvermeidbar. Nicht zuletzt aus diesem Grunde spricht Maharishi-Ayur-Veda davon, daß die gewünschte Ausgeglichenheit im Stoffwechsel wie im geistigen Erleben nur dann von Dauer sein kann, wenn der Mensch regelmäßig Verbindung zu der Quelle aller Ordnung in sich selbst aufnimmt.
Um gesund zu bleiben und sich körperlich, geistig und seelisch so schnell wie möglich höher zu entwickeln, seine Persönlichkeit ganz zu entfalten, ist es notwendig, ganz gezielt und regelmäßig Energie aus der eigenen, nie versiegenden Quelle bzw. aus dem Kosmos zu gewinnen.

Bewußtsein

Dr. Chopra sagt:

"Es scheint, daß im Moment der Schöpfung unser Universum mit dem Milliardenfachen der heute beobachtbaren Energie erfüllt war. Der Rest wurde in einen verborgenen Bereich zurückgenommen.

Die Rishis erklärten, daß wir uns durch ein erweitertes Bewußtsein sogar diese unvorstellbare, verlorene Wirklichkeit von neuem erschließen könnten. Die theoretische Physik bestätigt, daß die verlorengegangenen Dimensionen und unsichtbaren Energiefelder im Grunde nicht irgendwohin verschwunden sind. Sie sind lediglich wieder in das Urfeld hinein "entschlafen". In ähnlicher Weise ist die transzendentale Ebene des Bewußtseins überall verfügbar. Man braucht nicht an irgendeinen besonderen Ort zu gehen, um sie zu finden. Man braucht nur aufzuwachen. William James drückte diese Idee in einem berühmten Satz aus.

""Unser normales Wachbewußtsein, rationales Wachbewußtsein, wie wir es nennen, ist nur eine spezielle Art von Bewußtsein, während rundherum, nur durch eine hauchdünne Trennwand abgeschirmt, potentielle Bewußtseinsformen existieren, die völlig anders sind. Wir können durch unser Leben gehen, ohne jemals ihr Vorhandensein auch nur zu ahnen. Regen wir sie aber in der richtigen Weise an, so sind sie im Handumdrehen in ihrer Ganzheit da.""
Wenn so viel mehr Wirklichkeit in Reichweite liegt, warum können wir sie dann nicht berühren? Seltsamerweise wurde der Schlüssel zu einer Antwort von Forschern gefunden, die mit Neugeborenen Kätzchen experimentierten. Katzen werden mit geschlossenen Augen und unentwickelten Sehnerven geboren. Wenn Sie ihre Augen öffnen, setzt gleichzeitig ein Entwicklungsprozeß des Sehvermögens ein. Beides erfolgt immer parallel. Man stellte jedoch Mitte der 70er Jahre fest, daß, wenn man einem Kätzchen während der ersten 2 oder 3 Tage, in denen es normalerweise erstmals die Augen öffnet, die Augen verbindet, es für den Rest seines Lebens blind bleibt.

Tatsächlich formt die Seherfahrung während dieser kurzen, aber kritischen Phase die neuronalen Verknüpfungen im Gehirn, die dann das Sehen möglich machen. Das war eine wichtige Entdeckung, denn die Biologen sind sich weiterhin uneins darüber, ob Vererbung oder Erfahrung für das Verhalten ausschlaggebend ist.

Es ist eine alte Frage, ob eine Eigenschaft angeboren oder anerzogen ist. Lernt ein Rotkehlchen das Singen von seiner Mutter oder wird es auch singen, wenn es isoliert aufwächst? Das Experiment mit den Kätzchen zeigte, daß sowohl Anlagen als auch Erziehung notwendig sind. Das Gehirn des Kätzchens ist auf das Sehenkönnen programmiert, aber es bedarf des tatsächlichen Sehens, damit sich das Programm voll entfalten kann.

Darin liegt allerdings noch eine tiefere Bedeutung. Unsere eigenen Gehirne könnten in genau derselben Weise beschränkt sein. Viele Dinge, die es "da draußen" gibt, existieren für uns nicht, und zwar nicht deswegen, weil sie nicht da sind, sondern weil wir "hier drinnen" nicht die Voraussetzungen geschaffen haben, sie wahrzunehmen. Wir sind wie Radios, die scheinbar alle Frequenzen aufnehmen können, in Wahrheit aber auf drei geeicht sind: Wachen, Schlafen, Träumen.

Da unser Gehirn das einzige Radio ist, das wir haben, wissen wir nicht, ob es einen vierten Zustand gibt, bis unser Nervensystem darauf eingestellt ist. Es ist durchaus möglich, daß wir von jenem jenseits liegenden Bereich umgeben, ja buchstäblich darin gebadet sind und ihn dennoch nicht wahrnehmen.

In diesem Licht betrachtet, ist der Veda so etwas wie die gesamte Bandbreite aller Frequenzen. Mit der Zeit jedoch verzerrte sich seine Bedeutung, als die Menschen den Kontakt mit dem reinen Bewußtsein verloren. Anstelle des vedischen Wissens blieben Indien nur noch die vedischen Schriften. Die Bücher preisen den Veda als höchstes und universales Wissen, aber der heutige Zustand Indiens macht deutlich, daß die tatsächliche Kraft des Veda erloschen ist und lediglich die äußere Form fortbesteht. Es ist so, als wüßte man, daß es einen kosmischen Computer gibt, als habe man das komplette Bedienerhandbuch, hätte aber vergessen, wo man ihn anschließen soll."

Transzendentale Meditation als Ausweg?

Dr. Chopra "Um den Menschen den Weg zum reinen Bewußtsein zu weisen, mußte Maharishi sie von der Oberfläche des Lebens fortführen. Alle anderen östlichen Meister, die das zuvor versucht hatten, stellten dies so dar, als sei das Sich-nach-innen-Wenden gleichbedeutend mit einer Aufgabe weltlicher Annehmlichkeiten. Maharishi schlug genau den entgegengesetzten Weg ein und sagte, daß der ganze Zweck des Transzendierens

der sei, den Geist zu erweitern. Wenn die subjektive Wahrnehmungsfähigkeit sich erweitert, dann muß ihr Gegenbild - die sichtbare Welt - sich ebenfalls erweitern. Der lange Verfall indischer Weisheit hat zu dem Mißverständnis geführt, daß Verzicht der Weg zu Turya (transzendentalem Bewußtsein) sei und Weltentsagung das Ziel des Lebens.
"Leben auf der Grundlage von Weltentsagung. Das ist eine völlige Entstellung der indischen Philosophie und hat nicht nur den Weg zur Selbstverwirklichung versperrt, sondern auch unaufhörlich die Wahrheitssucher in die Irre geführt. Tatsächlich hat sie diese der Möglichkeit beraubt, jemals das Ziel zu erreichen."

So schrieb Maharishi im Jahre 1967 in seinem richtungsweisenden Kommentar zur Bhagavadgita. Seine Worte gehen wie ein kräftiger Windstoß durch die erstarrte östliche Doktrin. In jeder Tradition - nicht nur in der indischen - hatte das Dogma von Verzicht und Weltentsagung bislang eine verheerende Wirkung. Die vorherrschende Meinung ist die, daß der Geist aus der Aktivität hinausgedrängt werden muß, wenn er zur Stille kommen will. Ein kräftiges Bild enthält die Aussage, daß Meditation dem Zähmen eines wilden Elefanten gleicht. Das Tier muß an einen Pfahl gefesselt werden und so lange trompeten und trampeln, bis es völlig erschöpft ist. Dann erst kann die Zähmung beginnen.

Maharishi meint, daß dies ein folgenschwerer Fehler sei. Die Wahrheit sei, daß der Geist den 4. Zustand erreichen möchte und ihn suche, sobald er seiner natürlichen Neigung folge. Meditation ist also nur ein Mittel (Maharishi nennt die Meditation die "mühelose Mühe"), um den Geist in die richtige Richtung zu lenken. Der sichtbarste Beweis dafür, daß er recht hat, kommt aus der stillen Lücke, die ganz natürlich im Raum zwischen den Gedanken erscheint.
Aber der Veda gibt uns noch ein Beispiel zur Unterstützung: Gedanken sind wie Meereswellen. Steigend und fallend sehen sie nur ihre eigene Bewegung. Sie sagen: "Ich bin eine Welle." Die größere Wirklichkeit aber, die ihnen entgeht, ist: "Ich bin das Meer." Es gibt keine Trennung zwischen beiden, was immer die Welle auch denken mag. Wenn eine Welle ausläuft, dann erkennt sie unmittelbar, daß ihr Ursprung das Meer ist - unendlich, still und unwandelbar - seit Anbeginn aller Zeit.

Dasselbe gilt für den Geist. Wenn er denkt, ist er ganz Aktivität, hört er auf, kehrt er zu seinem Ursprung in der Stille zurück. Erst dann, wenn der Geist reines Bewußtsein berührt, öffnet sich die wahre Schatzkammer des Veda. Die Erfahrung des Veda ist deshalb nichts, was früher einmal war oder gar etwas speziell indisches. Die ist universal und jedermann zu jeder Zeit zugänglich. Der ganze "Trick" ist der, daß man sich nicht waagerecht bewegt, wie es der Fluß des Bewußtseins üblicherweise tut, sondern senkrecht eintaucht. Dieser senkrechte Abstieg ist Transzendieren, Meditation "Ins-

Jenseits-Gehen"- alles Zustände eines Geistes, der aufhört, sich mit den Wellen zu identifizieren und sich als Meer erfährt. Wenn dieses Argument richtig ist, so müssen das Wesen des Geistes und die Geist-Körper-Verbindungen neu überdacht werden. Der Punkt, nachdem Archimedes Ausschau hielt - ein Ort, an dem man stehen und die Welt bewegen könnte - existiert tatsächlich. Er liegt in uns, verdeckt von dem faszinierenden aber irreführenden Film, den uns der Wachzustand vorführt.

Was ist eigentlich Transzendentale Meditation (TM)?

TM ist eine einfache Technik, um einen Zustand der Entspannung herbeizuführen, der tiefer ist als der Tiefschlaf, obwohl der Meditierende dabei völlig wach und geistig klar ist. Dadurch lösen sich Verspannungen und Erschöpfung, während sich geistige Aufnahmefähigkeit, Kreativität, Intelligenz und Stabilität verbessern. Die Technik wird zweimal täglich für 15 - 20 Minuten bequem sitzend zu Hause, auf Reisen oder wo immer man will, ausgeübt.
Das Ganze erfordert keine Veränderung der Lebensgewohnheiten oder der Weltanschauung.
Das Ziel eines Einführungsseminares soll sein, fortan frei von Lehrern, Organisationen, aufgezwungenen Dogmen usw. zu meditieren und seine Persönlichkeit zu entwickeln.

Die Langzeit-Auswirkungen der TM

Die praktische Frage ist die, ob die Meditation stark genug ist, um unsere Gedankenkraft nachhaltig zu verbessern.
Die Wirkungen der TM sind wie bei keiner anderen Meditationsform durch hunderte von wissenschaftlichen Untersuchungen belegt.
Besonders eindrucksvoll sind dabei die Hirnstrommessungen (EEG), die eine bemerkenswerte Ordnung im Zusammenspiel der verschiedenen Teile des Gehirns zeigen. Das heißt, der bei den meisten Menschen nicht voll entwickelte rechte Gehirnteil, der intuitives und ganzheitliches Wahrnehmen und Handeln ermöglicht, läßt sich zur gleichen, geordneten Funktion anheben, über welche die linke Hirnhälfte verfügt. Sie ist für analytisches, also auch das wissenschaftliche Denken zuständig. Mit jeder Meditation wird der nutzbare Anteil des Gehirns einer gleichmäßigeren und vollkommeneren Funktion näher gebracht.
Darüber hinaus entstehen während der TM nicht nur Alphawellen im Gehirn, die auch mit anderen Methoden hervorzubringen sind, sondern vor allem Teta-Wellen, die wesentlich tiefere Ruhe anzeigen. Damit läßt sich die Erweiterung des nutzbaren Bewußtseinspotentials erlangen.

Einer der größten russischen Wissenschaftler war begeistert, als er die wunderbar geordneten Hirnfunktionen bei Untersuchungen an TM-Übenden

feststellte. Sein Kommentar: "Was immer es sein mag, das diese Leute da tun - wenn es solche Ordnung in ihrem Gehirn hervorbringen kann, dann sollte dies unbedingt jeder Mensch nutzen".
Zunächst wurden 60 Regierungsbeamte und Wissenschaftler beauftragt, die Technik zu erlernen und dann ein Urteil abzugeben. Der Erfolg veranlaßte Gorbatschow dazu, auch in Moskau TM-Zenter und Maharishi-Ayurved-Kliniken einrichten zu lassen.

Der Mensch erhielt bei der Schöpfung die Möglichkeit zur Nutzung von 100 % Bewußtsein. In Wirklichkeit, so sagen es die Psychologen, stehen den meisten Menschen nur etwa 5 - 8 % Bewußtsein zur Verfügung. Das bedeutet, daß auch die Wahrnehmungsfähigkeit sehr begrenzt ist. Erst dann, wenn das Nervensystem frei von Blockaden ist, also das Gehirn auch außerhalb der Meditation immer geordnet arbeitet, kann der Geist in alle Wissensbereiche der Natur hineinschauen, die Zusammenhänge wahrnehmen und erkennen.
In unserem Kulturbereich sind diese Fähigkeiten nur bei sehr wenigen Menschen voll entwickelt. Denken wir an einen Film, der auf einer Leinwand zu sehen ist. Wir nehmen die Bilder wahr und wissen, daß sich dahinter eine Leinwand befindet, die jetzt nicht in Erscheinung tritt. Wird bei erleuchtetem Raum der Film abgestellt, so sieht der Betrachter die leere Leinwand, einschließlich der Musterung des Tuches.
Erreichen Geist und Körper die größtmögliche Ruhe, hört die *Verwicklung* in Tagesaktivität und die gedankliche Aktivität auf, sind deren Wahrnehmungsfähigkeit keine Grenzen gesetzt. d. h. nicht, daß man Übungen durchführen darf, bei denen dem Geist das Denken "abgewöhnt" wird. Versucht man, dem Geist eine Wirkungsweise aufzuzwingen, obwohl er doch frei sein will, würde er dumpf und träge, das heißt, man schädigt ihn. Solche Meditationsformen gibt es. Aber die Natur würde in dieser Art nicht vorgehen.

Die ursprüngliche Form der Meditation und damit das Transzendieren wurde dem Menschen im Interesse seiner Gesundheit und zum Zweck der Weiterentwicklung schon bei der Schöpfung geschenkt.
Aber immer gab es Menschen, die glaubten, die Methoden der Natur ändern oder gar verbessern zu können. So entstanden im Laufe der Zeit zahlreiche Abwandlungen der eigentlichen Natur-Technik. Fast schien es so, als wäre das wertvolle Wissen ganz verlorengegangen, denn gerade Indien hat an der teilweisen Vernichtung seiner ursprünglichen Kultur durch die Kolonialisierung schwer zu tragen. Glücklicherweise blieb die Tradition der vedischen Meister aber noch erhalten und sie sorgte dafür, daß TM wieder jedermann zugänglich ist.
Auch heutzutage könnten derartige Manipulationen nicht sicher ausgeschlossen werden, gäbe es da nicht ein ganz spezielles Lehrverfahren, das alle Lehrer für Transzendentale Meditation genau einhalten müssen. Jede

Art eigenmächtigen Eingreifens in das Wirken der Natur, d. h., Konzentration, Suggestion oder irgend eine Art des Verdrängens, würde die Wirkung der Meditation aufheben. Es käme nicht zu dem erwünschten Reinigungseffekt, sondern könnte unter Umständen sogar nachteilige Folgen mit sich bringen.

Verschiedene Untersuchungen von Wissenschaftlern, die mit Maharishi zusammenarbeiten, haben ergeben, daß die Meditation tatsächlich einen tiefgreifenden Wandel bewirken kann, der über die einfache Entspannung und damit Streßlösung, hinausreicht. Deshalb gibt es in über 100 Ländern ärztliche Vereinigungen, welche TM als grundlegenden Ansatz zur Verringerung der Krankheitskosten propagieren. Der erste westliche Wissenschaftler, dem ein wesentlicher Durchbruch bei der Erforschung von Bewußtseinszuständen, die über das Wachen, Schlafen und Träumen hinausgeht oder genauer gesagt: dem überhaupt erst einmal der Nachweis eines 4. Zustandes gelang, war ein amerikanischer Physiologe namens Keith Robert Wallace. Im Jahre 1967 war Wallace Medizinstudent an der University of California in Los Angeles und begann dort mit der Forschung für seine Doktorarbeit über physiologische Veränderung während der Ausübung der TM. Mit Hilfe der Methoden der modernen biomedizinischen Forschung nahm er über mehrere Jahre hinweg Messungen an TM-Ausübenden vor. Er schloß sie, ohne die Meditation zu beeinträchtigen, an Geräte an, um ihre Gehirnwellen, ihren Blutdruck, ihre Herzfrequenz und andere Anzeichen körperlicher Veränderungen zu messen. Wallace trug in kurzer Zeit einen umfangreichen Datenschatz mit einzigartigen Ergebnissen zusammen, der inzwischen von einigen Krankenkassen bestätigt wurde.
Eine genauere Analyse der Krankenhauseinweisungen hinsichtlich verschiedener Behandlungsbereiche (ohne Entbindungen) zeigte eine bemerkenswerte Abnahme auf allen untersuchten Gebieten.

Beispiele:

87,3 % weniger Herzkrankheiten,
55,4 % weniger Tumore aller Art,
30,4 % weniger Infektionskrankheiten,
30,6 % weniger psychische Störungen,
87,3 % weniger neurologische Störungen.

Auffallend war, daß der größte Kontrast in der Altersgruppe der über 40-jährigen zu finden war. Statistiken bei Krankenversicherungen zeigen, daß TM-Ausübende durchschnittlich 50 % weniger die Gesundheitsfürsorgeeinrichtungen in Anspruch nehmen. Bei über 40jährigen steigt diese Zahl sogar auf 70 %.
Das sind interessante Zahlen für Versicherungsgesellschaften, deren übliche Erfahrungen eher so aussehen: Je älter die Mitglieder, desto höher die Ko-

sten. Die beiden letzten Wochen eines "Versicherten Lebens" sind am kostspieligsten.
"Meditation verlängert das Leben" hieß es im Februar 1990 in 350 Zeitungs-, Radio- und Fernsehberichten in den USA. Associated Press veröffentlichte unter diesem Titel eine Meldung über eine faszinierende Studie von Dr. Charles Alexander über die Langlebigkeit bei älteren Menschen, die TM ausüben.

Eine Langzeitstudie wurde von Dr. Orme Johnson, USA, über einen Zeitraum von 5 Jahren in Zusammenarbeit mit einer Krankenversicherung durchgeführt. Sie vergleicht die Inanspruchnahme medizinischer Leistungen von ca. 2 000 Ausübenden der TM mit der des Durchschnitts der ca. 600 000 nichtmeditierenden Mitgliedern derselben Versicherung.

		Krankenhausaufenthalte (Tage)	Arztbesuche
Kinder	(0 - 18 Jahre)	50,2 % weniger	46,0 % weniger
Erwachsene	(19 - 40 Jahre)	50,1 % weniger	64,7 % weniger
Erwachsene	(über 40 Jahre)	68,4 % weniger	73,7 % weniger

Außerdem wurden die TM-Ausübenden mit 5 speziell ausgewählten Kontrollgruppen ähnlicher Berufsrichtungen verglichen. Auch hierbei zeigte sich, daß die TM-Ausübenden länger gesund blieben.

53,3 % weniger Krankenhauseinweisungen
44,4 % weniger Arztbesuche

Diese Ergebnisse bestätigen die Resultate von über 300 früheren Untersuchungen, welche die gesundheitsfördernden Auswirkungen der TM-Technik im psychischen, körperlichen und sozialen Bereich nachgewiesen haben.

Ein Sprecher der Organisation in Holland sagte der Presse: "In dem Maße, wie die Ergebnisse überzeugender werden, wird auch der Widerstand von der Seite der Schulmedizin wachsen. Wir suchen nicht den Gegensatz, aber wir machen auch kein Geheimnis aus den Beweisen der TM und des Ayur-Veda."
In Holland gibt es für Versicherte, die regelmäßig die TM ausüben, bereits die Möglichkeit eines deutlich verringerten Beitragssatzes. Das betrifft z. B. eine Autoversicherung, Krankenkasse sowie Lebensversicherung.

Ist TM schwer zu erlernen?

Das könnte man annehmen, wenn man all die geisteswissenschaftlichen Darlegungen der vorigen Abschnitte sowie die noch folgenden wissenschaftlichen Erkenntnisse betrachtet.

Was die Natur selbst zur Verfügung stellt, also nicht von Wissenschaftlern erdacht und konstruiert wurde, muß ein sehr einfacher, geradezu kinderleichter Vorgang sein. Aber der Mensch hat sich weit von seinem Ursprung und damit vom Natürlichen abgesondert, deshalb muß er von einem Lehrer Natürlichkeit wiedererlernen.
TM-Lehrer freuen sich besonders, wenn Eltern ihre Kinder zu den Seminaren mitbringen, die immer Gewinn für ihre Schularbeit daraus ziehen. Kinder können bereits ab dem 4. Lebensjahr eine Kindertechnik erlernen. Sie verhalten sich von vornherein noch natürlich, während ein Wissenschaftler oder Computerfachmann, der alles, was er da tut, analysiert bzw. mit absoluter Genauigkeit durchführt. Diese disziplinierten Menschen müssen zunächst verstehen, daß sie nun 15 - 20 Minuten absolut liebevoll zu sich selbst und sogar "schlampig" sein dürfen. "Was für eine Erleichterung" denkt die putzwütige Hausfrau oder das so oft zum Stillsitzen gezwungene Schulkind ...

Papst Johannes Paul II

wies in einem Schreiben an seine Bischöfe darauf hin, daß echte Praktiken der Meditation für den orientierungslosen Menschen von heute geeignete Hilfsmittel darstellen können. Damit gelingt es dem Betenden, mitten im größten Trubel innerlich entspannt vor Gott zu stehen. In einer Fußnote erwähnte er die Transzendentale Meditation.

Achtung "Wellenreiter": An die Erfolgswelle des Maharishi-Ayur-Veda versuchen sich seit einiger Zeit auch andere Therapeuten und Institutionen anzuhängen. Das Konzept des Ayur-Veda ist heute auch in Indien nicht mehr vollständig und muß sich deshalb mit einer Teilwirksamkeit begnügen. Unter dem Begriff Ayur-Veda werden sehr verschiedene Behandlungen oder Produkte angepriesen. Auch das Kopieren des MAV wird versucht. In Zeitschriften erscheinen Tips und Rezepte, welche dieser nicht empfehlen würde. Wie wir bereits erwähnten, setzt MAV 20 Behandlungsstrategien ein. Davon ist die TM eine der Wichtigsten. Vom Ayur-Veda-Kurgast wird nicht verlangt, daß er die Meditation ausübt. Die Wirkung der Kur wird dadurch allerdings erheblich verstärkt.
Es kann wohl nicht ganz ausbleiben, daß nicht nur aus den Reihen der erwähnten Wellenreiter, sondern auch aus Branchen der Krankheitsindustrie dem Maharishi-Ayur-Veda harte Gegner erwachsen können. Wie jedermann weiß, sieht sich die Naturheilkunde diesen Problemen schon seit Jahrzehnten ausgesetzt.

Alle Produkte, welche den Namen Maharishi-Ayur-Veda tragen, unterliegen strengsten Reinheits- und Rückstandskontrollen. Auch werden keinerlei Abstriche bezüglich der Original-Zutaten gemacht, selbst wenn es sich dabei um seltene oder schwer zu kultivierende Pflanzen handelt. Wenn irgendwo für Ayur-Veda geworben wird, dann fragen Sie bitte, ob es sich wirklich um Maharishi-Ayur-Veda handelt und verständigen Sie uns, wenn jemand diesen geschützten Begriff unrechtmäßig verwendet. Oft erkennt man die Nachahmung daran, daß keine TM bzw. eine andere und damit weniger natürliche Methode eingesetzt wird. Wenn Sie nicht sicher sind, können Sie in einem Lehrinstitut nachfragen (Tel. 07948-755).

Wie kommt man mit dem Maharishi-Ayur-Veda (MAV) in Verbindung?

Den gründlichsten, wirksamsten und leichtesten Einstieg in den MAV erreicht man während eines 6-Tage-Seminars (siehe letzte Seite).

Übrigens: Dr. Chopra besucht ab und zu Deutschland, um besondere Meditationstechniken gegen bestimmte Krankheiten zu lehren.
Zunächst muß man allerdings die Grundtechnik der Transzendentalen Meditation erlernt haben.

Für die eigene Gesundheit ist jeder selbst verantwortlich

Es gibt vielerlei - meist festliche - Anlässe, bei denen man ganz selbstverständlich einem Menschen nicht nur Glück und Erfolg wünscht, sondern man fügt auch den Wunsch für gute Gesundheit hinzu.
Die wichtigsten Voraussetzungen für die Erfüllung dieses guten Wunsches sind der eigene offene Geist und die Fähigkeit des Hinhorchens, wenn die innere Stimme rät, bestimmte Verhaltensweisen aufzugeben bzw. andere in den Lebensplan zu übernehmen.
Der Übergang von dieser inneren Erkenntnis zur Anwendung im äußeren Handeln unterliegt eigenen psychologischen Gesetzen. Er wird erleichtert, wenn man ihn in kleineren Schritten vollzieht, so zunächst in dem Bemühen, sinnlose Angriffe auf die Gesundheit zu unterlassen, z. B. mit Speisen aus dem Mikrowellenherd, übertriebenen Rohkost- oder Schlankheitsdiäten oder auch mit der einseitigen Obsternährung, die zur leicht vermeidbaren "Schrebergärtnerkrankheit" führt.

Manchem Elektrosmog kann man ebenfalls ausweichen. So ist z. B. das immer beliebter werdende schnurlose Telefon, welches nicht nur den Besitzer, sondern auch die angerufene Person belastet, ein durchaus entbehrlicher Luxus.

Jedoch gibt es auch andere Belastungen durch Elektrosmog und "Wellensalat" durch die moderne Technik, der man sich weniger leicht entziehen kann, nämlich da, wo sie wesentlicher Bestandteil größerer Arbeitsleistung und damit unseres Lebensstandards ist.
Wer am Computer arbeitet, ist gefährdenden Einflüssen trotz verbesserter Bildschirmqualität in besonderem Maße ausgesetzt. Aber auch vor solchem Elektrosmog kann man sich durch kleine Geräte schützen, die man am Körper trägt.

Durch sinnvolle Entscheidungen läßt sich auch mutwillige Gesundheitsgefährdung vermeiden, wie etwa durch Nikotin, Alkohol, unnötige Operationen oder das Entfernen gesunder Zähne, die bei der allgemein üblichen Art der kieferorthopädischen Behandlung "übrig" zu sein scheinen oder durch eine oftmals doch noch vermeidbare Fremdblutübertragung.

Zu solch unnötiger Schädigung der Gesundheit zählen auch zu lange Arbeitszeiten bei zu kurzen Schlaf- und Erholungspausen und ebenso die Schädigung des Nervensystems durch "geistige Umweltverschmutzung", nämlich Hypnose und ungeeignete Meditationstechniken.

Schwieriger ist es allerdings, Lebensmittel zu erkennen und zu meiden, die durch Abgase, Düngemittel und Pestizide verunreinigt sind oder gar einer Bestrahlung ausgesetzt waren. Und in fast allen Bereichen der verarbeitenden Lebensmittel-Industrie werden möglicherweise noch zusätzlich bela-

stende und krankmachende Schimmelpilze bzw. deren Enzyme verwendet. Auch schmutziger Luft und schlechter Wasserqualität kann man kaum noch ausweichen.
Angesichts dieser Verschmutzungen und der Ernährungsgewohnheiten in den "zivilisierten" Ländern ist der Körper fast aller Menschen durch saure Stoffwechselprodukte, Schlacken und "freie Radikale" überaus belastet.

Neben der Unterlassung von Angriffen auf die Gesundheit läßt sich diese auch verbessern durch den Ausgleich und die Vermeidung von Mangelzuständen.

Im Bereich der Nährstoffe kann dies vorrangig bereits mit der richtigen Auswahl von Lebensmitteln geschehen. Außerdem besprachen wir in diesem Buch die Bedeutung einiger teilweise wenig beachteter Vitamine, sowie die Verschiedenartigkeit bzgl. der Wirkung anorganischer und "organischer" Mineralstoffe, geeignete Zuckerarten und den Wert des Lecithin.

Andererseits kann eine bessere Nährstoffversorgung des Körpers auch durch gründlichere Auswertung von Nahrung ergänzt werden. Hier kommt - neben anderen wichtigen Aufgaben - dem Säure-Basen-Gleichgewicht eine bedeutende Steuerungsfunktion zu. Ist dieses Gleichgewicht intakt, so bewirkt es, daß der Stoffwechsel geordnet und reibungslos abläuft. Die Lebensmittel werden gründlich aufgeschlossen und die Nährstoffe in verwertbarer Form entnommen. Auf Dauer führt diese bessere Versorgung dazu, daß der Körper mit geringeren Mengen an Vitalstoffen zur Erhaltung seiner Gesundheit auskommen kann. Damit ist zusätzlich für eine gründliche Verbrennung aller Nährstoffe gesorgt. Es fallen weniger Rückstände (Schlacken) an, und damit werden weniger der gefürchteten "freien Radikale" gebildet - die außerdem ganz wesentlich für Alterungsvorgänge mitverantwortlich sind. Auch verschiedene Arten der Bindung oder Nach-Verbrennung dieser aggressiven Sauerstoffteilchen (Radikale) können die Körperbelastung vermindern.

Die tiefgreifende Lösung alter, bereits verfestigter Schlacken, Gifte und Säuren aus ihren "Notdepots" im Gewebe, besonders auch dem Bindegewebe, kann sogar zu Hause durch verschiedene einfache Methoden eingeleitet werden.
So wird die Wirksamkeit einer Reinigungskur mit Sonnenblumen-Öl seit Jahrtausenden durch ihre Heilungserfolge bestätigt. Doch erst in jüngster Zeit wurde ihre Wirkungsweise von dem Forscher Ebeling erstmalig erkannt und durch die Entstehung von Schwingungsbrücken zwischen den Zähnen und den ihnen jeweils zugeordneten Organen erklärt.
Auch mit einer homöopathischen Knoblauchkur nach einem Rezept aus einem tibetanischen Kloster läßt sich der Körper wirkungsvoll entschlacken.

Und Wasser, ein ursprünglich neutrales Trägerelement, kann durch spezielle Aufbereitung zu einer hochwirksamen Trink- und Badekur von jedermann in eigener Regie durchgeführt werden.
Auch Soda (Natron)-Bäder entsäuern den Körper über die Haut. Weitere Möglichkeiten zur Beseitigung giftiger Säuren finden sich in einem speziellen Buch, auf das besonders hingewiesen wird.
An dieser Stelle wird deutlich, wie sehr die Unterstützung der Selbstreinigungskräfte des Körpers - als ein Schritt zur gesundheitlichen Vervollkommnung - mit geordneten Stoffwechselvorgängen in Zusammenhang steht.
Von besonderer Bedeutung sind auch gesunde Wohnverhältnisse, wobei die Umwandlung der schädlichen Schwingungen von Wasseradern überaus wichtig ist. Diese strahlen nicht selten zusätzlich radioaktiv. Die Dosis ist zwar überaus gering, aber sehr schädigend. Weil solche Frequenzen nur schwach sind, können sie von den üblichen Meßgeräten kaum erfaßt werden. Deshalb gelangen diese krankmachenden Strahlungen in den meisten Fällen trotz durchgeführter Sanierung weiterhin in die Wohnräume und richten großes Unheil an.

Die Sorge für unsere Kinder

Für ihre Gesundheit interessieren sich viele Menschen erst dann, wenn sich durch unzweckmäßige Lebensführung bereits Beeinträchtigungen und Leiden eingestellt haben.
Verantwortungsbewußtsein, Informationsbereitschaft und liebevolle Aufmerksamkeit innerhalb der Familie tragen dazu bei, daß unsere Kinder und Enkel einen möglichst guten Start ins Leben haben. Bereits der Geburtsvorgang hat eine außerordentlich große Bedeutung für die Reinigung des Blutes und eine geregelte Nervenfunktion, die gar nicht hoch genug eingeschätzt werden kann. Hier lassen sich mit geringem Aufwand spätere Krankheiten und Leiden verhüten.
Zusätzlich wird jede Mutter darauf achten, daß sich ihr Kind nicht am Kopf verletzt. Auch einen scheinbar unbedeutenden Unfall beim Säugling - ebenso wie beim größeren Kind - wird sie ernst nehmen, selbst dann, wenn es keine äußeren Zeichen einer Verletzung gibt.
Eltern sollten bereits bei den Kindern damit beginnen diese, vor Zuckermangel durch die Verwendung ungeeigneter Zuckerarten zu bewahren.
Dabei ist es unwichtig, ob es sich um den sog. Fabrikzucker handelt, vielmehr ist die Art des Zuckers entscheidend. Zuckermangel und die damit verbundenen Störungen im Kohlehydratstoffwechsel entstehen ebenso durch den Genuß des Haushaltszuckers - ob braun oder weiß - wie die Bildung bestimmter Ablagerungen und anderer Störungen. Dabei darf das natürliche Bedürfnis des Kindes nach Süßem nicht unterdrückt werden. Andernfalls holt es sich selbst, was es vermissen muß, und zwar genau dann, wenn die "Reform-Eltern" ihm den Rücken zudrehen. Kennt das Kind

keine Alternative, wie sie der Artikel über den Zucker aufzeigt, dann wird es selbstverständlich nach Haushaltszucker greifen, weil dieser überall und leicht erreichbar ist.

Die Beiträge dieses Buches haben das gemeinsame Ziel, Krankheiten möglichst verhindern zu helfen, bevor sie entstehen. Damit bereiten sie von der Denkweise her den Weg zur Medizin der Zukunft, die unter allen Umständen eine Vorsorgemedizin sein muß.
Sie setzt eine umsichtige und genaue Beobachtung voraus, die den Menschen und die Natur umfaßt. Und sie muß ergänzt werden durch die Bereitschaft, das eigene Leben und die eigenen Wünsche den Naturgesetzen anzupassen. Leben im Einklang mit den Naturgesetzen führt notwendigerweise zu Gesundheit.

Vor etwa 6 000 Jahren, zur Zeit der Herrschaft von Ram Raj, im "Goldenen Zeitalter", gab es eine solche Medizin. Sie war wesentlicher Bestandteil eines ganzheitlichen Systems, in dem die Liebe höchster Maßstab allen Handelns war. Diese Medizin steht uns heute mit ihren Mitteln und Methoden im Maharishi-Ayur-Ved wieder zur Verfügung.
Die Regierung eines Landes ist "Spiegelbild" eines Volkes und umgekehrt. Nutzen wir doch unseren Teil der Verantwortlichkeit. Ein Land braucht weniger den "starken Mann" als vielmehr die Kraft der Naturgesetze.
Ein weiser Mann sagte kürzlich:

Was ihr wählt, werdet ihr ernten.

Bitte senden Sie dem Arbeitskreis bzw. Verlag Ihre Adresse, wenn Sie das Buch nicht unmittelbar aus unserem Haus bekamen (mit Angabe der Einkaufsquelle). Sie werden dann durch einen Rundbrief benachrichtigt, wenn wir wichtige neue oder erweiterte Erkenntnisse gewinnen konnten bzw. wenn ein neues Buch mit weiteren Forschungsergebnissen erscheint.

Chinesisches Märchen

aus der Zeit von Laotse

In einem chinesischen Dorfe lebte ein alter Mann, der ein wunderschönes, weißes Pferd besaß. Darum beneideten ihn selbst die Fürsten. Der Greis lebte in ärmlichen Verhältnissen, doch sein Pferd verkaufte er nicht, weil er es als Freund betrachtete.

Als das Pferd eines Morgens verschwunden war, erzählte man sich im ganzen Dorf: "Schon immer haben wir gewußt, daß dieses Pferd eines Tages gestohlen würde. Welch ein Unglück für diesen alten Mann!" "Soweit dürft ihr nicht gehen", erwiderte der alte Mann. "Richtig ist, daß das Pferd nicht mehr in seinem Stall ist, alles andere ist Urteil. Niemand weiß, ob dies ein Unglück ist oder ein Segen!"

Nach zwei Wochen kehrte der Schimmel, der nur in die Wildnis ausgebrochen war, mit einer Schar wilder Pferde zurück. "Du hast recht gehabt, alter Mann", sprach das ganze Dorf, "es war ein Segen, kein Unglück!" Darauf erwiderte der Greis: "Ihr geht wieder zu weit. Tatsache ist nur, daß das Pferd zurückgekehrt ist."

Der alte Mann hatte einen Sohn, der nun mit diesen Pferden zu arbeiten begann. Doch bereits nach einigen Tagen stürzte er von einem Pferd und brach sich beide Beine. Im Dorf sprach man nun: "Alter Mann, du hattest Recht, es war ein Unglück, denn dein einziger Sohn, der dich im Alter versorgen könnte, kann nun seine Beine nicht mehr gebrauchen." Darauf antwortete der Mann: "Ihr geht wieder zu weit. Sagt doch einfach, daß sich mein Sohn die Beine gebrochen hat. Wer kann denn wissen, daß dies ein Unheil ist oder ein Segen?"

Bald darauf brach im Lande ein Krieg aus. Alle jungen Männer wurden in die Armee aufgeboten. Einzig der Sohn des alten Mannes blieb daheim, weil er ein Krüppel war. Die Bewohner des Dorfes meinten: "Der Unfall war ein Segen, du hattest recht." Darauf entgegnete der alte Mann: "Warum seid ihr vom Urteilen so besessen? Richtig ist nur, daß eure Söhne ins Heer aufgeboten wurden, mein Sohn jedoch nicht. Ob dies ein Segen oder ein Unglück ist, weiß nur Gott."

Anhang

Luzerne oder ALFALFA

nennt man eine Pflanze, die neben Mineralstoffen das für die Blutgerinnung so wichtige Vitamin K und das seltene Vitamin U (Magenschutz) enthält. Alfalfa-Keime und Blättchen werden heute in vielen Haushalten am Küchenfenster gezogen und sind nützliche Beigaben zu den Mahlzeiten.
Als Nahrungsergänzung bevorzugen wir Alfalfatabletten, in denen die Pflanze in gepreßter Form vorliegt. In bestimmten Anbaugebieten, können die Wurzeln der Luzerne bis zu 6 m lang werden. Sie entnehmen aus sehr tiefen, noch nicht durch Umweltgifte beeinträchtigten, alten Gesteinsschichten wertvolle Mineralstoffe, die sie nach der entsprechenden Umwandlung auch ins Blattwerk einbringen.

(siehe Bezugsquellenverzeichnis)

Der Kombucha- oder Teepilz

ist kein echter Pilz wie der Name vermuten läßt, sondern eine lebhaft wachsende Membran, die auf der Oberfläche des Tees schwimmt. Daraus kann man ein wertvolles Getränk herstellen. Die Inhaltsstoffe verbinden sich mit giftigen Substanzen und Arzneimittelrückständen und ermöglichen deren problemlose Ausscheidung. Das Getränk soll Harnsäurekristalle ebenso auflösen wie die gefürchteten Cholesterinablagerungen. Krankmachende Bakterien und Mikroorganismen werden in ihrem Wachstum gebremst. Parasiten und fäulnisbildende Bakterien im Darm lassen sich beseitigen. Deshalb war bis zum Zweiten Weltkrieg Kombucha nahezu in jedem Haushalt anzutreffen.

(siehe Bezugsquellenverzeichnis)

Das Hydro-F-Waschöl

Die schonendste Art ein make up zu beseitigen oder die Haut des ganzen Körpers zu reinigen, geschieht beim Säugling wie beim Erwachsenen durch reine Pflanzenöle. Diese Öl-Wasser-Verbindung (mit Vitamin F) dringt tief in die Poren ein, schäumt auch mit kaltem Wasser etwas auf und läßt sich leicht wieder abwaschen. Auf Konservierungsstoffe wurde verzichtet. Es ist dennoch lange lagerfähig.

(siehe Bezugsquellenverzeichnis)

Zu allen hier erwähnten Geräten können Sie eine Seite aus dem Buch "Durch Entsäuerung zu seelischer und körperlicher Gesundheit" anfordern, auf welcher das jeweilige Thema besprochen wird.

Das Hydro-Ion-Gerät; - ein Dreifach-Gerät:

1. *Als Radikalefänger:* Man atmet negative Sauerstoffionen zur Verminderung freier Radikale und verbessert die Sauerstoffverwertung im Körper.
2. *Zur Wasserpunktur:* Über Akupunkturpunkte lassen sich die Selbstheilungskräfte in jedem Bereich des Körpers anregen. Ein 5-Minuten-Tagesprogramm wird mitgeliefert.
3. *Kosmetische Selbstbehandlung:* Die Ergebnisse sind verblüffend. Leichter Unterdruck erzeugt eine Saugmassage. Der Wasserdruck und damit das Maß der Anregung kann beliebig reguliert werden. Schönheit durch Anregung der Durchblutung!

Das Gerät kann man leicht an die Wasserleitung anschließen.(z. B. Badewanne, Dusche)

(siehe Bezugsquellenverzeichnis)

Der ANO

Er beugt einem weitverbreiteten Übel vor: dem Blähbauch

Das Darmröhrchen (Länge 7 cm, Gewicht etwa 5 g) kann nachts oder während des ganzen Tages unauffällig getragen werden. Fast geruchlos tritt ständig Luft nach außen. Durch Gas- und Kotansammlungen kann der Durchmesser des Darmes zunehmen. Ehe man sich zum Kauf neuer Kleider entschließt, die der fülliger gewordenen Figur angepaßt sind, probiert man zunächst, was der ANO vollbringt. Der Leibesumfang kann sich erheblich vermindern.

Der ANO ist ein unentbehrlicher Reisebegleiter. Vorbeugend setzt man ihn bei Antritt der Reise, spätestens aber am Zielort ein. Die Reiseverstopfung hat ihre Ursache nicht in dem Genuß anderen Wassers oder ungewohnter Nahrung, sondern in der Veränderung gewisser Stoffwechsel- und Energieprinzipien, die allein durch den Vorgang des Reisens aus dem Gleichgewicht geraten können.

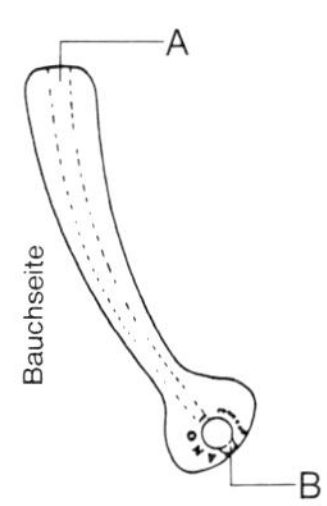

(siehe Bezugsquellenverzeichnis)

Fußbäder mit ansteigender Temperatur

Gefäß- und Kreislauftraining sind ein Gewinn für jedes Organ. Es schafft Wohlbefinden im ganzen Körper und fördert das Einschlafen.
Viele Nieren-, Blasen-, Prostata- und sonstige Unterleibserkrankungen entstehen durch ständig kalte Füße. Zwischen Füßen und anderen Organen bestehen enge reflektorische Beziehungen: Schnupfen, Halsentzündungen, Ohrenschmerzen, und sonstige Erkältungskrankheiten.
Die Durchblutungsverbesserung durch das Gefäß-Trainings-Bad wirkt sich nicht allein auf die Schleimhäute der Luftwege aus, sondern auch auf alle Drüsen, die Augen, die Ohren usw.

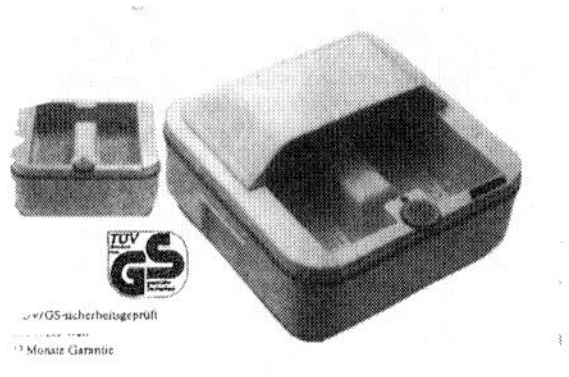

Dieses Gerät ist sehr leicht zu handhaben. Außerdem hält es die Wassertemperatur nicht nur gleichbleibend warm, wie bei einfacheren Geräten, sondern läßt sie langsam ansteigen. Zusätzlich bietet das Gerät eine VIBRATIONSMASSAGE

Kopf kühl, Füße warm, macht den besten Doktor arm!

(siehe Bezugsquellenverzeichnis)

Zwölfer-Roller

Die Österreicherin Margarethe Zwölfer ging mit ihrer schweren Erkrankung einen Leidensweg durch Arztpraxen und Krankenhäuser. Diagnose: **Polyarthritis.**
Der Zustand verschlechterte sich ständig. Erst als sie in die Hände guter Fußzonen-Reflex-Masseure kam, brachte dies die grundlegende Wende. In eigener "Handarbeit" gelang es ihr schließlich, beschwerdefrei zu werden. Aus der eignen Erfahrung und nach zahlreichen Versuchen entwickelte sie zusammen mit Fachleuten einen Fußroller in hervorragender Qualität. Es gibt kein Organ, dessen Funktion sich mit der Hilfe des Gerätes nicht positiv beeinflussen ließe (nicht zu verwechseln mit Billigangeboten, bei denen die Rollen nicht speziell auf den Anwendungspunkt abgestimmt sind). Veröffentlichungen von Heilberichten sind leider gesetzlich verboten.

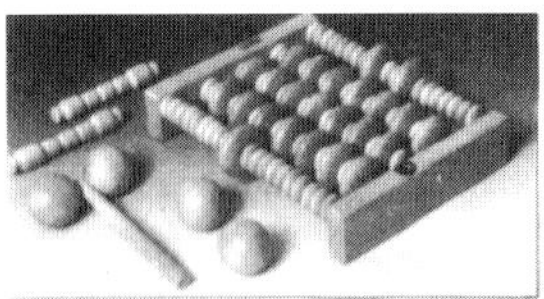

(siehe Bezugsquellenverzeichnis)

Hydro-Ion-Gerät, ein Dreifachgerät: I. Radikalefänger, II. Zur Wasserpunktur, III. Kosmetische Selbstbehandlung.
Kein elektrisches Gerät! funktioniert mit Wasserdruck.
(einschl. Schnellwechselkupplung) Auf Wunsch weitere Unterlagen.
(Flasche mit 100 ml Hydro-F-Hautöl liegt dem Troma-Ion-Gerät bei)
Vorauskasse oder Nachnahme Preis DM 250.00 + DM 5.00 Versandkost.
Ausland = DM 12.00 Versandkosten

Hydro-F-Hautöl, zur Anwendung im Zusammenhang mit dem Troma-Ion-Gerät, oder als **Waschöl zur Körperpflege**.
Flasche mit 200 ml Preis DM 19.50 + DM 3.00 Versandkost.
Flasche mit 100 ml Preis DM 11.00 + DM 2.00 Versandkost.
Ausland = DM 8.00 bzw. DM 4.00 Versandkosten

Kombucha-Tee-Pilz (rein, nicht durch Kreuzungen oder Zusätze verändert)
Kein Fertiggetränk!
Preis DM 40.00 inkl.Versand
Ausland = DM 43.00 inkl.Versand

PH-Indikatorstäbchen Neutralit® Merck Nr. 9533
Packung mit 100 Stäbchen (zur Messung des Säure-Wertes in Flüssigkeiten)
Vorauskasse erwünscht Preis DM 18.00 inkl.Versand
Ausland = DM 19.00 inkl.Versand

Alfalfa-Nahrungsergänzung (die vorwiegend basischen Minerale der Alfalfapflanze)
Packung mit ca. 450 Tabl. Preis DM 29.00 inkl.Versand
Ausland = DM 32.00 inkl.Versand

Packung mit ca. 1800 Tabl. Preis DM 98.00 inkl.Versand
Vorauskasse erwünscht Ausland = DM 104.00 inkl.Versand

Ano-Darmröhrchen (7cm lang, 5 g schwer) ist bei Blähungen, Durchfall, Verstopfung usw. ein wichtiges Hilfsmittel! auf Wunsch Vorabinformation (Gebrauchsanleitung)
Preis DM 39.90 inkl.Versand
Ausland = DM 40.50 inkl.Versand

Preise bei Vorauskasse 1 Stück DM 39.00 inkl.Versand
5 Stück DM 185.00 inkl.Versand
10 Stück DM 319.00 inkl.Versand

Haar-Mineralien-Analyse, zuverlässige Methode zur Bestimmung giftiger sowie lebenswichtiger Mineralien u. Spurenelemente.
Es werden 27 Mineralstoffe und Spurenelemente getestet.
Bitte weitere (kostenlose) Unterlagen und Haartüte(n) anfordern
Nur gegen Vorauskasse Preis DM 210.00

Zwölfer-Roller, für gezielte Fußreflexzonenmassage durch unterschiedliche Rollengrößen. Stabile Ausführung, auf Wunsch weitere Unterlagen.

Vorauskasse oder Nachnahme Preis DM 155.00 inkl.Versand
Ausland = DM 162.00 inkl.Versand

Fußmassagebad mit ansteigender Wärme (TÜV/GS-geprüft), für ein gesundes Kreislauftraining. *Genießen Sie größere Vitalität.*
Weitere Informationen finden Sie in der Anzeige dieses Buches.

Vorauskasse oder Nachnahme Preis DM 289.00 + DM 7.00 Versandkost.
Ausland (je nach Bestimmungsland) DM 20.00 - 30.00 Versandkost.

Weitere Bezugs-Quelle:

Arbeitskreis seelische und körperliche Gesundheit
Ingeborg Oetinger, Ruckhardtshauser Str.7, 74613 Öhringen-Ohrnberg
Postgiroamt Stuttgart BLZ 600 100 70 Konto Nr. 833 51-701
Telefax 07948-2446 (Bitte bestellen Sie nur schriftlich)

Durch Entsäuerung zu seelischer und körperlicher Gesundheit

Säuren-Basen-Harmonie verhütet Zivilisationskrankheiten 140 S. DIN A 4
Unser Preis DM 28.00 inkl.Versand

Meditation und Gesundheit

(Info-Heft über Transzendentale Meditation einschließl. Kursdaten und Unterbringung)
Schutzgebühr (wird beim Kurs zurückerstattet) DM 5.00
(in Briefmarken)

Von Mikrowelle bis Ayurved

Band 1 der Reihe "Fundgrube Gesundheit und Leben" (272 Seiten)
Eine Artikelsammlung mit teilweise erstmals veröffentlichten Forschungsergebnissen welche die bisher bekannten Ansichten, selbst in der Reformbewegung, bereichern oder auch ändern werden.

Unser Preis DM 32.00 inkl.Versand

Firmenverzeichnis

Fast alle hier genannten Firmen führen noch andere Produkte. Über deren Qualität können und dürfen wir keine Angaben machen! Diese wären extra zu prüfen.

Basmatireis - Firma Bipani, Indische Gewürze u. Basmatireis, König-Karl-Straße 85, 7000 Stuttgart 50, Tel.: 0711-551492

Bionatortechnik - Institut für ganzheitliche Kieferorthopädie (GKO-Institut) Franz-Knauff-Str. 2-4, 6900 Heidelberg Tel.: 06221-161133

Darmröhrchen - "ANO" siehe Bezugsquellenverzeichnis

Entsäuerung - "Durch Entsäuerung zu seelischer und körperlicher Gesundheit" Lehrbuch für Laien und Therapeuten. siehe Bezugsquellenverzeichnis

Fußbäder - langsam ansteigende Wärme mit Vibration. siehe Bezugsquellenverzeichnis

Gewürze - Firma Bipani, Indische Gewürze u. Basmatireis, König-Karl-Straße 85, 7000 Stuttgart 50, Tel.: 0711-551492

Ghee (eiweißfreie Butter) - Firma Bipani, Indische Gewürze u. Basmatireis, König-Karl-Straße 85, 7000 Stuttgart 50, Tel.: 0711-551492

Interferenzsender - Ae. Ott Piacenza, Burgstallweg 5, 8960 Kempten/Allg.

Lehm für Auflagen - Ziegelfabrik Rickelshausen, Handels GmbH, 7760 Radolfzell-Böhringen

Lecithin - Buerlecitin compact-Faszikel, in Apotheken und Reformhäusern

Lymphdrainage - Privatschule Földi Freiburg GmbH, Abrichstr.4, Freiburg-Hochdorf
Privatschule Földi München GmbH, Anzinger Str. 11, München
Privatschule Földi Berlin GmbH, Leipziger Str. 56, Berlin
Privatschule Földi Gelnhausen GmbH, Im Ziegelhaus 5, Gelnhausen
Földi-Klinik KG, Freiburger Str. 38, Hinterzarten

Golden Yacca - siehe Zahnpulver

Meditation - "Transzendentale Meditation" Lehrinstitut Ingeborg Oetinger, Ruckhardtshauser Str.7, 74613 Öhringen-Ohrnberg

Mineralstoffe: ALFALFA - siehe Bezugsquellenverzeichnis
Ovocalcin - Fa. Richter , Postf. 3571, Stralsunder Str. 19, Osnabrück u. Apotheken
Metz Aktivkalk - Dr. Metz, Siemensstr.7, 6233 Kelkheim u. Apoth. + Reformh.
Magnesium - Diasporal - Protina GmbH, in Apotheken

Reis - siehe Basmatireis

Sauerstoff in die Vene - Oxyven-GmbH & Co. Am Wildwechsel 20, Lingen

Sauerstoff atmen - Negative Sauerstoffionen "Troma-Ion-Gerät"
Manfred Oetinger, Ruckhardtshauser Str. 7, 74613 Öhringen-Ohrnberg

Vitamine - B3 Nicobion (Fa. Merck) in Apotheken
B.T Biocarn - Wirkstoff: L-Carnigen (Fa.Medice,Iserlohn) in Apotheken
Vitamin C - Acerola plus (Dr. Grandel-Gruppe, Fa.Syn, Pharma-
Vertrieb, Postf. 111649, Augsburg 11

Zahnpulver - Golden Yacca: E. Upphoff, Bad Zwischenahn, Schillerstr. 8a

Zucker
Fruchtzucker - Sionon (Fa. Drugofa GmbH, Welserstr. 5-7, Köln
Fruchtzucker - (Fa. Schneekoppe GmbH, Postf. 1230, Mönchengladbach
Vollrohrzucker (Fa. Team-Versand GmbH, Postf. 4006, Osnabrück
Fa. Holle, Naturkostläden, Reformhäuser
Fa. Neuform International, in Reformhäusern
Fa. Naturata Produkt: SUCANAT
RAPADURA - Rapunzel AG, Halderstr. 9, 8945 Legau
(und Naturkostkostläden)

Wir fanden sowohl ein gutes Vitamin A, als auch Bc/11 Folsäure.
Die Firmen beantworten aber unsere Anfragen nicht, obwohl wir für Werbung keinen finanziellen Beitrag gefordert haben. Die Nennung von Produktnamen bedarf leider der Zustimmung der jeweiligen Firmen. Wir werden nach Alternativen suchen und diese dann als "Werbeanzeigen" gekennzeichnet, in unseren Rundbriefen veröffentlichen. An diejenigen Leser, die uns ihre Adresse (einschließlich der Angabe wo sie unser Buch bezogen haben) erst nach Monaten oder gar Jahren bekannt geben, können keine Nachsendungen der Informationen des Arbeitskreises erhalten.

ARBEITSKREIS seelische und körperliche GESUNDHEIT
Ingeborg Oetinger, Ruckhardtshauser Str. 7, 74613 Öhringen-Ohrnberg

Ist Leiden der Sinn des Lebens?

Leben ist Glück, heißt es im Veda

"Wir sind Stoffwechselprodukte unserer Gedanken und Emotionen", sagt Dr. Chopra in einem Interview. "Was immer der Geist denkt, der Körper antwortet darauf." Folgerichtig bildet der Körper entweder heilende oder krankmachende, also giftige Chemikalien.
Es gibt Weltanschauungen, die das Leiden propagieren. Haben ihre Vertreter Zahnschmerzen, nehmen sie eine Pille oder suchen den Arzt auf. Anschließend preisen sie wieder das Leiden. Wer dazu auffordert, sich dem Leiden auszusetzen, hat nicht bedacht, daß auf diese Weise Störungen, sowohl im harmonischen Zusammenspiel der Organe als auch in den stofflichen Funktionen, hervorgerufen werden. Das führt den Körper allmählich aber sicher in die Krankheit.

Kann das göttlicher Wille sein - der Wille eines liebenden Vaters?

Welche Hilfe ist möglich?

Im Zusammenhang mit der Falschdrehung der E-Zentren beauftragte der Forscher Ebeling eine Mitarbeiterin des Arbeitskreises, ein Gerät zu entwickeln, das jedermann selbst und leicht anwenden kann.
Ein solches Gerät wäre keinesfalls im Sinne des Gesetzes als Heilmittel oder sein Einsatz als Heilverfahren zu bezeichnen.
Es kann den Körper zur Selbstregulation seiner Energien anregen.
Das Wirkprinzip wurde bereits gefunden. So ein Gerät ist noch zu konstruieren und zu bauen. Eine Privatperson versucht das zu finanzieren.

Das Gerät wird nicht frei verkäuflich sein, sondern in Dauerleihe plus Selbstkostenpreis jedem Besitzer dieses Buches zur Verfügung gestellt.

Wir beauftragten eine Dame, die in Heimarbeit die Anfragen von Besitzern (nicht Raubkopierern!) dieses Buches bearbeiten wird. Sie können dort erfahren, ob es uns gelungen ist, das Gerät zu finanzieren und zu bauen bzw. zu welchen Bedingungen es abgegeben werden kann. Bitte fragen Sie nicht vor 1994 bei der Helferin an. Sie übernimmt einzig die Versandarbeit für vorgefertigte Antwortblätter, d. h. sie hat keine fachliche Kompetenz. Die Helferin muß von jedem Fragesteller selbst für ihre Arbeit in Form von Briefmarken entlohnt werden.

So wird es gemacht

1. Sie senden den markierten Gutschein der letzten Seite (Original, keine Kopie) ab 1994 an die folgende Adresse:

   Info-Dienst

   Annelore Guse, Steinach 3, 74613 Öhringen-Ohrnberg

   Telefonische Kontakte sind unter dieser Adresse nicht möglich!!

2. Der Sendung legen sie DM 4,-- in Briefmarken bei.

   Der eingesandte Abschnitt wird geprüft. Stellt die Helferin fest, daß es sich ***nicht*** um den Originalabschnitt, sondern eine Kopie handelt, geht sie davon aus, daß der Einsender nur über eine verbotene Raubkopie verfügt. Dann erfolgt keine Antwort. Der Gegenwert der eingesandten Briefmarken wird auf das Sammelkonto "Projekt Weltfrieden" bei der Stadtsparkasse Aachen, Konto Nr. 48 033, BLZ 390 500 00 überwiesen. Dieses Konto ist eine Initiative des Arbeitskreises.
   Auch die zukünftige Dauerleihgebühr wird diesem Konto zugute kommen.

Arbeitskreis seelische und körperliche Gesundheit
Ingeborg Oetinger, Ruckhardtshauser Str. 7, 74613 Öhringen-Ohrnberg

Gutschein

Bitte teilen Sie mir mit, wann das Gerät zur ordnungsgemäßen Drehung der E-Zentren zur Verfügung steht und unter welchen Bedingungen es erhältlich ist.

Bearbeitungsgebühr von 4.00 DM liegt bei.

Mir ist bekannt, daß meine Anfrage dann nicht bearbeitert wird, wenn ich nicht den Originalgutschein aus dem Buch, sondern eine Fotokopie einsende. In diesem Fall wird die Bearbeitungsgebühr dem Konto Projekt Weltfrieden überwiesen.

Nur wenn Sie das Buch nicht direkt aus dem Hause Oetinger bekamen:

Ich habe das Buch "Von Mikrowelle bis Ayurved" bezogen

bei:

....

Ich möchte in die Rundschreiben-Liste aufgenommen werden.
(neue Informationen alle 1-2 Jahre, unverbindlich und kostenlos)

Adresse:

Name .... Vorname ....

Straße ....

PLZ .... Ort ....

Tel. ....

✂- -

Gutschein

✂- -

• • •   • • •

An Frau Annelore Guse, Steinach 3, 74613 Öhringen-Ohrnberg

Absender:

Name .... Vorname ....

Straße ....

PLZ .... Ort ....

Beruf .... Tel. ....

Das Buch wurde gekauft bei:...

....

• • •   • • •

✂- -